医者仁心　师者正道

国家出版基金项目
NATIONAL PUBLICATION FOUNDATION

柴嵩岩
中医妇科临床经验丛书

总主编　柴嵩岩

佟庆　主编

柴嵩岩
不孕不育症治验

中国中医药出版社
·北京·

图书在版编目（CIP）数据

柴嵩岩不孕不育症治验 / 佟庆主编 . —北京：
中国中医药出版社，2020.6（2022.11重印）
（柴嵩岩中医妇科临床经验丛书）
ISBN 978-7-5132-5918-7

Ⅰ . ①柴… Ⅱ . ①佟… Ⅲ . ①不孕症—中医临床—经
验—中国—现代 ②男性不育—中医临床—经验—中国—现
代 Ⅳ . ① R271.14 ② R256.56

中国版本图书馆 CIP 数据核字（2019）第 275814 号

中国中医药出版社出版

北京经济技术开发区科创十三街 31 号院二区 8 号楼
邮政编码　100176
传真　010-64405721
河北省武强县画业有限责任公司印刷
各地新华书店经销

开本 710×1000　1/16　印张 28.5　彩插 0.5　字数 386 千字
2020 年 6 月第 1 版　2022 年 11 月第 2 次印刷
书号　ISBN 978 - 7 - 5132 - 5918 - 7

定价　98.00 元
网址　www.cptcm.com

服 务 热 线　**010-64405510**
购 书 热 线　**010-89535836**
维 权 打 假　**010-64405753**

微信服务号　**zgzyycbs**
微商城网址　**https://kdt.im/LIdUGr**
官 方 微 博　**http://e.weibo.com/cptcm**
天猫旗舰店网址　**https://zgzyycbs.tmall.com**

如有印装质量问题请与本社出版部联系（010-64405510）

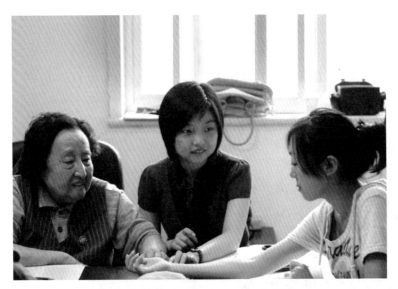

佟庆（中）跟柴嵩岩（左一）侍诊抄方

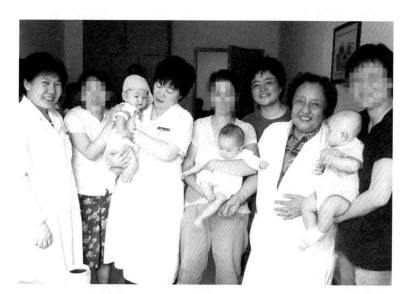

柴嵩岩（右三）与喜得孩子的患者合影

王序

　　"人有向上向善之心，总有为他人做点事之情"，这是已进入耄耋之年的中医老专家柴嵩岩的夙愿。她为了把 60 多年积累的经验总结梳理出来，不避寒暑，不顾疲劳，秉烛笔耕 10 多年，指导学生帮助她将中医妇科临床经验编辑为 10 册丛书。看着她书桌上那一笔一画撰写和反复修改的堆积盈尺的书稿，眼前便会浮现出柴老满头白发、埋首书案的身影，她的勤奋和执着令我们敬佩。

　　时间是宝贵的，精神是无价的。从柴老这套用心血凝成的丛书中，我们看到她"无欲无求"的无私奉献；看到她"誓愿普救含灵之苦"的"大慈恻隐之心"；看到她救死扶伤，手到病除的高超医术；看到她渴望中医后继有人，祈盼他们茁壮成长的拳拳热望；也看到她孜孜以求、精益求精、实事求是、一丝不苟的科学态度。这种精神就是我们倡导的，人们崇尚的大医精神，就是我们的中医之魂。

　　人才是宝贵的，像柴老这样的专家更是我们的国宝。能把他们的经验，以中医理论整理出来，继承传播下去，是民族的责任，也是世界的福音，而这经验必将随着历史的进程，随着医学科学的发展，越来越显现出其不可替代、无可比拟的价值，相对于时空的流逝，我们怎样估价都不过高，这也是我们中医人为之呕心沥血、前赴后继、倾心投入、顽强奋争的根本原因。尽管回首过去我们历尽坎坷，展望前景仍将困难重重，但是我们坚信，道路是曲折的，前途是光明的，未来的医学展现在我们面前的必然是关不住的满园春色，而中医，恰是这个大花园中最醒目、最艳丽的一枝奇葩。

每当我看到大家为振兴中医而做出的努力，都会被深深感动，中医事业太需要这样的努力，太需要这样努力的志士。为此，我借柴老的丛书面世之际，写了上面的话，与大家共勉。

2019 年 5 月

屠序

《柴嵩岩中医妇科临床经验丛书》要出版发行了。

耄耋之年的柴嵩岩先生，饱谙对中医妇科学的智慧感悟，率众继承人撰写这套丛书，是60余年杏林生涯的心血撷菁。

我们翩翩自乐于丛书的出版，因为在中医学的医学宝库中，国医大师柴嵩岩又续新的篇章，中医药事业薪火相传。

大师常说，我是站在巨人的肩膀上成长的。大师青年时期师承近代伤寒大师陈慎吾，学习中医经典及临床技能；获得医师执业资格后考入北京医学院"首届全国中医药专门研究人员班"，师从现代名医吴阶平、严仁英，接受西医学理论及方法论学习；20世纪50～60年代，毕业后再与京城名医刘奉五、郗霈龄、祁振华、姚正平等共事于北京中医医院，受多位名家影响。这样的成长之路，使大师日后脱颖而出，形成"柴嵩岩中医妇科学术思想及技术经验知识体系"时，博采众长，兼容并收，临床实用。既有中医学师承的烙印，又体现出辩证唯物主义物质观、发展观、整体观的科学理念。

　　大师常说，医者要有视野与格局。医者行医，是对人的观察与研究。在相当长一段时间内，医者学的是技术，但要学"出来"，终究靠的不是单纯的医学技术。大师提倡做"杂家"，知天下事，关注经济学、政治学、法学、伦理学、历史学、社会学、心理学、教育学、管理学、人类学、民俗学、新闻学、传播学等一系列学科的动态与发展，正所谓"功夫在身外"。

　　大师一生怀感恩之心。感恩社会给予的成长环境，感恩前辈铺平的成长道路，感恩患者造就的成长机会，感恩团队、同道的协作铸成个人成就。

　　人说，万事皆有因。有信念，就有态度，就有行为，就产生结果。

　　我眼中的大师大概就是这样：宽以容人，厚以载物。博学成医，厚德为医，谨慎行医。

　　让我们细细品读《柴嵩岩中医妇科临床经验丛书》吧。

2019 年 12 月

刘序

　　我认识柴老是在多年以前，那时的她在业界和社会上已是相当有名，全国各地求诊的患者络绎不绝。由于工作繁忙，我们每次谈话都很仓促，记得柴老谈得最多的是对专业发展的思考，她"想做的事情很多"，而我总是叮嘱她要保重身体。转眼间，柴老以85岁高龄获得宋庆龄樟树奖，这是妇幼事业的终身成就奖。在颁奖致辞中，柴老提及治愈病患喜得贵子的喜悦，也谈及对妇科疾病日益增多的担忧，语言平实却感人至深，我想那是内心真感情的流露，里面"孕育"有几十年的大爱，我认为在那一刻，柴老的理想和生活达成了统一，内心是幸福和满足的，正如她自己所言这是一种"低调的殷实"。柴老60余年厚积薄发，问鼎国医大师的事业和人生之巅，此时她最大的心愿莫过于中医事业的传承，把自己的学术经验留给医院、留给后学，救助更多病患于苦难，所以总结著述是柴老多年的夙愿。经过柴老及其学术团队医师们的努力，《柴嵩岩中医妇科临床经验丛书》喷薄而成。其中，柴氏中医妇科理论体系完整，临床经验涉猎广泛，既秉承了经典中医精髓传承，又包含了现代医学视野，是北京中医医院学术传承的代表之作，值得同道和后学很好地品读。

值此著作出版之际，特向几十年如一日奋斗在中医妇科临床上的柴嵩岩前辈致敬！

2019 年 5 月

柴序

　　科学是有连续性和继承性的，特别是中医学，它具有很强的实践性，具有深厚的文化底蕴，是我们中华民族独有的医学科学体系。中医学随着数千年的中国历史进程，在不断发现、积累、充实、整理的过程中，经过无数次的实践验证而日臻完善。中医学与我们这个古老民族的健康与繁衍相帮相伴，为中华民族的发展创下永难磨灭的历史功勋，是我们中华民族文化宝库中弥足珍贵的瑰宝。

　　在浩如烟海的中医典籍中，中医妇科学以其独特的文化视角、服务人群和实践特征崭露头角，经过无数先辈的梳理演绎、分析组合，形成一个独立的医学体系。其已经成为维护广大妇女健康的基石，并具有无限发展的前景。中医妇科学是一门完整的学科，它的特点是以深厚的中医理论为基础，依据妇女特有的生理、病理、心理特点，结合现代医学的客观状态描述，进而分析查找病因病机，综合辨证施治。中医妇科学在长期不断的实践中，探索自身规律，丰富完善理论和实践体系，是具有强大生命力的医学科学。

我在中医妇科临床一线奋斗了 60 余年。在 60 余年的学习工作中，我们看到了时代的进步、科学的普及和人们观念的更新，同时也看到由于生活习惯、社会环境、工作特色发生了太多的变化，从而引起新的疾病和人们新的痛苦。这给我们带来了新的困惑，但也是人类历史上不可避免的，了解、战胜这些疾病成为我们医务工作者不可推卸的责任。

出于职业的责任感及对妇女同胞的同情和关爱，也出于对中医的执着，我们不断地去思考，去探索，去寻求答案。正是在这个过程中，我们再度被中医传统理论所折服。中医古籍中关于"内因""外因""不内外因"实乃导致疾病发生之因的精辟论述，揭开了现代疾病的神秘面纱，指导我们再度攀上攻克疑难的高峰。中医传统理论没有过时，它是真正的不朽之作，在这条路上，我们学无止境。对中医的热爱，是我们永藏心底不变的情结。

在中医妇科临床一线的日夜实践中，我们秉承先辈们的高尚医德，体会领悟他们的经验理论，同时也在积累着对妇女特性和疾病的认知，提高着治疗和调理疾病的能力。我们把从中得到的点滴体会汇集起来，编撰了《柴嵩岩中医妇科临床经验丛书》。

本套丛书共 10 册，包括柴嵩岩中医妇科学术思想荟萃、柴嵩岩中医妇科舌脉应用、柴嵩岩妇科用药经验、柴嵩岩异常子宫出血治验、柴嵩岩妊娠期常见疾病治验、柴嵩岩子宫内膜异位症治验、柴嵩岩多囊卵巢综合征治验、柴嵩岩卵巢早衰治验、柴嵩岩不孕不育症治验及柴嵩岩妇科疑难验案实录等理论和临床经验。各分册以中医理念贯穿全书，综合多方文献资料和经验，以妇科临床常见病、多发病、疑难病为主，同时根据临床实际，将一些专题性的内容独立成册。例如在妇科用药经验分册中，强调依据不同疾病、体质和周期的用药基础，突出个性化药物选择的用药原则；在中医妇科舌脉应用分册中，揭示了舌象与疾病之间特殊的相关性，我们从 20 世纪 50 年代起即以舌象为诊断和用药的重要依据，并与学生用了近 40 年的时间收集、整理了相关资料近 3000 份。由于我们编写团队一直奋斗在临床一线，所以丛书的重点在临床，有相对较多的实践资料，具有较强的临床可操作性。供临床医师参考、为中医临床服务，正是本套丛书编写的宗旨。由于编写经验不足和时间有限，若书中存在疏漏之处，还请广大同道提出宝贵意见，以便再版时修订提高，我和我的学生们向大家致以诚挚的感谢！

柴嵩岩

2019 年 5 月

前言

随着生活节奏的加快和社会竞争的激烈，女性的家庭角色和社会角色所面临的压力都越来越大，女性不孕不育症的发病率逐年上升。2013 年中国人口协会发布的调查数据显示，中国不孕不育症患者已经超过 4000 万。当时专家预计，未来 5 年，国内不孕不育症发病率会提高至 18%，不孕不育症患者将超过 7700 万。发病原因中单纯女方因素约为 50%，单纯男方因素约为 30%，男女共有因素约 20%。本书重点论述女性不孕不育症。

中医学是个伟大的宝库，其生命力之奥妙在于博大精深的理论体系及独特的思维方式。中医学对妊娠的认识可以追溯到《周易》"男女构精，万物化生"，并且对于不孕不育症的治疗总结出丰富的临床经验。国医大师柴嵩岩教授在继承前人经验的基础上，结合西医学检查手段和诊断方法，经过几十年的临床实践，对女性不孕症逐步形成了较为成熟的认识及有效的治疗思路，圆了许多患者的"妈妈梦"，被患者们尊称为"送子观音""子孙奶奶"。在柴嵩岩教授看来，治愈一个患者就是帮助一个家庭。

本书论述了女性不孕不育的相关疾病及诊断，总结了柴嵩岩教授对常见不孕不育疾病的诊治经验，详细分析了典型病案，若能对同行的临床诊治提供些思路，将不胜荣幸。不足之处，也望广大读者提出宝贵意见，以便再版时修订提高。

本书编委会

2020 年 3 月 30 日

目录

总论

　　女性无避孕性生活至少 12 个月而未孕，称为不孕症。女性虽能受孕，但因种种原因导致流产、死胎而不能获得存活婴儿称为不育症。引起不孕不育的因素可能来源于女方、男方或男女双方。不孕症与不育症并非独立的疾病，而是多种疾病的综合表现。女性不孕症可分为两类，从未妊娠者古称"全不产"，西医称为原发性不孕症；有过妊娠而后不孕者，古称"断续"，西医称为继发性不孕症。同一性伴侣连续发生两次及两次以上的自然流产称为复发性流产，中医称"滑胎"，患者有多次不良孕史，称为不育症。

一、中医学对不孕不育症的认识

　　中医学对妊娠的认识可以追溯到《周易》"男女构精，万物化生"。《女科正宗·广嗣总论》云"男精壮而女经调，有子之道也"，概括了受孕的条件。男精壮包括正常的性功能及正常的精液；女经调包括正常的月经及排卵等。男女肾气充盛，天癸成熟，任通冲盛，精壮经调，适时而合，便成孕胎。即卵巢能排出正常的卵子，卵子能与正常的精子在输卵管内相遇并结合成受精卵，受精卵可以正常进入宫腔，并且子宫内膜已为受精卵着床做好了充足准备。上述任何一个环节出现问题，都会导致不孕不育的发生。

　　中医学认为，女性不孕的因素分为先天因素和后天因素。《广嗣纪要·择配篇》云："五种不宜：一曰螺，阴户外纹如螺蛳样、旋入内；二曰文，阴户小如筋头大，只可通，难交合，名曰石女；三曰鼓花头，绷急似无孔；四曰角花头，头削似角；五曰脉，或经脉未及十四而先来，或十五六岁而始至，或不调，或全无。"除"脉"外，上述"五不女"中的"四不"均为先天因素，即因生殖器官的畸形导致，现部分可经手术治疗矫正畸形。后天因素主要为外邪侵袭、自身脏腑功能失调等导致冲任气血失调，胞宫胞脉失养而造成不孕，常见病因有肾虚、肝气郁结、瘀滞胞宫、痰湿内阻等。

二、柴嵩岩对不孕症的治疗

（一）学术思想和理论体系

中医在治疗不孕不育症方面具有一定优势，这种优势体现在规律服用中药疗效确切、副作用小、安全性高，特别是在西医无理想治疗方法的疾病中，这种优势体现得更加明显。柴嵩岩经过60余年的临床实践积累，形成了独具特色的学术思想及较为完备的理论体系，对治疗不孕症有着丰富的临床经验。

1.妇科三论

柴嵩岩教授学贯中西，创造性地提出妇科三论：水库论、土地论、种子论。

所谓"水库论"阐述的是阴血、血海与胎元的关系，以"水库"喻冲任血海，以库中之"水"喻阴血，以库中之"鱼"喻胎元。水库为蓄水之用，水满当泄。十二经有余之阴血下注冲任血海，进而下聚胞宫，为月经之生化、胚胎之孕育提供物质基础，脏腑阴血不足，血海空虚，阴血不得下聚胞宫，可致月经稀少甚至闭经、不孕，或虽孕而胎失所养致胎萎不育。对治疗过程而言，"水库"蓄"水"的过程即阴血调养，血海填充之过程；血海按期充盈，"水库"有"水"，继而阴极转阳，满极而溢，则有规律月经；阴血盈盛，孕育成熟优质之卵子，方有受孕之可能。

　　所谓"土地论"是以"土地"喻女性之胞宫，以"土壤质地"喻胞宫条件之优劣，以土地上的"乱石杂草"喻子宫、内膜、输卵管或卵巢存在的病灶，以土地上能生长出的"庄稼"喻宫中之胎儿，指出在不孕不育症之治疗过程中，不可急于求成，应根据辨证，首先调理脏腑气血之阴阳，致气血调畅，阴平阳秘，卵巢排卵正常，输卵管通畅，子宫内膜受容性良好，方可备孕。

　　所谓"种子论"是以"花"喻腹中之胎儿，以花之"种子"喻卵子及胎元。不孕症患者或卵子质量不佳，不能与精子结合成受精卵；或虽两精相搏而结合，但禀赋薄弱，受精卵先天缺陷，终不能成实。治疗时需先通过气血之调养，以改善卵子之质量为要。

　　柴嵩岩教授的妇科三论以形象思维阐释女性生殖系统的生理功能，说明在妇科疾病中存在血海不足、胞宫（内膜）紊乱、卵子失活等病理层次，这成为柴嵩岩教授临床治疗女性不孕症的主要辨证思想。

　　2. 肾之四最

　　柴嵩岩教授的"肾之四最"理论贯穿于不孕症的辨证过程。所谓"四最"是指"肾生最先""肾足最迟""肾衰最早""肾最需护"，是以肾气盛衰作为核心关注的辨证思想。

　　所谓"肾生最先"，《素问·上古天真论》云："女子七岁，肾气盛，齿更发长；二七而天癸至，任脉通，太冲脉盛，月事以时下，故能有子。"说明女子在少年时期，肾的功能已居于主导地位。但是少年期是生长发育之初，肾气未实，故其功能不稳定，容易在初潮之后发生月经紊乱；或肾阴不足，不能维阳，当滥用补品、肠胃积热时，易导致相火妄动，发为小儿性早熟。

　　所谓"肾足最迟"，指女子胞脉系于肾，冲任之本在肾，人之生老病死无不与之息息相关。然而，肾气充实，需待到"三七""四七"之时。

经、孕、产、乳又往往屡伤阴血，耗损肾气。故柴嵩岩教授在治疗生育旺盛期女性时，将补养阴血、顾护肾气、保养肾精之法贯彻始终。

所谓"肾衰最早"，指肾气充实之后，很快又进入逐渐衰退时期。随着肾气渐衰，月经及生殖功能逐渐减退直至丧失，但其他脏腑功能仍能维持正常。《素问·上古天真论》云："五七，阳明脉衰，面始焦，发始堕。"直至"七七"肾气衰，"天癸竭，地道不通，故形坏而无子也"。由此可见"肾最需护"，在疾病的治疗过程中，要注意固护肾气、滋养肾阴。在对不孕症患者的治疗过程中"肾足最迟""肾衰最早""肾最需护"的辨证观点体现得尤为突出。

3. 二阳致病

柴嵩岩教授的"二阳致病"学说来源于《黄帝内经》。《素问·阴阳别论》云："二阳之病发心脾，有不得隐曲，女子不月。"手阳明大肠、足阳明胃的疾病发于心脾，再加上女子本身有"不得隐曲"之难言之隐，心情抑郁，肝气不舒，造成月经病，进而影响怀孕。柴嵩岩教授结合大量临床经验，提炼出阳明热毒侵入冲脉血海，燔烁阴血，导致月经失调的妇科疾病阳明病机，发展出清解阳明的妇科调经治疗不孕症的方法。

4. 补肺启肾

柴嵩岩教授的"补肺启肾"治法是通过补益肺气来开启虚损肾气的修复。柴嵩岩教授认为，肺与女性生理密切相关。肺主一身之气，人体内外上下活动都需气来调节。《素问·灵兰秘典论》曰："肺者相傅之官，治节出焉。"妇女经之来源、胎之营养及得载、带之固摄、产之顺逆均与肺气有关。肺朝百脉而输精微，如雾露之溉，下达胞宫参与月经的生理活动。妇女以血为本，血源于水谷精微，而水谷精微需上达于肺，才能化赤为血，正如《灵枢·营卫生会》所云："化为精微，上注于肺，肺乃化而为血，以奉生身。"因此，在治疗肾气不足型不孕症患者时，柴嵩岩教授常辨证予以沙参、百合等补肺，金水相生，达到启肾气的目的。

（二）诊病和治疗特点

在不孕症的治疗中，柴嵩岩教授也形成了独特的诊病和治疗特点。

1. 重视四诊

中医四诊是中医辨证的重要依据，详细的中医四诊能获得更多临床资料，对疾病的诊治大有裨益。在日常诊病过程中，柴嵩岩教授格外重视中医四诊。关于望诊，在柴嵩岩教授看来，望诊远不止望面色、望舌这么简单。从患者走进诊室的那一刻，其所展现的走路姿态、肢体情况、眼神等，都能对所患疾病和刻下状态有重要提示。对于特定的疾病如高泌乳素血症，柴嵩岩教授会亲自检查患者有无溢乳情况；对多囊卵巢综合征患者，柴嵩岩教授会仔细观察其体形、身高、毛发、有无黑棘皮等。

柴嵩岩教授被称为中医妇科舌诊第一人，在辨舌方面有很深的造诣。她指出，舌象在四诊中受外界的影响较小，辨别起来会更加准确。而妇女的舌象变化与阴血变化关系密切，舌诊能更准确地反映患者刻下的脏腑与气血状态。关于闻诊，柴嵩岩教授从不忽略患者说话的声音、语速及周身气味等。关于问诊，对于初诊患者，柴嵩岩教授不仅要详细地询问其现病史、既往史、婚育史等，同时重视询问其日常的居住地、生活习惯、饮食偏嗜、工作情况等。多数不孕症患者有嗜食酸及辛辣刺激、甜腻食物的情况，有工作劳累、工作压力大的个人史，通过询问患者的居住地和工作类型，可以对其生活状态、饮食习惯有一个初步判断，能防止遗漏掉关键的资料。柴嵩岩教授在诊治不孕症患者时，经常问及患者饮食与大便情况，参考舌脉之象，判断肠胃之虚实，以增强用药的针对性。胃与大肠乃手足阳明之经，称为"二阳"，二者受纳、传导功能是否正常，直接或间接影响月经与生殖。阳明乃多气多血之经，虚则血气俱亏，无余以下注血海；实则浊热积聚，久而溢入血分（因冲为血海，隶属阳明故也），血海伏热可灼伤津液而致经少、闭经，也会造成不孕。对于切诊，柴嵩岩教授有自己独到的见解，在诊脉过程中左右对比，以滑脉流利程度辨气血盈亏、以尺脉动象辨肾气强弱，结合患者刻下所处的月经周期、季节时令，把握疾病的病机演变，指导辨证治疗。

2. 衷中参西

柴嵩岩教授西医功底深厚，通过西医学的辅助检查手段为临床提供参考，善于通过激素、B超等辅助检查结果及其变化情况，评估患者的病情及疾病的治疗进展。她认为，现代多学科的创新和发展，给临床工作者增加了很多认知内容以供参考，客观的检测指标弥补了中医望诊的不足，延伸了望诊的范围，西学中用，获得更翔实的疾病诊疗资料才是诊病的根本；同时也要尊重古人之智慧经验，学习古人留给我们的文化学风及高尚的品德。她提出临床诊疗需"尊古学古，参今用今"。

3. 审病求因

不孕症发病原因复杂，多种全身其他系统或妇科疾病治疗不及时或诊治、护理失当等均可能导致不孕症的发生。柴嵩岩教授在日常诊病过程中多次强调，妇科医生"不要做勇士"。对于以不孕为主诉前来就诊的患者，首先要辨明原因，对于病因不明、中医不擅长或治疗效果欠佳的疾病，不主张贸然尝试，恐贻误患者病情。对于初诊的患者，柴嵩岩教授会仔细询问其现病史、婚育史、既往史，以求对患者情况有尽可能翔实的了解，结合辅助检查结果及舌诊、脉诊，辨病加辨证进行治疗。

4. 重视监测基础体温

作为一名中医工作者，柴嵩岩教授比很多西医工作者更重视基础体温，对于所有有生育要求的女性，柴嵩岩教授都会嘱患者监测基础体温，并在其基础体温单上详细标明患者个人情况、病史、辅助检查结果的变化情况。患者复诊时，根据其基础体温情况，判断遣方用药之效果，调整用药。在柴嵩岩教授看来，基础体温能反映许多问题，不仅仅是有无排卵或黄体功能如何。根据基础体温的基线情况、波动情况，柴嵩岩教授可以间接推测出患者的疾病类型及生活状态等。例如，基础体温基线偏高者，考虑是否患有甲亢、子宫内膜异位症、高泌乳素血症等；基础体温波动较大者，考虑是否情绪不稳、休息欠佳等，在遣方用药时作为参考。根据不同时期体温的变化情况，指导患者同房及用药。根据高温相的维持时间及波动情况，判断卵子质量，调整用药。

5. 养护阴血

《格致余论》中有云"阳常有余，阴常不足"，据此，根据多年临床经验，柴嵩岩教授将养护阴血贯穿疾病治疗的始终，在治疗过程中着重阴血的滋养，关注火毒对阴血的灼伤，慎用耗血破血药，避免温燥耗伤阴血。

6. 耐心细心，身心同治

中医的整体观念认为不孕症的发生与自然环境、社会环境等息息相关，尤其是情志、饮食、睡眠等生活习惯。柴嵩岩教授提倡不孕症患者除用药治疗外，应注意平素情绪要恬淡愉悦，饮食宜清淡营养、饥饱适度，戒烟戒酒，睡眠应有时有度，适度运动，强调不可忽视良好生活习惯的培养。不孕症患者多面临来自社会和家庭的重重压力，心理负担极重，因此柴嵩岩教授除嘱患者在生活中调节情志，纠正不良生活习惯、饮食偏嗜外，在接诊过程中更是注重对患者情绪的疏导，态度和蔼，默默地聆听、时时地安慰、尽心地帮助，增加患者自信。

7. 尊重自然规律，分年龄论治

《素问·上古天真论》云："女子七岁，肾气盛，齿更发长；二七而天癸至，任脉通，太冲脉盛，月事以时下，故有子；三七肾气平均，故真牙生而长极；四七筋骨坚，发长极，身体盛壮；五七阳明脉衰，面始焦，发始堕；六七三阳脉衰于上，面皆焦，发始白；七七任脉虚，太冲脉衰少，天癸竭，地道不通，故形坏而无子也。"可见，女性的生殖生理与年龄密切相关。在 35 ～ 37 岁间，女性会经历生殖功能的"折棍期"——生殖功能开始迅速下降。所以，对于不孕症的患者，柴嵩岩教授根据其年龄，采用不同的处理方法。对于年龄尚轻，生育能力还未开始下降的患者，她主张完全明确病因后再进行治疗。在输卵管状态满意的情况下，不主张急于选择辅助生殖。对于年龄较大的患者，她主张检查与治疗同时进行，为患者争取时间。通过基础体温及 B 超监测，发现有质量满意的卵泡后，不排斥患者通过辅助生殖的方式尽快妊娠。

对于妇科各种常见疾病导致的不孕症，柴嵩岩教授衷中参西，辨病辨证结合，因人制宜，遣方施治，取得良好疗效，帮助无数家庭圆梦，被誉为"子孙奶奶"。

各论

第一章

多囊卵巢综合征

一、概述

多囊卵巢综合征（polycystic ovary syndrome，PCOS）在 1935 年被
Stein 和 Leventhal 首次提出，又称 Stein–Leventhal 综合征，主要以高雄激
素血症、高胰岛素血症、胰岛素抵抗为主要临床特征，其典型的临床表现
为月经失调、不孕、多毛、痤疮、黑棘皮症和肥胖等，是一种以内分泌紊
乱为主、多种代谢异常导致的异质性临床综合征，病因不明，难以治愈。
近年来 PCOS 在我国的发病率和患病率逐渐升高，一项以社区为基础的调
查研究显示，我国 19 ～ 45 岁女性 PCOS 的患病率为 5.6%。因此，PCOS
已逐渐成为临床上引起不孕症的常见因素。

二、西医学对多囊卵巢综合征的认识

1. 发病相关因素

目前多囊卵巢综合征的病因尚不明确，现多认为与遗传及环境因素相
关性较为显著。遗传学研究显示，部分 PCOS 患者存在明显的家族聚集
性，但由于种族和环境因素的差异及 PCOS 表现型的多样性等原因，家系
遗传特征研究尚无定论。目前，大部分研究者研究女性表型采用的遗传学
特征包括：①多囊卵巢的形态学；②高雄激素血症；③月经失调；④糖耐
量低减和高胰岛素血症。基因测定提示，胰岛素受体（INSR）基因缺陷可
致严重的胰岛素抵抗，并伴有 PCOS 样症状。然而至今未发现诱导 PCOS
的特异基因。环境因素中，地域、营养和生活方式、高雄激素环境等，可
能是多囊卵巢综合征发病的危险因素或易患因素。母体子宫内激素环境可
影响子代成年后个体的内分泌水平，如孕期暴露于高雄激素环境的雌性动
物，成年后发生无排卵和多囊卵巢的概率明显升高。

2. 病理生理学特点

因 PCOS 病因不明，临床表现多样性，数十年来人们从多种途径对其病理生理学进行了深入的研究，主要有代谢异常及生殖内分泌异常两大特点。代谢异常主要表现为胰岛素抵抗（IR），对于 PCOS 患者 IR 的形成机制有不同说法，较为统一的观点是其可能与遗传背景、环境因素及不良行为方式有关。生殖内分泌异常主要表现为促黄体生成素（LH）高值、促卵泡激素（FSH）低值及雄激素过多。过量的 LH 可影响卵泡的发育，导致排卵障碍，并与胰岛素共同作用，促进卵泡间质、卵泡细胞合成过多的雄激素。此外，由于 PCOS 存在胰岛素抵抗，过高的胰岛素对卵巢和肾上腺的雄激素分泌均有促进作用。

3. 诊断及鉴别诊断

目前，我国采用 2011 年中华医学会发布的中国多囊卵巢综合征诊断标准，即月经稀发、闭经或不规则子宫出血是诊断的必需条件，另外再符合下列 2 项中的 1 项，即可诊断为疑似 PCOS：高雄激素的临床表现或高雄激素血症；超声表现为卵巢多卵泡改变。具备上述疑似 PCOS 诊断条件后还必须逐一排除其他可能引起高雄激素的疾病和引起排卵异常的疾病才能确定诊断。

4. 相关辅助检查

（1）基础体温测定

可作为有无排卵的重要参考。不排卵患者表现为单相型基础体温。

（2）盆腔检查及超声检查

盆腔检查有时可触及一侧或双侧肿大的卵巢。超声检查可见卵巢增大，回声增强，轮廓较光滑，一侧或双侧卵巢在一个切面中直径 2 ～ 9mm

的卵泡大于 12 个和（或）卵巢容积大于 10mL。

（3）内分泌测定

①性激素水平测定：雄激素水平异常升高，促黄体生成素水平异常升高或 LH/FSH 比值 ≥ 2，10%～15%PCOS 患者表现为轻度高泌乳素血症。②空腹胰岛素水平：有 50%～60%PCOS 患者呈高胰岛素分泌和胰岛素抵抗。③空腹血脂、脂蛋白测定：肥胖型 PCOS 患者常合并血脂代谢异常，因此应对胆固醇及甘油三酯等进行检测。

5.治疗进展

应基于患者的病变特征和要求综合考虑治疗方案。

（1）调整生活方式

主要指控制体重和增加体育锻炼。调整饮食和适当锻炼对 PCOS 的治疗作用机制尚不清楚，但其有利于改善促排卵结局。体重减轻 5%～10% 有一定的临床意义。

（2）调整月经周期

可采用短效口服避孕药和孕激素后半周期疗法，有助于调整月经周期，改善高雄激素血症。口服避孕药常应用以孕激素为主的避孕药，其中孕激素可以限制雌激素的子宫内膜生长作用，同时很好地调节周期，尤其适用于有避孕需求的生育期患者，但应注意口服避孕药的潜在风险，存在血栓形成的前驱症状或有相关病史、心脑血管疾病、年龄 40 岁以上有吸烟史等高危因素的人群不宜使用，用药期间应监测血糖、血脂变化。孕激素后半周期疗法适用于无严重高雄激素症状和代谢紊乱的患者，常用于月经周期后半期（月经第 16～25 日）：口服地屈孕酮片 10mg，每日 2 次，共 10 日；或醋酸甲羟孕酮 10mg/d，连用 10 日；或肌内注射黄体酮 20mg/d，连用 5 日。

（3）多毛、痤疮及高雄激素的治疗

可采用短效口服避孕药，如达英-35，其含有炔雌醇和醋酸环丙孕酮，其中炔雌醇可以升高性激素结合球蛋白（SHBG），以降低游离睾酮水平；醋酸环丙孕酮可减少雄激素合成，并在靶器官与雄激素竞争结合受体，阻断雄激素的外周作用。其通过抑制下丘脑-垂体 LH 分泌而抑制卵泡膜细胞生成高雄激素。

（4）胰岛素抵抗的治疗

适用于肥胖或有胰岛素抵抗的患者，可采用二甲双胍治疗。二甲双胍可增强周围组织对葡萄糖的摄入、抑制肝糖产生并在受体后水平增强胰岛素敏感性、减少餐后胰岛素分泌，改善胰岛素抵抗。

（5）促排卵治疗

此法适用于有生育要求的患者。

①来曲唑：为芳香化酶抑制剂，原用于治疗雌激素依赖性疾病，其阻断雌激素产生，可解除雌激素对下丘脑-垂体-性腺轴的负反馈抑制，使内源性促性腺激素分泌增多，刺激卵泡发育。

②氯米芬（CC）：CC 有弱的激动与强的拮抗作用，可与下丘脑和垂体的内源性雌激素受体相竞争，解除对垂体分泌的促性腺激素的抑制，促进 FSH 和 LH 的分泌，从而诱发排卵。

③促性腺激素：FSH 或尿促性素（HMG）。

（6）其他

①腹腔镜下卵巢打孔术。

②体外受精-胚胎移植（IVF-ET）。

三、中医学对多囊卵巢综合征的认识

对多囊卵巢综合征，中医古籍并无明确记载，但对本病的认识可参考

"月经后期病""闭经""无子""崩漏"等，对其病因病机的阐述也多基于此。

月经后期病最早见于张仲景《金匮要略·妇人杂病脉证并治》中，谓"至期不来"。至宋代《校注妇人良方·调经门·王子亨方论》说"阴不及则后期而至"，首次提出阴精亏虚、血虚不足能导致月经后期。明代之后的医家更全面地归纳月经后期的病因为血虚、血寒、血热等。

闭经最早记载于《黄帝内经》。《素问·阴阳别论》曰："二阳之病发心脾，有不得隐曲，女子不月。"对闭经的病因病机提出解释。张仲景在《金匮要略》中亦提及"因虚、积冷、结气"，则会发生"经水断绝"，总结出闭经本虚标实的病机：气血虚、寒气积聚、气机郁结。巢元方《诸病源候论》也记载："妇人月水不通者，由劳损血气，致令体虚受风冷。风冷邪气客于胞内，伤损冲任之脉，并手太阳少阴之经，致胞络内绝，血气不通，故也。"此外，明清时期《丹溪心法》《女科切要》等书中，还提及"痰湿"为肥胖之人闭经的原因。

对无子的记载可追溯至《诗经·大雅·生民》中的"……时维姜嫄……以弗无子……"《素问·骨空论》中提及："督脉主一身之阳，阳虚不能温煦子宫，子宫虚冷，不能摄精成孕。"认为肾阳虚能导致不孕。隋代巢元方在《诸病源候论》中云："妇人挟疾无子，皆由劳伤血气，冷热不调，而受风寒。客于子宫，致使胞内生病，或月经涩闭，或崩血带下，致阴阳之气不和，经血之行乖候，故无子也。"认为胞宫受寒为无子的原因。此外，《傅青主女科》曰："妇人有身体肥胖，痰涎甚多，不能受孕者……且肥胖之妇，内肉必满，遮隔子宫，不能受精，此必然之势也。"西晋《针灸甲乙经·妇人杂病》云："女子绝子，血在内不下，关元主之。"《张氏医通》说"瘀积胞门，子宫不净"，认为肥胖痰湿及瘀血亦为无子的病因病机。

现代中医对多囊卵巢综合征病因的认识大致可归为四类：禀赋不足、

后天失养、饮食不节、情志内伤。而病机多归于本虚标实，其中以肾虚为本、痰瘀为标，脾肾阳虚为本、痰湿为标，肝肾阴虚为本、痰湿郁火为标较为多见。

四、柴嵩岩对多囊卵巢综合征的认识

（一）柴嵩岩对多囊卵巢综合征病因病机的认识

柴嵩岩教授认为，本病病因为先天不足，或为后天失养，或为七情所伤，病机为虚实夹杂。本虚指患者多为先天不足，或后天失养，而致脾肾阳虚。肾主生殖，肾阳不足，肾失温煦，推卵无力，卵泡瘀滞其中。后天脾阳不足，饮食入胃，失于脾之运化，不能化生为水谷精微以输布濡养全身，胞宫胞脉失养，从而导致卵泡发育迟缓，临床多表现为月经的异常，甚或不孕。标实则指因脾肾不足，运化失常，推动乏力，而生成痰湿，临床可见肥胖、多毛、痤疮等，其性黏腻重浊，阻滞胞络，卵泡无法如期排出，最终导致本病的发生。

1. 肾虚为其病机之本

《素问·上古天真论》中关于女子生长周期的"七七"论述提出，月经的产生与天癸成熟、冲任充盛、脏腑气血旺盛相关，其中尤以肾与月经的关系密不可分。肾气化生天癸为主导，天癸是元阴的物质，表现出化生月经的动力作用，先天肾气的充盛与否可影响天癸之至与竭，进而导致月经的异常与否。王冰在《黄帝内经素问》中曾注："任脉冲脉，奇经脉也。肾气全盛，冲任流通，经血渐盈，应时而下……故肾为冲任之本。""冲为血海"，血海气血的调匀与蓄溢，直接关系着月经的生化；"任主胞胎"，任脉受脏腑之精血，与冲脉相资，得督脉相配，乃能通盛。只有任脉通盛，才能促使月经的来潮和孕育的正常，而冲任二脉在女性生理中的特殊作用

皆为肾主导。

多囊卵巢综合征患者多于青春期月经初潮后即发病，其直系亲属常有糖尿病、月经不调等病史，故考虑其先天肾气不足，导致天癸不能按时而至，冲任亏虚，血海乏源，以致月经错后，甚则闭经；若肾之封藏失司，血海失约，亦可见经期延长、崩漏。

2. 痰湿结聚为其标

追溯多囊卵巢综合征患者的病史，常有嗜食肥甘、肥胖病史，《医法心传》云"肥人气虚多痰"，《丹溪心法·子嗣》云："若是肥盛妇人，禀受甚厚，恣于酒食之人，经水不调，不能成胎，谓之躯脂满溢，闭塞子宫。"躯脂满溢，化而生痰；或因嗜食肥甘，困阻脾土，脾失健运，津液运化失常，均可导致痰湿内盛，停于脾胃之间，脾之运化不及。一则阻遏经隧，滞于冲任，气血运行不畅，血海不能如期满溢，导致月经错后或闭经；二则滞于胞宫胞脉，导致卵子排出不畅，胞宫难以摄精成孕。PCOS 患者之痰湿，可以看作是先天体质因素加上后天喂养不当，或是饮食不节，临床多表现为痤疮、肥胖、多毛，这与腹腔镜下卵巢的肿胀苍白、白膜增厚、多卵泡等表现在机理上相吻合。柴嵩岩教授认为，痰湿内停在 PCOS 的发病中至关重要，其产生在于水液代谢的异常，肾主水，脾主运化，也进一步说明了其与脾肾的关系。

关于"痰湿内停"的病机，柴嵩岩教授形象地用西米露来解释。西米露又叫西谷米，有的是用木薯粉、麦淀粉、苞谷粉加工而成，有的是由棕榈科植物提取的淀粉制成，是一种加工米，形状像珍珠。其存在本身就类似于卵巢的多卵泡改变，而其放置一段时间后，表面会形成一种固态状的膜，这层膜可以保护西米露免受空气中杂质的侵入，但是若卵巢表面形成这样一种膜，脂膜壅塞，长久以往，湿浊积聚，阻滞卵巢中的卵泡排出，而卵泡无力排出，又进一步加重湿浊的存在，如此恶性循环，最终导致多囊卵巢。

PCOS患者常有雄激素过多的表现，雄激素过高，也可以使得卵巢白膜增厚，也可象征为西米露表面的固态膜，并加速未成熟卵泡的闭锁，抑制优质卵泡的发育，卵泡不能发育，造成续无排卵，形成多囊卵巢。

3. 常伴有肝郁之证

除脾肾阳虚，柴嵩岩教授认为，PCOS患者病程日久时，常伴有情志不畅。《傅青主女科》云："女人善怀多郁，肝经一病……艰于生育。"肝藏血，主疏泄，性喜条达恶抑郁。若久病忧郁或因情绪纷扰，致使肝失条达，气机郁结，疏泄失常，则冲任不能相资，血脉不畅，而致月经不调及不孕。

4. 常见血虚与血瘀并存

柴嵩岩教授认为，多囊卵巢综合征病因病机复杂，临床上还常有血虚与血瘀并存。脾主统血，肾精可化生为血，脾肾不足，血海亏虚，运行迟滞，久则成瘀，表现为月经量少色暗，伴血块，舌质暗。而瘀血阻滞，新血不生，则会加重血虚之证，二者互为因果，互相影响。瘀滞日久，若加之饮食不当或肝气郁结，易生内热，伏于血海，此时则可能出现迫血妄行，临床常表现为阴道出血量多或带经日久，或淋沥不尽。

（二）多囊卵巢综合征导致不孕症的病因病机

柴嵩岩教授认为多囊卵巢综合征常见的病机可以概括为脾肾阳虚，气化无力，痰浊结聚，困滞血海，其导致不孕症的机理可用"种子论"和"土地论"来解释。一方面由于脾肾阳虚，运化、温煦失司，痰瘀合邪，蕴于局部，致使卵泡发育迟缓，不能排出，难以摄精成孕。结合西医学，PCOS患者的高LH水平和高雄激素状态，使卵泡及卵子发育停滞或延缓；卵泡期较高的 LH 可使卵子过早发育、老化，以致受孕率低或易流产；同时持续高 T 通过诱导颗粒细胞凋亡和卵泡闭锁，导致卵泡发育异常和排卵障碍。另一方面肾气充盛是胞宫孕育胎元的基础，肾阳不足，则胞宫难以固摄胎元，同时血海不能如期满溢，子宫内膜亦失去正常的生长周期，此时的受孕能力就像在盐碱地种庄稼，自然很难"丰收"（顺利妊娠、分娩）。

（三）柴嵩岩对多囊卵巢综合征的治疗

结合其病因病机，柴嵩岩教授治疗上常以健脾温肾，养血除湿，化瘀调经为总则，在补益脾肾时，除直补之法外，也善于运用中医五行相生相克的规律，或"益火补土"，或"金水相生"，使脏腑功能得以恢复。同时其"二阳致病"思想也常常体现在多囊卵巢综合征的治疗中。

常用方药以杜仲、车前子、炒薏苡仁、菟丝子、白术、茯苓、冬瓜皮、当归、茜草、郁金、川芎、桂枝、夏枯草、浙贝母等为主加减。其中杜仲、车前子为君药，杜仲，味甘，性温，归肝、肾经，温补肝肾，《本草汇言》云："凡下焦之虚，非杜仲不补。"车前子甘寒滑利，入下焦肝肾，有通利化痰利水之功。臣以菟丝子、炒薏苡仁、冬瓜皮、茯苓、白术等，菟丝子助杜仲温肾调经，炒薏苡仁、冬瓜皮最善利水，茯苓、白术健脾利湿，对于 PCOS 湿浊明显者效佳；当归养血调经，夏枯草散结消滞，同时夏枯草有散性，可缓温肾补血药之滋腻；茜草助当归活血调经，郁金味辛、苦，性寒，芳香辛散，可升可降，临床常用于行气活血，疏肝解郁，且无留瘀之弊，佐以少量桂枝，取其温通之性，一是温通血脉，以促血脉运行，二是用其运化水湿，改善痰湿内停，助阳而行里达表。加贝母等入肺经之品，一则肺主皮毛，二则加强肺的气化功能，以助利水化湿。以川芎下行血海，引诸药以达病所。但临床所见患者不尽相同，其病因病机也不会千篇一律，临床常常见到不同证候，可辨证分型论治，又根据其症状不同，辨证与辨症相结合。

1. 辨证论治

（1）脾肾阳虚证

主要表现：月经错后或闭经，婚久不孕，神疲乏力，面色㿠白，四肢倦怠，腰腿酸软，形寒肢冷，食欲不振，大便不爽或溏泻；舌淡胖，可有齿痕，苔白滑，脉沉缓无力。

柴嵩岩教授认为，此型为多囊卵巢综合征最常见证型，治疗以温肾健脾，养血除湿为主，常用药物有菟丝子、当归、杜仲、白术、薏苡仁、蛇床子、川芎、益母草、月季花、夏枯草、车前子等。菟丝子、当归温肾养血共举，杜仲走下助菟丝子温肾调经。蛇床子性温味辛苦，具有温肾壮阳燥湿之功效，对于PCOS湿浊重者效佳。川芎、益母草、月季花养血活血调经。薏苡仁、白术健脾燥湿。夏枯草、车前子为佐药，夏枯草清肝热散郁结，车前子走下清热通利。

（2）肾虚痰湿证

主要表现：形体肥胖，月经错后，色淡，或闭经，婚久不孕，带下量多、色白无味，腰困重，偶见烦躁，痤疮；舌淡，苔白腻，脉沉滑。

治疗以温肾健脾，除湿化痰为主，常用药物有菟丝子、薏苡仁、白术、茯苓、冬瓜皮、车前子、荷叶、砂仁等；肾阳虚衰，无力温煦脾阳，影响脾之运化，则津液不能输布而生痰，痰气郁结，久而化热，上犯头目，可见烦躁，痤疮，另可用桔梗、浙贝母、百部等升提肺气，以散湿浊；痰湿日久，积聚成热，热阻阳明，传导失常，则热盛伤阴，加重素体阴血之耗伤，可见大便秘结，常用萆薢、茵陈、猪苓、泽泻等清热利湿。年轻有痤疮者可加全瓜蒌、枳壳，闭经日久者可加桃仁。

（3）肝肾阴虚证

主要表现：月经错后、量少，或闭经，或崩漏，婚久不孕，腰膝酸软，头晕耳鸣，口燥咽干，五心烦热；舌红，少苔，脉细数。

治疗以滋补肝肾，养血调经为则。常用的滋肝肾之阴药有女贞子、枸杞子、熟地黄、当归、旱莲草、首乌、阿胶珠等。待其阴血渐复，在滋阴养血的基础上，还可少佐温阳之品，如稍加肉桂，以达鼓舞气血生长之效。肉桂味辛甘，性大热，为纯阳之品，入肾、心、脾、肝经，能守能走，能降能升，能补命门之火，有引火归原、纳气归肾、温通经脉之功效；临床常以肉桂与熟地黄配伍使用。熟地黄味甘，性微温，补血养阴，填精益髓，在熟地黄滋阴养血的基础上，佐少量肉桂，以鼓动血海，二药合用，取阴中有阳、阳中有阴、补而不滞之意。肉桂和熟地黄的量应注意，柴嵩岩教授一般用熟地黄10g配肉桂3g。因肉桂性热，用量不能过多，常以地骨皮、青蒿等性寒或凉的药物佐制其热性。

（4）肾虚肝郁证

主要表现：月经错后，或闭经，或崩漏，婚久不孕，情志抑郁，或烦躁，乳房胀痛；舌暗，或淡暗，苔白，脉弦细。

患者多有情志不遂，郁怒伤肝，肝失条达，气机郁结，疏泄失常，则冲任血海不固，故可见经水失约，不能按时而下，发为月经错后、闭经或崩漏，甚则不孕。治疗以疏肝解郁，补肾活血为主，常用药物有北沙参、菟丝子、杜仲、女贞子等补肾之品，加以郁金、柴胡、香附、枳壳等疏肝解郁行气。香附性偏温，专入气分，善疏肝行气止痛。郁金归肝、胆、心经，可行气解郁，柴嵩岩教授认为有疏理之功的药品必有燥性，而燥必伤阴，故郁金常与玉竹同用，以玉竹养阴润燥生津之性佐之，防其过燥。枳壳可理气宽中。在不孕症的治疗中多在排卵前少佐柴胡以升阳，但若用之不当，亦有启动相火之弊，故柴嵩岩教授临床上对于青少年、围绝经期患者慎用柴胡，尤其是青少年最好不用，若肝郁生内热，需清热疏肝，可用钩藤、合欢皮清热凉血，活血疏肝；精神分裂患者，多有性活动异常，柴胡亦当慎用。而中年患者，如月经正常，柴胡最多用至5g，一般用量3g。

2. 根据临床症状辨证用药

（1）闭经

闭经患者应辨其虚实，即"血枯""血隔"。治疗以不足者补之，实盛者泻之为则。阴虚血热者（症见口渴口干，食欲异常，心烦急躁，大便秘结，舌红或肥红，苔黄白或干，脉细滑数）常用女贞子、石斛、北沙参、天冬、陈皮、牡丹皮、益母草、枳壳等药。脾肾阳虚者（症见气短体乏，肢冷无欲，食欲不振，腹胀腰痛，大便不爽或溏泻，舌肥淡，少苔，脉沉细无力）常用菟丝子、太子参、茯苓、香附、当归、龙眼肉、肉桂、丹参、川芎等。气滞血隔者（症见腹胀腹痛，急躁，便秘，舌暗，脉沉细或涩）常用车前子、酒大黄、泽兰、茜草、延胡索、牛膝、水蛭、肉桂、枳壳等。

（2）崩漏

多囊卵巢综合征患者常以闭经为主要表现，但也有表现为崩漏者。崩漏则治以塞流、澄源、复旧为则，塞流当分缓急、轻重，"暴崩多虚，久漏多瘀"；澄源当辨寒热虚实，寒则治以温通，不可过于补益，以防滋腻敛邪，热则清之，常用黄芩、莲子心、地骨皮等，不可过于苦寒；复旧重在调补冲任气血，首重补其肾气，据其临床证候治以滋肾养肝健脾之法。若患者崩漏的同时有血瘀证之表现，要谨记，瘀血不去，则新血无以化生，若单纯止血，反而会加重瘀血的存在，治疗上应在补肾治疗基础上，加三七粉、茜草炭、蒲黄炭、益母草等活血祛瘀药物。若见热象，加大蓟、小蓟、侧柏叶、生牡蛎、寒水石、白芍清热收敛养血。

（3）肥胖

PCOS 是超重和肥胖女性常见的代谢性疾病，肥胖是 PCOS 女性常见的合并症。目前针对肥胖型 PCOS，西医主要以减轻体重为目标，进行包括节食、运动、行为治疗在内的综合治疗，而药物治疗主要从纠正胰岛素抵抗、脂代谢紊乱着手。但西医药物治疗停药后易反复，且有副作用。柴嵩岩教授认为，女子阴血最需固护，故不主张过度节食及运动。节食或运动过度，一则收纳不足使血海无所继，二则大汗耗气竭阴，加重气血的损伤，可能适得其反。患者肥胖乃是病态，待机体内分泌状态调整正常，自然恢复。《女科切要》云："肥白妇人，经闭而不通者，必是湿痰与脂膜壅塞之故也。"肥胖患者，其肉必满，隔离子宫，不能受精，此之必然之势。

此类患者常见气虚痰湿之证，可在补肾的同时配合白术、茯苓等健脾化痰，酌加桂枝、蛇床子等益气温阳助运，重在气化，使其祛痰化湿而改善肥胖。

（4）黑棘皮症

黑棘皮症为局部皮肤或大或小的天鹅绒样、片状、角化过度、呈灰棕色的病变，在PCOS患者则是严重胰岛素抵抗的表现，临床中可见深度不等的皮肤色素沉着、粗糙、角化过度等，常分布在颈后、腋下、外阴、腹股沟等皮肤皱褶处。

针对黑棘皮症，若集中在颈部，可加葛根，葛根走督脉，引药上行，葛根中所含异黄酮具有滋润皮肤、恢复皮肤弹性的作用，还可以减缓骨骼组织细胞的老化。若是面部皮肤色斑，可酌加泽兰活血通利化瘀，冬瓜皮健脾渗湿通利。《本草纲目》言泽兰"养营气，破宿血"，《本草再新》载冬瓜皮"走皮肤，去湿追风"，二药合用而祛皮肤之邪瘀留着。若见于四肢，则加桂枝通达四末。

（5）痤疮

痤疮是PCOS高雄激素血症常见的临床表现。雄激素水平与临床表现相关，雄激素增加可使毛囊皮脂腺导管角化过度，其脱落的细胞类皮质混合，栓塞毛囊口内，伴有细菌过度滋生，久之发生痤疮。痤疮多见于额部、面颊、背部和胸部，最初表现为粉刺，以后可演变为血疹，或继发脓疱、结节、皮脂囊肿、瘢痕等，毛孔增粗。《素问·阴阳应象大论》曰：

"西方生燥，燥生金，金生辛，辛生肺，肺生皮毛，皮毛生肾，肺主鼻，其在天为燥，在地为金，在体为皮毛，在脏为肺。"《素问·六节藏象论》曰："肺者，气之本，魄之处也；其华在毛，其充在皮。"治疗时可加杏仁、百部、贝母等入肺经之品。一则肺主皮毛；二则加强肺的气化功能，以助利水化湿，给邪以出路。从经络在体表的分布而言，痤疮大多分布于膀胱经、胃经，肺又与大肠相表里，故用药时常常配合麦芽、鸡内金消食导滞，荷叶、槐花清大肠、膀胱湿热。

（6）多毛

大多因体内的雄激素过多或毛囊对雄激素反应过强而使然，临床表现为多毛，阴毛浓密，呈三角分布，延及腹中线、腹股沟及肛周，还可出现上唇细须或乳晕周围长毛等。低水平雄激素 PCOS 患者，表现为腋毛、阴毛稍浓密，四肢毛增多。也有部分 PCOS 患者头顶部头发的生长也受雄激素水平的控制。从经络在体表的分布而言，多毛大多分布于三阴经、胃经，《灵枢·五音五味》云："血气盛则充肤热肉，血独盛则澹渗皮肤，生毫毛。"故此类患者多见湿热内扰，血不归经，渗于肌肤，则多毛。治疗在主方之余，可酌加清解湿热之品，并以桑枝、桂枝引经达四肢。《本草再新》云："桑枝壮肺气，燥湿，滋肾水，通经。"桂枝有温通之性，推动气化，化水湿之浊。

3. 根据基础体温辨证用药

辨别患者有无排卵的一个直接而简便的方法即为基础体温（BBT）的测定。基础体温实质上是体内气血阴阳变化表现于外的一种反应。基线偏高者从血热或阴虚内热论治为多见，药对有熟地黄和桃仁，熟地黄滋阴补血，通血脉，桃仁味苦，性平，入血分，有引阳入阴之妙，二药配伍补阴潜阳。基线偏低，提示脾肾不足，脾虚运化失司，气血生化无源，肾虚气化不足，鼓动乏力。基线偏低而双相的患者，当嘱其勿急于试孕，否则受孕后因胎失所养而易胎停育或流产。基线偏低而单相，闭经或月经稀发者常见，此时医者勿急于动血，治疗当以健脾补肾养血为主，常用太子参、阿胶珠、枸杞子、菟丝子、川续断、桑寄生、当归、首乌等，待有上升趋势，气血充盛而脉见滑象时，再配以温动、通利之品，如蛇床子、桂枝、三棱、桃仁、丝瓜络、薏苡仁等。

若基础体温持续单相，且脉未见滑象，提示血海不足，此时不宜温肾助阳，以防犯急功近利之嫌，常用补肾养血，但 PCOS 患者忌用滋腻之品，故少用阿胶等，常用当归、女贞子、枸杞子、丹参等；若脉见滑象，则可增加温肾活血，常用菟丝子、肉桂、乌药、巴戟天、杜仲、茜草、红花等；若基础体温有上升趋势，则有排卵迹象，用杜仲、桂枝、瞿麦等温肾通络走下，帮助卵子排出；若基础体温高温相，则以顾护为主，无生育要求者可同时加益母草、当归、三七粉等活血调经之品。

4. 结合舌象脉象辨证用药

患者舌脉特点亦为柴嵩岩教授临床用药的指导原则。柴嵩岩教授认为舌象重于脉象，因脉象受情绪、环境、年龄等影响较大。多囊卵巢综合征患者舌象，临床多见肥、嫩、色淡、暗或瘀，且舌苔薄，纵观整个舌象，表现出病程久，气血亏虚，脾气化湿之力不足，亦可考虑为脾肾阳虚，血海湿阻，发为此病。如辨舌色淡或暗者，气血不足较明显，治当阴阳双补，故用菟丝子、女贞子、杜仲益肾（其中女贞子补肾阴，菟丝子、杜仲偏益肾阳），当归、阿胶珠养血；在此基础上，舌暗再加丹参活血，舌嫩加茯苓、山药以健脾利湿。若舌苔偏腻，可加砂仁、鸡内金等健脾化湿、消食导滞的药物。

多囊卵巢综合征患者脉象多呈现沉、细、无力。沉脉提示病邪在里，从脉象来看，也是一种痰湿内停积聚的表现。若脉沉滑有力，说明患者血海未受损，病情轻浅，病程短；沉细无滑象，或见涩象，为血海受损严重，多以阿胶珠、首乌、当归、熟地黄、女贞子、旱莲草、石斛等滋阴养血为主进行随症加减，勿急于活血通脉；经过治疗，若脉象由沉细逐渐见滑象，脉细滑，此为血海渐复，此时可酌情加大活血药的比例，如加用桃仁、益母草、丹参、苏木、茜草等，以期因势利导、"水满则溢"。

（四）常用药物配伍

1. 杜仲和瞿麦

杜仲味甘，性温，入肝、肾经，补肝肾，强筋骨，补而不滞；为补肾圣药，走督脉，对腰痛、脊髓有病者常用；为历代安胎之品，柴嵩岩教授多次告诫学生，杜仲其性走下，有滑胎之嫌，孕期当慎用。杜仲用于闭经或月经稀发，见 BBT 单相、低温者为佳。瞿麦利水渗湿，活血调经，二者合用，取补肾通利，引药趋下之功。

2. 菟丝子和车前子

菟丝子味辛、甘，性平，为"补脾、肾、肝三经要药"，善补肾阳而不似淫羊藿、蛇床子之温动。常与车前子配伍，补肾健脾，温阳化湿，补而不滞。

3. 扁豆和茵陈

健脾与清热、通利并举，对 PCOS 痰湿内聚，见舌苔黄厚或腻者用之佳，清热利湿而不伤正。

4. 路路通和车前子

路路通善疏肝理气，化瘀而通经，可配车前子清利湿热，加强活血、化瘀、通利之功，针对 PCOS 痰瘀互结之病理基础。

5. 丝瓜络和车前子

柴嵩岩教授认为，丝瓜络善化痰通络，契合 PCOS 卵巢的局部病理改变，与车前子配合，以期改善 PCOS 的卵巢功能。

6. 川芎和泽兰

二者均为活血化瘀之药，相须为用。柴嵩岩教授认为，泽兰为走脾经之药，脾主肌肉，其对于病在皮肤的瘀滞效佳；川芎药效上达颠顶，下入血海，走而不守，二药合用，可加强泽兰走脾经之力，常用于 PCOS 伴有颈部、腋下黑棘皮症的患者，以及其他妇科疾病见面部皮肤色素沉着者。

7. 川芎和龙眼肉

龙眼肉为补心健脾养血之佳品，其性温，易滋腻碍胃，助湿生痰，碍血液运行；而川芎其性走窜，行气开郁，可佐制其滋腻之性。

8. 川芎和薏苡仁

柴嵩岩教授对于 PCOS 患者常用薏苡仁以健脾利湿走下，用量较大，多为 15～20g，与川芎合用，后者用量一般不超过 6g；用川芎之性制薏苡仁之寒性，而薏苡仁味厚下沉制川芎之上行之性而只下行血海，二者合用，通利之效明显增强。对 PCOS 而言，柴嵩岩教授常用于患者经治疗后血海充实之时，以因势利导促其排卵。

9. 石斛和月季花

月季花性温，善疏肝活血调经，柴嵩岩教授主要用于月经失调，取其"月季"之名之意，其开花一个月一次如月经一个月一行，取类比象故用之。柴嵩岩教授认为此药有"散性"，易伤阴血，故配合既能养阴清热、润肺益肾，又能通痹之石斛同用，取各自之长而互补其短，常用于闭经的治疗。

（五）用药禁忌

柴嵩岩教授认为，女性生理功能是以阴血为基础，女性经、胎、产、乳的生理功能无不依赖于阴血来完成，只有阴血充足，脏腑才能各司其职，阴血生化有源，血海才能如期满盈，因此在遣方用药时，强调顾护阴血，顺应女性周期性生理变化。多囊卵巢综合征患者血海亏损，但应少用熟地黄、玉竹、山萸肉等养阴之品，以防过于滋腻，滋生内湿，加重患者痰湿内停的状态，白芍、山药、乌梅、莲须、阿胶等补益之品亦有收敛之性，不宜多用，以免收敛过度，实邪凝滞。

（六）饮食禁忌

柴嵩岩教授认为，多囊卵巢综合征除了药物治疗外，日常饮食调护也至关重要，忌食甜品、肥肉、羊肉、兔肉、驴肉、虾类、苦丁茶、酸味食品。

五、验案举隅

【病案一】

施某，女，17岁，未婚。

初诊日期：2012年7月7日。

主诉：月经错后4年。

现病史：患者月经初潮13岁，（7～10）天/（1～6）个月。2010年5月曾停经4个月，自服三七后月经来潮，2011年7月因停经6个月行人工周期治疗1次，停药后至2012年5月无月经来潮。PMP：2012年5月20日（自然）。LMP：2012年6月20日（自然）。刻下症：唇上可见细小胡须，色黑浓密，乳周有毳毛，纳眠可，二便调。舌暗，脉细滑。

个人史：自幼喜食冷饮。

辅助检查：2012 年 6 月 B 超：子宫 3.7cm×3.6cm×2.8cm，内膜 0.7cm，宫颈 2.3cm，LOV3.3cm×2.3cm×2.9cm，ROV3.5cm×3cm×2cm，提示双卵巢多囊样改变。2012 年 6 月性激素（月经第 2～4 天）：FSH：6.84mIU/mL，LH：13.4mIU/mL，T：0.5ng/mL，PRL：11.5ng/mL。

西医诊断：多囊卵巢综合征。

中医诊断：月经后期（肾虚痰瘀证）。

立法：补肾养血，通利活血。

方药：

北沙参 12g	丹参 10g	枳壳 10g	玉竹 10g
夏枯草 10g	茵陈 10g	车前子 10g	阿胶珠 12g
百合 10g	月季花 6g	杜仲 10g	香附 10g
郁金 6g			

20 剂，每日 1 剂，水煎服。

分析：患者年龄 17 岁，月经错后 4 年，唇上有黑色胡须，乳周有毳毛，提示患者存在高雄激素的临床表现，查 B 超有双侧卵巢的多卵泡改变，符合多囊卵巢综合征的表现。患者 17 岁，虽暂无生育要求，但 PCOS 的临床表现典型，宜及早干预，防病于未然，针对症状，调整内分泌状态，保护形体和皮肤，避免日后病情发展。患者平素喜食冷饮，暗耗阳气，肾为先天之本、脾为后天之本，二者互相资生、互相影响，亏耗日久则脾肾两虚。脾阳不足，运化失司，精微不布，可致卵泡发育停滞。肾主生殖，肾阳不固，失于温煦，推动乏力，可致卵泡瘀滞，不能排出，从而形成多囊卵巢，同时脾肾不足，运化失常，推动乏力，致使痰湿内生，郁阻于内，经络气血不畅，则经血不能以时下，故患者出现月经后期。舌暗、脉细滑亦为内有瘀滞、血海肾气亏损之征。遣方以补肾养血，通利活血。方中车前子甘寒滑利，入下焦肝肾，有通利化痰利水之功，杜仲补肝肾，强筋骨，补而不滞，《本草汇言》记载："凡下焦之虚，非杜仲不补；下焦之湿，非杜仲不利……"二药相合，共为君药；北沙参甘寒，入肺经，补肺启肾，百合、玉竹滋阴润肺，助北沙参补养肺气，加强肺之气化以助利水化湿；阿胶珠滋阴补血，丹参清热养血化瘀以解血海之瘀滞；气为血之帅，血为气之母，气行则血行，气滞则血瘀，患者素体脾肾不足，推动无力，日久而成瘀，欲活血化瘀需佐以行气，故加郁金、香附、月季花疏肝解郁，枳壳理气化痰，佐夏枯草清积滞而散结，茵陈清热利湿。同时嘱患者平素少食冷饮，以防肾阳进一步耗伤。

二诊：2012 年 7 月 28 日。

PMP：2012 年 6 月 20 日，LMP：2012 年 7 月 7 日，经行 10 天，量少，现 BBT 单相。喜食冷饮。舌苔黄干，质暗红，脉细滑。

方药：

北沙参 15g	玉竹 10g	合欢皮 10g	丹参 10g
女贞子 15g	益母草 10g	青蒿 6g	地骨皮 10g
泽兰 15g	石斛 10g	车前子 10g	牡丹皮 10g
旱莲草 15g	茜草 12g		

60 剂，每日 1 剂，水煎服。

分析：二诊查见患者舌质暗红，舌苔黄而干，提示患者气血运行不畅的同时还有内热，内热与素体瘀滞相合，扰动血海，迫血妄行，以致血海不固，胞宫失于固摄，经血提前而至，带经日久，且患者此时基础体温单相，提示未排卵，亦提示患者此时仍阴血不足。故组方仍以补肾养血活血为则，但较前方酌加清热凉血之品以祛其标，即柴嵩岩教授谓"解外衣"之法。

三诊：2012 年 9 月 22 日。

LMP：2012 年 7 月 7 日。现 BBT 单相，尚平稳。带下较多。舌淡红，脉细弦滑。

方药：

枸杞子 15g	车前子 10g	当归 10g	泽兰 10g

夏枯草 10g	桃仁 10g	月季花 6g	莱菔子 10g
益母草 10g	杜仲 10g	路路通 10g	阿胶珠 12g
玉竹 10g	菟丝子 15g	冬瓜皮 15g	茯苓 10g

60 剂，每日 1 剂，水煎服。

分析：三诊患者月经两个多月未行，BBT 单相，此时勿急于动血，治疗以健脾补肾养血为主。方中菟丝子补肾健脾、温阳化湿，补而不滞、温而不燥，配伍车前子健脾利湿通利，共为君药；同时枸杞子、阿胶珠、杜仲助菟丝子补肾养血，茯苓、冬瓜皮助车前子健脾利湿；当归养血活血，泽兰、桃仁、益母草活血通利化瘀；患者脉象在前细滑的基础上出现弦脉，"弦"为肝脉，肝失疏泄、气机阻滞则脉弦，故用夏枯草、月季花清热疏肝解郁，使气机条达，利于血脉恢复。佐玉竹滋阴润肺，养胃生津；莱菔子降气化痰，调理脾胃以助运化；路路通通经络，利水道。

四诊：2012 年 11 月 30 日。

停经 4 个多月，BBT 单相（图 1-1-1）。舌绛，脉细滑。

方药：

冬瓜皮 15g	泽兰 10g	茵陈 12g	月季花 6g
茜草 10g	石斛 10g	益母草 10g	女贞子 15g
瞿麦 6g	夏枯草 10g	桃仁 10g	槐花 6g
枳壳 10g	苏木 10g	川楝子 6g	川芎 5g

50 剂，每日 1 剂，水煎服。

分析：四诊时患者月经仍未来潮，BBT 单相，观其舌质绛，提示有阴虚血热之征，故在前方基础上，酌加清热滋阴之品，用石斛滋阴生津清热，茵陈清肝泄热利湿；同时考虑患者停经日久，血海日益瘀滞，予活血行气之品以行血调经，故加川芎活血祛瘀，行气调经，引药入血海，瞿麦清热利水，破血通经，苏木活血调经，槐花凉血泻火，佐枳壳、川楝子疏肝行气。嘱其饮食有节，忌食辛辣食品、羊肉，起居需规律。

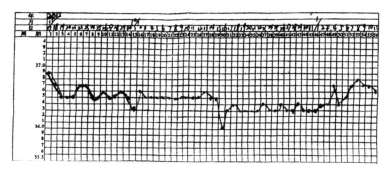

图 1-1-1 基础体温图 1

后患者规律服药，规律描画基础体温图（BBT），以健脾化痰，温肾活血为法随症加减。BBT 呈单相，月经 20 天至半年一行。

五诊： 2013 年 11 月 2 日。

LMP：2013 年 10 月 10 日，月经前 BBT 有不典型双相，经量中。2013 年 11 月 1 日起阴道少量出血，现 BBT 低温相（图 1-1-2）。舌绛红，脉细滑稍数。

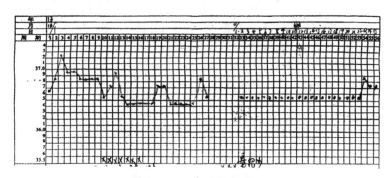

图 1-1-2 基础体温图 2

方药：

北沙参 15g	天冬 10g	熟地黄 10g	丹参 10g
地骨皮 10g	生甘草 6g	月季花 6g	柴胡 3g
玉竹 10g	砂仁 3g	大腹皮 10g	桃仁 10g

菟丝子20g　　　女贞子15g　　　冬瓜皮15g

60剂，每日1剂，水煎服。

分析：患者末次月经前BBT有不典型双相，提示其可能为有排卵型月经，说明患者血海渐复，肾气渐充，但脉象细滑稍数，舌质绛红，说明其仍有热盛阴伤之征，而此时患者BBT单相，可考虑用熟地黄补阴益精，养血补虚，与菟丝子、女贞子相伍，增补益肝肾之效，同时北沙参、天冬、玉竹滋阴润燥，地骨皮养阴清虚热，防补益之品滋腻太过，砂仁、冬瓜皮、大腹皮健脾化湿理气，柴胡清热疏肝，升举阳气。

此后患者坚持门诊治疗，月经周期维持在35天左右，BBT多为不典型双相（图1-1-3），恢复规律排卵。

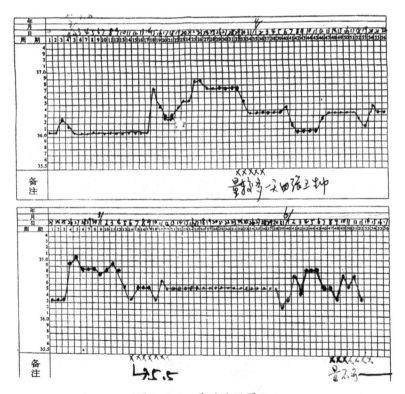

图1-1-3　基础体温图3

【病案二】

郑某，女，28 岁，已婚，籍贯安徽庐江。

初诊日期：2016 年 1 月 16 日。

主诉：月经错后半年，未避孕未孕 2 年。

现病史：患者月经初潮 15 岁，（7～8）天 /35 天，经量偏多，痛经（+），可以耐受。自诉 2014 年当地医院诊断为 PCOS，T 偏高（具体不详）。2015 年 7 月无明显诱因出现月经两个月一行。LMP：2016 年 1 月 6 日，经行 7 天，量少，仅见褐色分泌物。PMP：2015 年 11 月 1 日，经行 7 天。经前 BBT 双相。现 BBT 单相、低温相（图 1-2-1），未诉特殊不适，纳可，多梦，二便调。舌红苔白，脉弦滑。

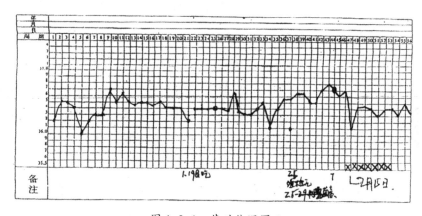

图 1-2-1　基础体温图 4

婚育史：结婚 2 年，孕 1 产 0，2014 年 2 月药流 + 清宫术（孕 10 周），流产后未避孕未怀孕。

辅 助 检 查：2015 年 11 月 21 日 B 超：子 宫 4.6cm×3.1cm×4.7cm（12.7cm），内膜 0.6cm，双卵巢均探及 12 个以上卵泡样回声，最大直径 0.6cm。

西医诊断：多囊卵巢综合征。

中医诊断：月经后期，断续（肝肾不足，瘀血阻滞证）。

立法：补肾疏肝，活血通利。

方药：

柴胡 5g	荷叶 10g	枳壳 10g	砂仁 3g
夏枯草 12g	茵陈 12g	扁豆 10g	大腹皮 10g
月季花 6g	女贞子 15g	瞿麦 6g	川芎 5g
菟丝子 15g			

30 剂，每日 1 剂，水煎服。

分析：患者近半年月经两个月一行，稀发排卵，自诉 T 偏高，查 B 超示双卵巢多卵泡改变，符合多囊卵巢综合征的诊断，属于中医月经后期范畴。虽患者自觉无明显诱因导致月经错后，但结合其病史，2014 年 2 月曾因胎停（孕 10 周）行药流 + 清宫术，同年于当地医院诊断为多囊卵巢综合征，此时患者尚未出现月经状况改变，然而药流 + 清宫术本身对女性身心损伤较重，肾精易受耗伤，精血匮乏，日久则血海乏源，经血无以按时下，故后来出现月经错后之表现。肾主生殖，肾精受损，肾阳亏虚，温煦不足，推动乏力，可致卵泡瘀滞，不能排出，从而形成多囊卵巢。同时患者现 BBT 单相偏低，亦为气血生化无源，肾虚气化不足，鼓动乏力见于外的表现，而其经前 BBT 可见双相，月经尚维持在两个月一行，又提示其血海受损相较其他 PCOS 患者症状尚轻。此外，患者肾虚日久，肝肾同源，考虑其肝气亦有不足，肝失条达，气机不畅，日久则疏泄不及而郁闭于内，阻于血海而为瘀，则见经血量少色暗；肝血无以上荣头窍，故见多梦；气机郁滞，经络不畅，则有脉弦之征。结合舌脉，四诊合参，此例患者病性虚实夹杂，以肾虚肝郁为主，瘀血阻滞。

遣方以补肾疏肝，活血通利为则。方中以菟丝子、女贞子为君，菟丝子性味甘平，入肝、肾、脾三经，既能助阳，又能益精，不燥不腻，为平补肝、肾、脾三经之良药；女贞子滋补肝肾，补而不燥；以柴胡疏肝解郁兼启动相火，枳壳、大腹皮疏肝理气，化浊行滞，月季花、夏枯草理气活血，荷叶、茵陈、瞿麦清热通利；佐以砂仁、扁豆健脾渗湿，温中助运；以川芎下行血海，引诸药以达病所。

二诊：2016 年 4 月 2 日。

LMP：2016 年 23 日 至 28 日。PMP：2016 年 2 月 15 日。 经 前 BBT 不典型双相（图 1-2-2）。舌红，苔黄，脉弦滑。

辅助检查：2016 年 3 月 31 日 B 超：子宫内膜 0.4cm，LOV3.9cm×2.0cm，ROV3.8cm×2.2cm， 各见大于 10 个小卵泡。2016 年 3 月 26 日性激素：FSH：6.73mIU/mL，LH：5.99mIU/mL，E$_2$：33.00pg/mL，T：1.67ng/mL，PRL：24.96ng/mL。

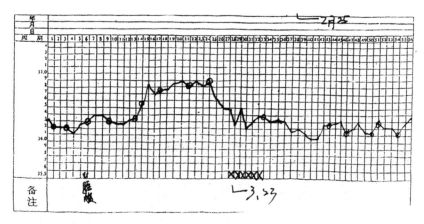

图 1-2-2 基础体温图 5

方药：

枸杞子 15g	砂仁 3g	柴胡 5g	当归 10g
陈皮 6g	月季花 6g	扁豆 10g	茯苓 15g
川续断 15g	青蒿 6g	女贞子 15g	三棱 10g
车前子 10g			

30 剂，每日 1 剂，水煎服。

分析：二诊时患者处于月经第 11 天，结合其近两年月经情况及 B 超结果、基础体温，考虑其处于卵泡期，可适时治以温肾健脾，活血通利之法，以助其卵泡发育及卵子排出。方中仍以女贞子滋补肝肾为君药，以川续断、枸杞子入肾经，助女贞子补肝肾、行血脉为臣药；当归补血活血，性动而走下，茯苓、陈皮健脾益气，砂仁、扁豆渗湿和中，车前子化痰通利；佐三棱活血化瘀，助当归之活血以鼓动血海，月季花、柴胡疏肝理气，调畅气机，因其舌红苔黄，少佐青蒿养阴清虚热。全方以补肾育泡为则，助其氤氲之势。

三诊：2016 年 5 月 14 日。

LMP：2016 年 3 月 23 日，现 BBT 上升 18 天（图 1-2-3）。舌苔黄薄，脉沉滑（左）。

辅助检查：2016 年 5 月 8 日激素：血 HCG：1003.45mIU/mL，P：16.3nmol/L。2016 年 5 月 12 日激素：血 HCG：6299.77mIU/mL，P：14.9nmol/L。2016 年 5 月 12 日 B 超：宫内 0.9cm×0.8cm 囊性回声。

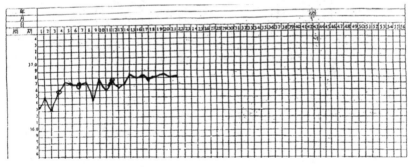

图 1-2-3　基础体温图 6

方药：

枸杞子 15g　　白术 10g　　苎麻根 10g　　荷叶 10g

菟丝子 15g　　　莲须 6g　　　　椿皮 6g　　　　竹茹 5g

佩兰 3g　　　　青蒿 6g

20 剂，每日 1 剂，水煎服。

分析：三诊时患者 BBT 已上升 18 天，血 HCG 提示妊娠，但患者既往有胎停育病史，仍不能掉以轻心，此时方药以补肾健脾，固冲安胎为主。方中菟丝子、枸杞子补益肝肾，白术健脾益气，苎麻根味甘性寒，无毒，有清热解毒、安胎之功效，少佐佩兰芳香化湿，助白术健脾和中之用。

【病案三】

闫某，女，29 岁，已婚，北京市平谷区。

初诊日期：2014 年 3 月 29 日。

主诉：月经不规律 15 年，未避孕未孕 2 年。

现病史：患者月经初潮 15 岁，月经（7～30）天/（1～3）个月，量色可。曾间断于外院服中药治疗，具体不详。LMP：2014 年 1 月 29 日，经行 7 天，量色同前，经前 BBT 不典型双相。近 1 个月患者阴道淋沥出血，色暗红，余无明显不适，纳眠可，二便调。现 BBT 单相偏低。舌暗红，脉细滑。

婚育史：孕 0，结婚两年，未避孕至今未孕。

个人史：平素情志不畅。

辅助检查：2014 年 3 月 22 日性激素：FSH：6.93mIU/mL，LH：23.60mIU/mL，E_2：95pg/mL，T：1.83ng/mL。

西医诊断：多囊卵巢综合征。

中医诊断：崩漏，无子（肾虚肝郁证）。

立法：滋肾养血，疏肝清热。

方药：

北沙参 15g	月季花 6g	女贞子 15g	莲子心 3g
黄芩 6g	莲须 5g	白芍 10g	旱莲草 15g
生地黄 10g	玉竹 10g	枳壳 10g	荷叶 10g
砂仁 3g	百合 12g	椿皮 5g	地骨皮 10g
夏枯草 12g			

70 剂，每日 1 剂，水煎服。

分析：患者时有经期延长，或阴道不规则出血，周期无规律，符合中医崩漏诊断。患者激素检查示 T 高于正常值，结合患者月经不规律，符合多囊卵巢综合征诊断。《黄帝内经》云女子"二七而天癸至，任脉通，太冲脉盛，月事以时下"，患者初潮 15 岁，且自初潮起月经即不规律，考虑其先天之本乏源，肾气不充，冲任不固，血海失约，故表现为行经时间长短不定，周期紊乱。其病程日久，情志不畅，肝气不舒，气机郁结，阻滞血行，肝郁日久化热，迫血妄行，溢于脉外，故可见淋沥出血近 1 个月不止。肝肾乙癸同源，精血互用，日久则肾之阴精亦渐亏，患者舌质暗红，亦提示阴虚内热。结合舌脉，四诊合参，辨证为肾虚肝郁，病位在肝肾，病性为虚实夹杂，本虚标实。

遣方以滋肾固冲止血为主，助以清热疏肝养血。方中女贞子性偏寒凉，能补肝肾之阴，而不至于滋腻太过，旱莲草既能补益肝肾之阴，又能凉血止血，与滋阴凉血之生地黄合用以止淋沥之血；北沙参、百合、玉竹养阴润肺，益胃生津，取其补肺启肾之意；枳壳疏肝解郁理气，月季花疏肝行气兼可凉血，地骨皮甘寒入血分，养阴清热，凉血止血；黄芩、夏枯草清热泻火；莲子心清上焦热，助凉血止血之力。

二诊：2014 年 5 月 3 日。

LMP：2014 年 4 月 23 日，量少，淋沥至今，经前 BBT 单相波动。舌暗红，苔白腻，脉细弦滑。

辅助检查：2014 年 5 月 1 日性激素：T：1.04ng/mL，FSH：6.43mIU/mL，LH：14.36mIU/mL，E_2：55.00pg/mL，PRL：20.96ng/mL。

方药：

冬瓜皮 15g	夏枯草 12g	砂仁 3g	大腹皮 15g
月季花 6g	荷叶 10g	生麦芽 12g	川芎 5g
枳壳 10g	桑枝 10g	葛根 3g	车前子 10g
桃仁 10g			

20 剂，每日 1 剂，水煎服。

分析：二诊时患者阴道淋沥出血 11 天，BBT 单相波动，提示此次为无排卵性出血，故治疗仍以"塞流"为主。古人云"暴崩多虚，久漏多瘀"，而患者舌苔白腻，提示内有湿浊无以化，湿性黏腻趋下，易袭阴位，与瘀互结，阻于冲任胞宫，气血不畅，故淋沥出血。治疗以祛湿为主，遣方在前方基础上去滋阴之女贞子、旱莲草、北沙参、玉竹等，以防寒凉之滋阴药物内生水湿，同时加冬瓜皮、大腹皮利水渗湿，荷叶化浊祛湿，车前子祛湿利尿走下，使湿浊之邪从小便而化，砂仁行气化湿，桑枝走四肢、葛根走督脉，二者通行一身之气，取气行则湿化之义；加桃仁、月季花增活血化瘀之力。

三诊：2014 年 5 月 31 日。

LMP：2014 年 5 月 29 日，经前 BBT 单相。舌红，脉细滑。

辅助检查：2014 年 5 月 29 日性激素：T：2.33ng/mL，E_2：43.00pg/mL，FSH：7.46mIU/mL，LH：12.15mIU/mL，PRL：23.46ng/mL。

方药：

生牡蛎 15g	桔梗 10g	白芍 10g	夏枯草 15g
旱莲草 15g	侧柏炭 15g	太子参 15g	椿皮 5g
枸杞子 15g	大蓟 15g	小蓟 15g	

10 剂，每日 1 剂，水煎服。

四诊：2014 年 6 月 7 日。

BBT 单相，血净 3 天。舌暗红，脉弦滑。

方药：

北沙参 15g	浙贝母 10g	茵陈 12g	泽兰 10g
冬瓜皮 15g	薏苡仁 15g	女贞子 15g	桃仁 10g
川芎 5g	月季花 6g	红花 5g	石斛 10g
大蓟 15g	小蓟 15g		

20 剂，每日 1 剂，水煎服。

分析：患者 2014 年 5 月 31 日就诊，此时月经来潮，但 BBT 为单相，此为无排卵性阴道出血。结合以往病史，恐其出血日久，故治疗以养阴清热，收敛止血为主，嘱患者月经第 3 天开始服药，以防收敛太过而留瘀为患。患者 2014 年 6 月 7 日就诊时，阴道出血已净。此时治疗应以治本为主，标本兼顾，益肾养血，清热活血祛湿。此时月经刚刚结束，血海空虚，以女贞子、石斛、北沙参、川芎滋阴养血，使血海渐复；同时经后期可稍加大活血祛湿的攻伐力度，此时不会影响患者的怀孕要求，亦无出血的风险。

五诊：2014 年 7 月 5 日。

BBT 典型上升 3 天，LMP：2014 年 5 月 29 日。舌绛红，脉细滑。

辅助检查：2014 年 7 月 3 日性激素：T：2.05ng/mL，FSH：2.37mIU/mL，LH：7.13mIU/mL，E_2：152.00pg/mL，PRL：28.94ng/mL。

方药：

阿胶珠 10g	车前子 10g	地骨皮 10g	白芍 10g
玉竹 10g	莲子心 3g	荷叶 10g	女贞子 15g
月季花 6g	黄芩 6g	当归 10g	益母草 10g
川芎 5g			

20 剂，每日 1 剂，水煎服。

分析：患者复查激素六项，T 较前下降，LH 较前降低，提示治疗有效，

但 FSH 值偏低，提示患者下丘脑 – 垂体 – 卵巢轴仍存在功能紊乱。此时
BBT 有典型上升，提示患者已排卵，结合脉见滑象，说明冲任血海渐复。
黄体期本应温阳以固护黄体功能，但患者有长期出血病史，恐补阳药过于
温热，而根据阴阳互生理论，故侧重补养阴血以固其本，方用阿胶珠、女
贞子滋阴养血，白芍养血敛阴；患者舌质绛红，提示体内仍有热象，易伤
阴血，故滋阴养血的同时，以地骨皮滋阴清虚热，玉竹滋阴益胃生津，加
莲子心清心除烦、黄芩清热燥湿，以防热迫血妄行；考虑患者未避孕，故
仅用少许益母草祛瘀生新，月季花清热疏肝，畅情志，川芎引药下行，且
可解补益药之滞。嘱患者先服 7 剂，月经第 5 天继服。

六诊：2014 年 7 月 19 日。

LMP：2014 年 5 月 29 日，现 BBT 上升 17 天。偶有腹痛，二便调。
舌淡，脉细滑。

辅助检查：2014 年 7 月 13 日激素：血 HCG：442mIU/mL。2014 年 7
月 15 日激素：血 HCG：1102.1mIU/mL，P：30.07ng/mL。

方药：

枸杞子 15g	女贞子 15g	白术 10g	菟丝子 15g
覆盆子 15g	椿皮 3g	荷叶 10g	旱莲草 15g
苎麻根 10g	百合 10g	侧柏炭 12g	

14 剂，每日 1 剂，水煎服。

分析：此时患者 BBT 上升 17 天，血 HCG 翻倍上升，提示患者妊娠，
治疗当以固冲安胎为则。遣方以覆盆子、菟丝子、女贞子、枸杞子行滋补肝
肾，固冲安胎之功；白术健脾渗湿；荷叶、椿皮燥湿清热；考虑患者既往崩
漏病史，予旱莲草、侧柏炭滋阴益肾，凉血止血，以防胎元不固再次出血。

七诊：2014 年 8 月 2 日。

早期妊娠。舌红，脉滑。

辅助检查：2014 年 7 月 22 日激素：HCG：11761.2mIU/mL，P：23.85ng/

mL。BBT 有下降趋势。

方药：

覆盆子 12g	侧柏炭 12g	山药 12g	黄芩 6g
苎麻根 10g	百合 12g	白术 12g	菟丝子 15g
枸杞子 15g	地骨皮 10g	青蒿 6g	旱莲草 12g

14 剂，每日 1 剂，水煎服。

八诊：2014 年 8 月 16 日。

早孕（疑似胚胎停育）。2014 年 8 月 11 日（孕 10 周）B 超：胎囊 2.7cm，未见胎芽。患者仍要求保胎，已于当地医院行保胎常规治疗，建议复查 B 超。舌苔白干，脉细滑。

方药：

覆盆子 15g	侧柏炭 15g	苎麻根 10g	黄芩 6g
玉竹 10g	大蓟 12g	小蓟 12g	旱莲草 12g
菟丝子 15g	百合 10g		

7 剂，每日 1 剂，水煎服。

九诊：2014 年 8 月 23 日。

LMP：2014 年 5 月 29 日，现 BBT 有下降趋势。舌淡暗，脉细滑。

辅助检查：2014 年 8 月 19 日 B 超：胎囊 3.3cm×2.7cm，未见胎心。

方药：

覆盆子 15g	白术 12g	大蓟 15g	小蓟 15g
侧柏炭 15g	山药 15g	茯苓 10g	苎麻根 10g
百合 10g	菟丝子 15g		

7 剂，每日 1 剂，水煎服。

分析：七至九诊时患者测 BBT 见下降趋势，两次查 B 超均未见胎芽胎心，提示胚胎发育不良。但患者数年不孕，生育要求迫切，坚决要求观察。建议患者及时复查，必要时堕胎益母。

十诊： 2014 年 10 月 4 日。

2014 年 8 月 29 日因胎停育行清宫术，术后复查无异常，尚无月经来潮。现 BBT 单相。舌淡嫩，脉弦滑。

方药：

枸杞子 15g	太子参 12g	白术 10g	当归 10g
月季花 6g	益母草 10g	覆盆子 15g	山药 15g
远志 5g	阿胶珠 12g	莲子心 3g	

20 剂，每日 1 剂，水煎服。

分析： 患者清宫术后 1 个多月，正气尚虚，排卵尚未恢复，故当前以产后恢复为要，治以补肾健脾，活血疏肝为主。方用阿胶珠、覆盆子、枸杞子补肾养阴，太子参、白术、山药健脾益气，当归、益母草养血活血，月季花疏肝解郁活血，少佐远志宁心安神、莲子心清心除烦。全方重在调理肝肾、补养阴血，为日后妊娠打下基础。

十一诊： 2014 年 10 月 28 日。

LMP：2014 年 10 月 17 日，月经前 BBT 不典型双相（图 1-3-1）。舌淡红，脉细滑。

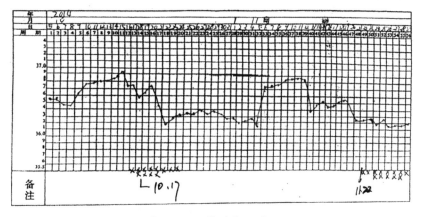

图 1-3-1　基础体温图 7

辅助检查：2014 年 10 月 18 日性激素：FSH：3.42mIU/mL，LH：2.53 mIU/mL，E_2：24pg/mL，T：1.48ng/mL，PRL：26.16ng/mL。

方药：

枸杞子 15g	阿胶珠 12g	太子参 12g	黄芩 10g
川续断 15g	川芎 5g	桂枝 3g	茵陈 12g
旱莲草 15g	车前子 10g	熟地黄 10g	巴戟天 5g

20 剂，每日 1 剂，水煎服。

十二诊：2014 年 11 月 29 日。

LMP：2014 年 11 月 22 日，经前 BBT 不典型双相。PMP：2014 年 10 月 17 日。舌嫩暗，脉细滑。

辅助检查：2014 年 11 月 28 日性激素：FSH：7.18mIU/mL，LH：9.76 mIU/mL，T：2.62ng/mL，AND：18.9nmol/L，E_2：259pmol/L。

方药：

枸杞子 10g	车前子 10g	川续断 15g	杜仲 15g
泽兰 10g	茵陈 12g	月季花 6g	桃仁 10g
当归 10g	丝瓜络 15g	白术 10g	寄生 15g

20 剂，每日 1 剂，水煎服。

十三诊：2015 年 1 月 3 日。

LMP：2014 年 12 月 14 日，现经行未净。PMP：2014 年 11 月 22 日。BBT 单相。舌淡红，脉细滑。

方药：

北沙参 15g	桔梗 10g	生牡蛎 15g	茯苓 10g
薏苡仁 15g	大腹皮 10g	荷叶 10g	茵陈 10g
覆盆子 15g	川续断 15g	杜仲 10g	陈皮 10g
大蓟 10g	小蓟 10g	仙鹤草 15g	

20 剂，每日 1 剂，水煎服。

十四诊：2015 年 3 月 7 日。

LMP：2015 年 2 月 3 日，经前 BBT 近典型双相（图 1-3-2），带经 2 天。PMP：2014 年 12 月 14 日。舌淡红，脉细滑。

辅助检查：2015 年 2 月 7 日性激素：FSH：6.19mIU/mL，LH：4.85 mIU/mL，E$_2$：166pmol/L，T：1.57ng/mL，AND：13.9nmol/L，PRL：15.3ng/mL。

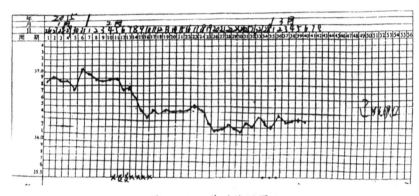

图 1-3-2　基础体温图 8

方药：

北沙参 15g	浙贝母 10g	冬瓜皮 10g	川芎 5g
瞿麦 6g	茵陈 12g	地骨皮 10g	蒲公英 10g
连翘 6g	川芎 5g	阿胶珠 12g	杏仁 6g
槐花 6g			

20 剂，每日 1 剂，水煎服。

十五诊：2015 年 3 月 28 日。

LMP：2015 年 2 月 3 日，经前 BBT 近典型双相，现 BBT 上升 15 天（图 1-3-3）。无腹痛及阴道出血。现地屈孕酮 10mg，Bid。舌苔黄薄，脉弦滑。

辅助检查：2015 年 3 月 27 日激素：HCG：211.58mIU/mL，E$_2$：1123pmol/L，

P：77.3ng/mL。

方药：

覆盆子 15g	侧柏炭 15g	白术 10g	青蒿 6g
黄芩 6g	旱莲草 15g	北沙参 15g	苎麻根 10g
莲须 5g	莲子心 3g	椿皮 5g	

14 剂，每日 1 剂，水煎服。

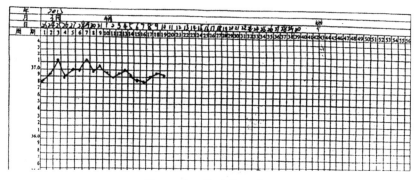

图 1-3-3　基础体温图 9

　　分析：十一至十四诊遣方以补肾健脾，养血通利为总则，随症加减，可见患者排卵渐复，阴血渐充。结合患者性激素检查及 BBT，T 较前再次下降，LH、FSH 恢复正常范围，PCOS 状态改善，具备受孕条件。十五诊时患者血 HCG 升高，提示再次妊娠，患者苔见黄薄，提示有热象，治疗以清热固冲安胎为主。覆盆子、旱莲草补肾固冲，白术健脾安胎，莲须、侧柏炭清热固冲止血，黄芩、青蒿、椿皮清热利湿，佐少量莲子心加强清热之功，治病与安胎并举。

十六诊：2015 年 4 月 11 日。

PCOS，妊娠，停经 68 天。

LMP：2015 年 2 月 3 日。现 BBT 单相高温。舌暗红，苔白干，脉细滑。

辅助检查：2015 年 4 月 8 日性激素：E_2：2214pmol/L，P：75.7ng/mL。

方药：

北沙参 15g	玉竹 10g	苎麻根 10g	椿皮 6g
荷叶 10g	百合 10g	菟丝子 15g	竹茹 6g
莲须 5g	覆盆子 15g	石斛 15g	

14 剂，每日 1 剂，水煎服。

分析：患者舌暗红，苔见白干，提示患者热象明显，灼伤阴液，加之孕后阴血下聚胞宫养胎，机体处于一种阴亏的状态，治疗以补肾固冲安胎为主，加北沙参、百合、玉竹、石斛滋阴清热。

十七诊：2015 年 4 月 25 日。

患者就诊时无明显不适，无阴道出血及腹痛，轻微恶心能忍。舌暗红，脉细滑。

辅助检查：2015 年 4 月 23 日 B 超：孕 11 周，可见胎芽胎心，P：84pmol/L。

方药：

柴胡 5g	白芍 10g	玉竹 10g	苎麻根 10g
椿皮 15g	菟丝子 15g	侧柏炭 15g	旱莲草 15g
莲须 5g	百合 12g		

14 剂，每日 1 剂，水煎服。

十八诊：2015 年 5 月 23 日。

LMP：2015 年 2 月 3 日。BBT 稳定。舌肥，脉细滑。

辅助检查：2015 年 5 月 20 日 B 超：孕 15 周，头臀长 51.2mm。

方药：

覆盆子 15g	地骨皮 10g	茯苓 10g	椿皮 15g
太子参 12g	芦根 12g	苎麻根 10g	侧柏炭 12g
菟丝子 15g	莲须 5g		

14 剂，每日 1 剂，水煎服。

此诊后患者转产科就诊。

十九诊：2016 年 6 月 4 日。

2015 年 10 月 22 日顺产 1 男婴，哺乳中，无月经来潮，自觉口干、多汗，乳汁不多，要求中药调理。

舌肥红，脉细滑。

方药：

芦根 12g	菊花 10g	木蝴蝶 3g	浙贝母 10g
生麦芽 12g	荷梗 10g	瓜蒌皮 10g	

20 剂，每日 1 剂，水煎服。

分析：十六诊后随症加减，患者胎元渐固，顺利生产。此例患者以崩漏为主要表现，治疗贯彻"塞流、澄源、复旧"之总则，塞流当分缓急、轻重，"暴崩多虚，久漏多瘀"；澄源当辨寒热虚实；复旧重在滋肾养肝健脾，调补冲任气血。至其妊娠，则以固冲安胎为总则，以补肾养血为主，常用覆盆子、菟丝子、女贞子之品；佐以健脾益气渗湿，常用白术、山药、茯苓；结合其崩漏病史及舌脉表现，可佐清热、凉血之品，常用侧柏炭、旱莲草滋阴益肾同时凉血止血，如热象明显，舌苔薄黄或舌质绛红，可酌加黄芩、椿皮清热燥湿，地骨皮、青蒿清热滋阴，莲子心清心除烦；如见舌苔白干等气阴虚表现可酌加太子参、百合、玉竹等益气养阴之品。

【参考文献】

[1]吴效科，常惠，张颖，等 . 多囊卵巢综合征流行病学调查进展 [J]. 科技导报，2010（21）：101-105.

[2]Li R, Zhang Q, Yang D, et al.Prevalence of polycystic ovary syndrome in women in China: a large community-based study [J]. Human Reproduction, 2013, 28（9）: 2562.

［3］Norman R J，Masters S，Hague W.Hyperinsulinemia is common in family members of women with polyeystie ovary syndrome［J］. Fertil Steril，1996，66（6）: 942-947.

［4］郁琦，金利娜.第二届全国多囊卵巢综合征及其相关疾病诊治新进展专题研讨会纪要［J］.中华妇产科杂志，2007，5（12）: 291-293.

［5］刘新敏，李光荣.从古代文献探讨多囊卵巢综合征的病因病机［J］.中国中医基础医学杂志，2009（4）: 249-254.

第二章

卵巢早衰

2

一、概述

卵巢早衰（pre-mature ovarian failure，POF）是指妇女在 40 岁以前因某种原因引起的以闭经、不孕、雌激素缺乏，以及促性腺激素水平升高为特征的一种疾病。近年来，随着社会经济、生活环境、工作节奏的改变，此病的发病率有逐年升高且向低龄化发展的趋势，发病率在 1% ～ 5%，累及约 200 万中国育龄期女性。目前普遍认为，其是以低性激素和高促性腺激素为主要特征的一种状态，是指卵巢细胞不能合成雌激素、孕激素等性激素，或者合成功能低下，以致下丘脑 - 垂体轴的负反馈作用降低，对促性腺激素的抑制作用减少，使促性腺激素水平持续升高，进而导致女性提早进入绝经状态。

二、卵巢早衰的诊断标准

参考《中华妇产科学（第 2 版）》及《妇产科学（第 8 版）》有关标准制定：①年龄＜ 40 岁。②月经稀发或闭经至少 4 个月。③ FSH ＞ 40mIU/L，E_2 <73.2pmol/L（两次检查间隔 1 个月以上）。④可伴有如骨质疏松、面部潮红、潮热多汗、性欲低下等程度不同的绝经症状。⑤原发性或继发性不孕。上述①②③必备，④⑤具备一项及以上即可诊断为卵巢早衰。

此外，一些辅助检查有助于卵巢早衰的诊断：①抗苗勒氏管激素（AMH）：抗苗勒氏管激素属于转化生长因子 β（TGF-β）超家族成员之一，主要由窦前卵泡和窦状卵泡的颗粒细胞分泌，其水平在月经周期内波动远小于其他激素，故现有指南多支持在月经周期任意时间检测 AMH。AMH 可通过抑制始基卵泡的初始募集及 FSH 依赖的窦状卵泡生长，进一步影响优势卵泡的选择。在卵巢功能减退的过程中，AMH 水平逐年下降，被认为是预测卵巢功能的最佳指标之一。②抑制素 B：也是 TGF-β 超家族成员之一，是一种糖蛋白激素，由颗粒细胞产生，从窦前卵泡期开始出现，并不断升高，在早中卵泡期达到高峰，其主要的生理作用是反馈性抑制 FSH 的分泌，同时 FSH 可以促进颗粒细胞 INHB 的分泌。此外，INHB 还可以通过旁分泌 / 自分泌的方式调节 E_2 的产生。③阴道 B 超检查：卵巢纤维化本应为绝经后妇女卵巢的特征，而卵巢早衰患者，B 超检查同样提示子宫和卵巢较正常明显缩小，子宫内膜变薄，双侧卵巢仅有极少或无卵泡，卵泡直径在 10mm 以下，直接呈纤维化改变，但亦有可探及正常卵泡存在的患者，这在染色体正常的患者中约为 1/3，不过阴道超声检查有一定的局限性。④卵巢活检：有些学者认为进行卵巢活检也可以作为诊断 POF 的一种辅助方法，可以帮助我们了解卵巢形态，以便分析始基卵泡和次级卵泡情况。但卵巢组织活检不仅创伤大，而且存在术后感染、粘连等问题，在临床工作中较难实施，且组织学结果不能绝对评判卵巢功能的丧失，因此在临床及科研应用均十分有限。⑤其他：对于有家族史的 POF 患者，必须检测染色体核型有无数量或结构的异常，以及相关的基因是否存在突变。对于可疑自身免疫性疾病患者，需检查其自身抗体、血沉、类风湿因子、免疫球蛋白等。有临床指征时，可行甲状腺功能（血甲状腺激素、促甲状腺素）、甲状旁腺功能（甲状旁腺素）、肾上腺功能（血及尿皮质醇、血电解质）、血糖指标的测定。

三、卵巢早衰的影响因素

1. 个体体质性因素

女性从胎儿到老年是渐进的生理过程。随着年龄增长，卵泡不断消耗，卵巢功能逐渐衰退，生殖器官萎缩、衰老，这是卵巢储备功能自然下降的过程，而此过程的进展速度与个体体质因素相关。

2. 遗传学因素

从遗传角度来说，X 染色体异常对 POF 发病影响显著。X 染色体相关基因突变、数目或结构异常均可导致 POF 的发生。

3. 免疫学因素

自身免疫功能失调可能造成卵巢损伤，POF 患者中部分均有自身免疫性疾病，如桥本甲状腺炎、类风湿关节炎、系统性红斑狼疮等，与 POF 关系密切。

4. 酶缺陷

17α - 羟化酶及 17，20 碳链裂解酶等甾体激素是合成性激素的关键酶。如果酶缺乏，会直接影响性激素水平，此时卵巢内虽存在外观正常的始基卵泡，但 E_2 合成障碍，患者会出现原发性闭经，加快卵泡闭锁，导致 POF。

5. 促性腺激素传导障碍

有些患者卵巢内有大量的卵泡存在，卵泡并未衰竭，但对内源性促性腺激素无反应或反应性降低，这种促性腺激素传导障碍亦可导致 POF 的发生。

6. 卵巢破坏性因素

卵巢破坏性因素包括手术、放疗和化疗等。手术破坏卵巢皮质结构，损伤卵巢血管，减少血液供应，导致 POF。放射线可引起卵泡结构消失、组织纤维化、血管硬化等，导致 POF。化疗药物的细胞毒性可抑制卵巢颗粒细胞的功能，而颗粒细胞起着支持、营养卵母细胞的功能，卵母细胞成熟的微环境发生紊乱，最终引起 POF。

7. 环境和生活方式

许多环境中的有毒物质，如垃圾燃烧产生的二噁英等有害气体，塑料制品释放的双酚 A 等类似生物体内激素性质的物质，重金属类污染物镉、砷、汞等均会危害女性的生殖功能，均可导致 POF。烟草烟雾中含有多环碳氢化合物，对生殖细胞有毒性。化妆品中的苯酮、防酸剂、羟苯等，以及各种色素、防腐剂等，这些类似生物体内激素性质的化学物质，可扰乱人体的内分泌系统，影响卵巢的储备功能。

8. 心理因素

生活节奏加快导致心理压力过大，负面情绪刺激可促进下丘脑及垂体分泌 B 型内啡肽（B-EP），推测 B-EP 的增加是应激性或一过性的，若刺激持续存在将可能导致位于 GnRH 神经元上 EP 受体耗竭，产生高促性腺激素状态。

四、西医对卵巢早衰的治疗进展

1. 激素替代疗法

对于没有生育要求的 POF 患者来说，治疗多以激素替代疗法（HRT）为主，通过对雌激素的补充，诱导人工出血，减轻低雌激素症候群的一系列症状，提高生活质量，保持第二性征，直至生理性绝经年龄。激素替代治疗分为雌孕激素序贯疗法和雌孕激素连续联合疗法。前者在使用雌激素的基础上，于周期后半期加用孕激素 10 ～ 14 天；后者雌激素、孕激素合并应用。但因长期使用激素可能增加激素依赖型肿瘤的发病风险，故为广大患者所顾虑。

2. 免疫疗法

调节免疫的方法主要针对于由自身免疫性疾病导致的 POF。糖皮质激素与雄激素有助于改善卵巢早衰小鼠模型的自身免疫病情，糖皮质激素可减少 T 淋巴细胞，尤其是 CD4$^+$T 淋巴细胞的数目，有助于抑制免疫球蛋白水平，降低 POF 患者相关抗体水平，雄激素则可通过调节下丘脑 – 垂体 – 性腺轴，抑制自身免疫系统作用的发挥，临床上可用糖皮质激素联合雄激素进行周期治疗。

3. 促排卵治疗

对于不孕的 POF 患者来说，单纯促排卵方法可能无效，可用 HRT 治疗一段时间，待 FSH 下降后，等待 1～2 个周期，看卵巢能否自然排卵。若停药 40 天月经仍未来潮，在排除妊娠后可行促排卵治疗，常用 HMG 或 FSH 药物，使募集的卵泡数增加，但弊端是内源性 LH 被抑制、卵泡过早黄素化及随时可能排卵，因此需要频繁监测 LH。

4. 卵巢移植

此方法尤适用于准备接受放化疗的患者，卵巢移植术根据供体与受体的关系分为自体移植、异体移植及异种移植。其中，自体移植是将术中因肿瘤等病变而行手术切除的卵巢组织冷冻保存，消融后植入体内，为人类生殖临床研究奠定基础。近年来，国内外卵巢移植仍以同种异体移植为主，异体移植研究较多的是人胚胎卵巢移植。异种移植存在超免疫排异反应显著，且受伦理与动物源性传染病影响，其仍处于试验阶段。

5. 脱氢表雄酮

脱氢表雄酮（DHEA）是由肾上腺、中枢神经系统、卵巢卵泡膜细胞共同分泌的一种具有雄激素活性的激素。研究表明，DHEA可通过抑制卵泡的闭锁，增加卵泡及获卵数，提高卵泡质量，并提高卵泡对促性腺激素的敏感性，从而提高妊娠率。

6. 其他治疗

赠卵方法适用于有妊娠要求的患者，赠卵移植妊娠并发症发生率较高，且存在受到法律及伦理学限制的问题，应用还相当有限；基因导入尚缺乏靶向性，通过病毒载体植入卵巢具有一定安全隐患，可能会引发免疫反应等；干细胞移植技术是近年来的研究热点，目前已有通过间充质干细胞移植技术使POF患者成功妊娠、分娩的报道，但该技术仍处于进一步研究阶段。

五、中医学对卵巢早衰的认识

古代文献中并未明确提出卵巢早衰的病名，《素问·阴阳应象大论》中记载："帝曰：调此二者，奈何？岐伯曰：能知七损八益，则二者可调，不知用此，则早衰之节也。年四十，而阴气自半也，起居衰矣。"书中首次提及"早衰"，且从发病特点可将其归于中医的血枯、不孕症、经水早断、闭经、血隔、经水不通等范畴。《素问·上古天真论》云："七七任脉虚，太冲脉衰少，天癸竭，地道不通，故形坏而无子也。"说明肾在女子生长发育及生殖功能方面起主导作用。肾主生殖，为先天之本，肾中精气的盛衰主宰着生殖功能的成熟和衰退，月经停闭与来潮，孕或不孕。清代《傅青主女科·调经篇》中"年未老经水断"所概括的发病特点，就是类似对卵巢早衰闭经现象的描述。历代医家对于卵巢早衰亦有不同的认识，总结不外乎以下几点：

1. 经水早断，总分虚实

《金匮要略·妇人杂病脉证并治》中提到："妇人之病，因虚、积冷、结气，为诸经水断绝，至有历年。"从中可见，经水断绝无非虚实两端。《太平圣惠方》则提出："夫妇人月水久不通者，由脏腑虚损，气血劳伤，风冷客于胞内，伤于冲任之脉，并手少阴太阳之经故也。"明代《普济方·妇人诸疾门》指出，月经不行有两种：一为血虚而致经水枯竭，无以滋养，服以养气益血诸药；一为实盛月经瘀闭，利之则行矣。因此我们在以虚实分闭经时，还要详辨其病因病机，根据临床实际随证诊治。

清代《傅青主女科》云："然则经水早断，似乎肾水衰涸，吾以为心、肝、脾气之郁者，盖以肾水之生，原不由于心肝脾，而肾水之化，实有关于心肝脾……倘心肝脾有一经之郁，则其气不能入于肾中，肾之气即郁而不宣矣……治法必须散心、肝、脾之郁，而大补其肾水，仍大补其心肝脾之气，则精溢而经水自通矣，方用益经汤。"明确提出了心、肝、脾与经水之间的关系，亦表明本病为虚实夹杂之证，为临床诊治提供了进一步的方案。

2. 女子以肝为先天

妇人经、带、胎、产等特殊的生理活动与众多脏腑尤其是肝密切相关。女子以肝为先天，体阴而用阳，主藏血，舒畅全身气机。血是月经及胎孕的基础，其来源于中焦，而藏之于肝，肝主疏泄，喜条达而恶抑郁，不仅调节血的贮量，且调节血的运行，使血注下焦以养肾化精，资天癸，填冲任，则卵巢功能健旺，月事孕育正常。《万氏女科》云："忧愁思虑，恼怒怨恨，气郁血滞，而经不行。"《竹林女科证治》曰："妇女情欲不遂，沉思极郁，心脾气结，致伤冲任之源，而肾气日消，轻则或早或迟，重则渐成枯闭。"《格致余论·阳有余阴不足论》提出："主闭藏者肾也，司疏泄者肝也。"因此，肝的疏泄、藏血功能的异常及情志的异常均可影响胞宫，最终引起排卵失常、闭经，甚至卵巢早衰。

3. 心脾虚是重要因素

《素问·评热病论》云："胞脉者，属心而络于胞中。月事不来者，胞脉闭也。"心主血脉，推动血液在经脉中的运行，若心气不足，则血脉运行失司，气虚血瘀，经水不调。心火亢盛，心肾不交，则肾水更亏虚，经水乏源。《女科精要》载："妇人经水与乳，俱由脾胃所生。"脾居中焦，后天之本，气血生化之源，脾主运化水谷精微化生气血、运化水湿。若脾胃损伤，饮食减少，气血生化乏源。脾虚聚湿生痰，阻滞气血运行。脏腑之间相互因果，心脾两虚，导致冲任二脉失养，可出现月经逾期、闭经，甚至不孕。《医学正传》曰："经闭不通之证，先因心事不足，由是心血亏耗，故乏血以归肝，而出纳之用已竭。"由此可见，卵巢早衰与心脾相关，而尤与心关系密切。

六、柴嵩岩治疗卵巢早衰经验总结

1. 柴嵩岩对卵巢早衰病因的认识

（1）阴血耗伤

《景岳全书·妇人规》曰："经本阴血，何脏无之。"所谓"阴血"，既是脏腑功能的基础，又是脏腑运化之水谷精微的产物。女人以阴血为本，经、带、胎、产、乳无不与阴血密切相关。经血为血所化，带下的产生、胎儿的孕育、乳汁的化生，每一个生理过程均以血为用，尚需耗血，只有阴血充足，脏腑才能各司其职，才能保证阴血的生化有源及血海如期满盈，月事故能以时而下。

《格致余论》曾曰："阳常有余，阴常不足。"柴嵩岩教授从此深受启发，认为女性阴血经常处于亏耗不足的状态。女性因经、带、胎、产、乳的特殊生理现象，已是对阴血的一种消耗，而现代社会中妇女之阴血耗伤，具有一定的社会特色。首先，现在社会频繁的性生活、多次的人工流产或药物流产，致使阴血耗伤；其次，生活环境及快速的生活节奏等，使她们承受着家庭和工作的双重压力，无形中加重了阴血的消耗；最后，随着社会的发展，饮食习惯发生了一些改变，盲目进补，过食辛辣厚腻，或过分节食减肥，致脾胃化源不足，均可致阴血生化乏源，进而血海不充。另外，现代社会女子频发便秘。《素问·阴阳别论》云："二阳之病发心脾，有不得隐曲，女子不月。"柴嵩岩教授从中深受启发，认为"二阳"（足阳明胃、手阳明大肠）功能正常与否，影响女性月经生理及生殖功能，明确了阳明病变与月经病理变化的关系，胃与大肠传导失司，阳明浊热积聚，致热入血分，阴血耗伤，引发疾病，诱发卵巢早衰。

（2）七情因素与卵巢早衰

七情因素是导致卵巢早衰的一个重要因素，即喜、怒、悲、思、忧、恐、惊。《妇科切要》云："女子无子，皆由经水不调，经水所以不调，皆内有七情内伤，外有六淫之感。"《景岳全书·妇人规》引寇宗奭言："若室女童男，积想在心，思虑过度，多致劳损。男子则神色消散，女子则月水先闭。盖忧愁思虑则伤心，而血逆气竭，神色先散，月水先闭。"柴嵩岩教授认为，现今女性的情志变化与古人有所不同，具有一定的社会因素。古代女子深居简出，与外界缺乏交流，易心生抑郁。现代女性在社会分工中所占比例增大，承受压力增加，有高强度、快节奏的生活方式，甚至经常熬夜，劳逸失常，从而劳伤心脾，影响营血化生，再加上来自家庭、情感等各方面因素的影响，更容易让女性感到焦虑不安，长此以往，肝气郁结，郁久化火，暗耗气血，不能下养胞宫络脉，心脾劳伤，阴血无源，从而导致天癸失充，冲任失养，血海空虚，卵巢功能过早竭，出现月经稀发、闭经，甚至不孕等症状。《傅青主女科》所云"其郁而不成能胎者，以肝木不舒，必下克脾土而致塞，脾土之气塞，则腰脐之气必不利，腰脐之气不利，必不能通任脉而达带脉，则带脉之气亦塞矣。带脉之气既塞，则胞脉之门必闭，精即到门，亦不得其门而入矣，其奈何哉"就是在强调情志因素。

（3）六淫致病与卵巢早衰

古人对"六淫"致病已有认识，如《陈素庵妇科补解·调经门·妇人诸疾由经水不调论》云："更有始因六淫盛袭，兼受七情郁结，内外交伤，饮食日减，肌肉渐消，面黄发落，甚且潮热骨蒸，月水经年累月不至，名曰血枯。"柴嵩岩教授认为，六淫时毒，虽然不是卵巢早衰的直接因素，却也可以推动本病的发生发展。六淫即"风、寒、暑、湿、燥、火"六种不同的气候变化。六种气候本身对于人体没有伤害，只有气候异常变化时，若正好赶上人体正气虚，无法抵抗外邪侵袭，方可致病。对于女性来说，经期抵抗力下降，六淫之邪侵袭机体，机体无法抵御，损伤冲任，循胞脉下袭胞宫，干扰胞宫经血的盈溢，经水当至不至或时至时断，月水不下。张仲景在《伤寒论》中言："妇人中风七八日，续得寒热，发作有时，经水适断者，此为热入血室，其血必结。"《诸病源候论》亦曰："妇人月水不通者，由劳损血气，致令体虚受风冷，风冷邪气客于胞内，伤损冲任之脉，并手太阳少阴之经，致胞络内绝，血气不通故也。"

2. 柴嵩岩对卵巢早衰导致不孕症病机的认识

（1）卵巢早衰以肾阴不足为主

柴嵩岩教授1962年即从事卵巢早衰的临床研究，认为其病机以"肾阴不足、血海空虚、任脉闭阻"为根本，其中以"肾阴不足"为核心环节。女性具有生殖功能的标志——月经，其产生的前提就是"肾气盛""天癸至"。《黄帝内经素问注证发微》云："天癸者，阴精也，盖肾属水，癸亦属水，由先生之气蓄积而生，故谓阴精为天癸也。"肾为冲任之本，胞络维系于斯，天癸的产生、成熟终是肾气旺盛之结果。月经周而复始是胞宫的阴血不断由满盈而致溢泄的过程。肾之阴精不足，天癸乏源，任脉不通，冲脉血海难以盈满，胞宫失于濡养则经水渐断。《圣济总录》云："妇人所以无子，由冲任不足，肾气虚寒故也。"若肾虚，则冲任不足、血海亏虚、胞宫失养，则发为不孕。肾阴精亏虚，阴阳平衡失调，五行生克失衡，又可累及其他脏腑，尤以心、肝、脾为主。乙癸同源，肾阴不足，精亏不能化血，肝失濡养，水不涵木，则致肝肾阴虚，阴不涵阳，肝阳上亢，则见肝肾阴虚，肝阳上亢的证候；风木横逆，木郁克脾土，损伤脾胃而中焦升降失衡；肾阴亏虚，肾水不能上济心，心火独亢，出现心火亢盛的证候。柴嵩岩教授以"肾阴不足、血海空虚"为核心，很好地诠释了卵巢早衰复杂的证候，是她学术上"重肾"观与"阴血"观思想的典型体现。

（2）常见脉络瘀滞

卵巢早衰的主要临床表现为闭经。"闭"即不通，因此对大部分卵巢早衰患者而言，脉络瘀滞是很常见的一种状态，对本病的发生、发展起着关键作用。瘀血阻滞，冲任脉受阻，血海无以满盈而致卵巢早衰。在治疗此部分卵巢早衰患者时，补肾同时，需辅以活血化瘀之法，以期促进衰退的卵巢及胞宫脉络通畅，冲任气血通畅，原有的病理状态也可得以改善。

3. 卵巢早衰的辨证分型

由于各医家对卵巢早衰病因病机存在不同观点，卵巢早衰中医辨证分型也不尽相同。柴嵩岩教授的学生滕秀香将其分为以下证型。

（1）肝肾阴虚证

肾藏精，肝藏血，肝肾同源，若肾虚或久病伤肾，或情志内伤，灼伤真阴，导致精亏血少，冲任失调，血海不能按时充盈，致闭经或不孕。

（2）肾虚肝郁证

肾藏精，主生殖，肾阴亏损则精亏血少，冲任血虚，血海不能按时充盈；肝藏血，主疏泄，性喜条达，情志不畅，肝气郁结；肾虚肝郁，则冲任失调，血海不能满溢，而致闭经或不孕。

（3）心肾不交证

心主血脉，"胞脉者属心而络于胞中"，与肾、胞宫相通。心气下通，心血旺盛，血液方能滋养胞宫与冲任。心阴暗耗，则心火偏旺，或肾阴虚不能上济于心火，心肾不交，精血虚，冲任不足，以致闭经或不孕。

（4）脾肾阳虚证

肾主一身之阴阳，肾阳虚，命门火衰，不能鼓动气血生化，肾阳虚无以温煦脾土，脾阳不振，无以生精补益肾气，以致血海亏虚，冲任失调，血海不能按时充盈，致闭经或不孕。

（5）肾虚血瘀证

肾主一身之气，素禀肾虚，或久病伤肾，或外寒凝滞于肾，肾气无力推动气血运行，则导致气血瘀阻，冲任亏虚、不畅，瘀血阻滞胞宫，血海不能满盈，则月水不下，导致闭经或不孕。

4. 柴嵩岩诊治卵巢早衰经验

（1）辨证注重审证求因

柴嵩岩教授临证时非常注意询问患者的发病诱因，审证求因。本病的主要症状为闭经，而后不孕，但此前患者多有正常月经，除少数先天禀赋不足所致外，大多有明显的诱因，诸如工作压力大、情志不适、节食减肥、流产、房劳等，也有医源性因素而致卵巢早衰者，如盆腔手术、患肿瘤后的放化疗治疗、类风湿关节炎用雷公藤治疗后等。工作压力大、事繁伤神，以致情志不畅、肝失疏泄、气机郁结、郁久化火、暗耗气血；气血不能荣肾填精，冲任乏健、血海空虚、胞宫失养，渐致该病。当下流行的一个词就是"郁"。《傅青主女科》就"年未老经水断"云："有年未至七七而经水先断者，人以为血枯经闭也，谁知是心肝脾之气郁乎。"这里强调的也是一个"郁"字。《济阴纲目》也提到："盖忧愁思虑则伤心，而血逆竭，神色先散，月水先闭。"现在流行减肥风潮，以瘦为美，或嗜食辛辣，岂知脾胃损伤，不能受纳水谷精微，后天失养，气血无以化生而竭。又如，初次性交年龄提前，随意施行人工流产等手术耗阴耗血，或术后调养不足而致血海中无有余之血灌注，而月经停闭。《万氏妇人科》云："妇人女子，经闭不行，其候有三：乃脾胃损伤，饮食减少，气耗血枯而不行者……一则忧愁思虑，恼怒怨恨，气郁血滞，而经不行者……一则躯肢迫塞，痰涎壅滞，而经不行者。"《妇人大全良方》曰："妇人月水不通，或因醉饱入房，或因劳役过度，或因吐血失血，伤损肝脾。"由此可见，心、肝、脾之耗伤，又可为肾虚血亏之诱因，互相关联，互为因果，致使病情发生发展。柴嵩岩教授通过审证求因，及时制止诱因或针对诱因进行治疗，能有效缩短治疗周期，提高治疗效果。

（2）注重舌脉及基础体温（BBT）在临证中的作用

舌象是柴嵩岩教授临床上辨证论治的重要依据。柴嵩岩教授当年跟诊蒲辅周时，蒲老认为在某种意义上说舌象重于脉象，因脉象可能会受情绪、环境、年龄等影响。另外，舌象与阴血关系密切。柴嵩岩教授临床辨识舌象，以观察舌质、舌色、舌形、舌苔为主，以舌质、舌形、舌色判断脏腑虚实寒热和气血津液盛衰，以舌苔判断胃气的虚实。在诊脉方面，柴嵩岩教授认为，女子脉象一般带有一定的滑利之象，从脉象之有力无力，可判断血海之充盈程度。从基础体温的变化，可以了解卵巢功能。BBT 的变化与月经周期密切相关，而月经周期是否正常，决定于气血是否充盛，冲任、胞宫的功能是否正常，即"有诸内者必形诸外"，BBT 实质上是体内气血阴阳变化表现于外的一种反应。临床上结合 BBT，通过辨证施治配合经验用药，并结合月经的不同周期，可以治疗各种妇科疾病，如促排卵、改善黄体功能、助子宫内膜剥脱等，疗效评估也可以通过 BBT 来判定。

（3）用药经验

卵巢早衰病因病机复杂，或肾阴不足、肾阳亏虚致胞宫失养，或天癸耗竭、阴阳失调，或冲任不通使然，或心、肝、脾等脏腑功能失调，或六淫盛袭、七情郁结而发。但在柴嵩岩教授看来，无论病机如何，都与肾有着密切的关系，治疗上着重补肾，滋补阴血，如补肾喜用女贞子、旱莲草、菟丝子、杜仲、川续断等较平和、无温燥助热之弊，且有走动之性的药物，少用或不用覆盆子、枸杞子等滋腻之品，亦不用淫羊藿、仙茅、巴戟天等虽补肾但温燥之品。对阴血受损的程度，柴嵩岩教授常根据脉象来判断：脉见沉细无滑象，为血海严重受损，常用的滋阴养血药为阿胶珠、制首乌、当归、熟地黄、女贞子、旱莲草、石斛等，若脉象由沉细渐见滑象，为血海渐复，可加用桃仁、益母草、丹参、苏木、茜草等，加大活血力度，以期因势利导。卵巢早衰多以闭经为主要症状，在治疗此类疾病时，柴嵩岩教授常用"水库论""拧毛巾"来比喻，绝不因经闭不行而用三棱、莪术等活血、破血之品，因其病程长，多阴血亏损，血海空虚，久服三棱、莪术等可致阴血进一步重伤。《医贯·阴阳论》有"阴阳又各互为其根，阳根于阴，阴根于阳；无阳则阴无以生，无阴则阳无以化"之说，临证时多配伍一二味药性微温或平和的补益脾肾阳气的药物，如山药、杜仲、寄生等，以阳中求阴；但补而不敢过于辛温，以免更灼阴液而致水枯。

根据五行学说，创立补肺之气阴，以启动肾水之法，此也是柴嵩岩教授治疗卵巢早衰的一大特点，即所谓的"补肺启肾"。《灵枢·营卫生会》云："……化为精微，上注于肺，肺乃化而为血，以奉生身。"可见血之生化与肺气调节息息相关，肺之功能一旦失调，妇女经、带、胎、产诸病应运而生。柴嵩岩教授在妇科临床中总结经验，认为脏腑功能的改善可调整气化，肺与女性生理密切相关，从中医理论讲，肺主一身之气，人体的一切生理活动都需要气来推动和调摄。她认为肺的宣降功能正常，就能宣升肺气、凝降精微、通调水道、补养肾气，擅长应用北沙参、百合、浙贝母、桔梗、桑白皮等，以宣发上焦之气。如北沙参，味甘微苦，性微寒，补肺胃之气，同时亦可清热，金水相生，故可"清金以滋水"。卵巢早衰是一个需长期治疗的疾病，血海恢复也需要较长的过程，嘱患者切不可急功近利。

脉络瘀滞是卵巢早衰持续存在的病理状态，瘀血阻滞，冲任脉受阻，血海无以满盈而致闭经。故治疗卵巢早衰，应在补肾的同时，予以活血化瘀，来改变脉络瘀滞静止的状态，促进卵巢功能恢复及胞宫脉络通畅，冲任气血通畅，方可改变局部之营养，改变原有的脉络瘀滞的病理状态。对于活血药的选择，柴嵩岩教授强调应建立在补肾养血基础上，补而化瘀，如此才有意义。肾气不足、血海空虚，天癸枯竭，无血以下，如果一味地活血化瘀，只能"竭泽而渔"，得不偿失；同时，即便活血，亦不可选用三棱、莪术等破血之品，因其破泄之力较强，过用或久服，可导致阴血耗伤，加重冲任血海之不足。

（4）卵巢早衰日常调护

对卵巢早衰，在药物治疗的同时，柴嵩岩教授尤重饮食的调护，忌食辛辣腥膻之品，以避免阴血的耗伤。研究表明：经常食用水果蔬菜及豆制品有助于防治卵巢早衰。因为豆制品富含的大豆异黄酮及新鲜水果蔬菜富含的木质素有保护卵巢功能的作用。另外，有研究发现，哺乳动物卵母细胞对于氧化应激是敏感的。高水平的氧化应激损害卵母细胞。高浓度的活性氧导致线粒体 DNA 的改变，损害氧化磷酸化进而发生线粒体功能障碍，导致卵母细胞的能量不足。水果、蔬菜等植物性食品，含有丰富的天然抗氧化剂和类黄酮。类黄酮可抑制氧化及 DNA 损伤，通过减少自由基的形成，清除自由基，提高抗氧化能力，进而保护卵巢功能。因此，在平时生活中，提倡多吃新鲜水果蔬菜等抗氧化食品，少吃腌制食品。

七、验案举隅

【病案一】

金某，女，30 岁，已婚。

初诊日期：2012 年 9 月 22 日。

主诉：月经错后 5 年，闭经 4 个月，未避孕未孕 1 年。

现病史：月经初潮 11 岁，5 天 /（25 ～ 28）天，量中。2002 年因左侧卵巢囊肿切除左侧卵巢。2007 年 2 月患肺结核，经抗结核治疗两个月后出现月经延后，5 天 /40 天，量较前减少 1/3，4 个月前出现闭经，外院诊断为 POF，具体不详。PMP：2012 年 5 月（自然），LMP：2012 年 9 月 21 日（芬吗通）。现潮热盗汗，心悸，大便可，小便黄。舌肥暗，苔白，脉细滑。

婚育史：已婚，孕 0 产 0。

辅助检查：2012 年 8 月性激素：FSH：140mIU/mL，LH：52.79mIU/mL，PRL：7.98ng/mL，E_2：13.62pg/mL，P：0.18ng/mL，T：0.5ng/mL。2012 年 8 月 B 超：子宫 3.3cm×3.0cm×2.4cm，内膜 4.6mm，ROV1.5cm×1.2cm。

西医诊断：卵巢早衰。

中医诊断：闭经，无子（毒袭脾肾，血海不足证）。

立法：补肾健脾，清热除湿，益养阴血。

方药：

| 野菊花 10g | 北沙参 10g | 砂仁 6g | 荷叶 10g |
| 黄芩 6g | 芦根 12g | 大腹皮 10g | 槐花 5g |

| 益母草 10g | 川续断 12g | 菟丝子 10g | 枳壳 10g |
| 百合 12g | 夏枯草 10g | 金银花 10g | |

40 剂，每日 1 剂，水煎服。

分析：患者 20 岁切除左侧卵巢，卵巢储备功能随之下降，又在 25 岁时抗结核治疗，结核病本身及大量抗结核药物均被视为毒邪内侵，邪毒侵袭冲任，无力补益血海，血海无以充盈，无血以下，故见经期延后，甚至闭经。肾阴不足，日久易生内热，故见潮热；"阴虚则阳必凑之，阳蒸阴分，津液越出"，故见盗汗；肾阴不足，不能上制心火，故见心悸。舌肥，苔白，提示尚有脾虚运化不利，水湿内停之证；脉细滑，提示血海虽受损伤，但尚未枯竭。总体来说，此病辨证属毒邪侵袭，脾肾损伤，血海不足。

首诊方中以菟丝子辛以燥湿，甘以补虚，为平补阴阳之品，补肾益精；川续断温肾助阳，有助于血海之恢复；北沙参、百合、荷叶养肺阴滋肾水，补肺启肾，肺气旺则肾得肺生而精充。野菊花、金银花清血分毒热，黄芩、荷叶除湿清热。舌暗，提示有瘀象，益母草性偏凉，血热有瘀者用之甚佳。枳壳归脾经，理气宽中。卵巢早衰患者闭经日久，胞脉气血阻滞，用夏枯草以清热疏肝散结。芦根不腻不燥，清热而不伤胃，清胃热，尚可安神除烦。全方共奏补肾健脾、清热除湿、益养阴血之功。

二诊：2012 年 11 月 24 日。

LMP：2012 年 10 月 23 日，经前 BBT 单相（图 2-1-1）。现 BBT 不典型上升 4 天。舌淡，脉细滑。

方药：

枸杞子 15g	车前子 10g	石斛 10g	熟地黄 10g
益母草 10g	茵陈 10g	川芎 5g	丹参 10g
合欢皮 10g	菟丝子 15g	乌药 10g	茜草 12g
青蒿 10g	阿胶珠 12g	玉竹 10g	

60 剂，每日 1 剂，水煎服。

分析：二诊时，患者月经来潮，提示肾精血海亏虚有所改善。基础体温已上升 4 天，提示阴盛阳生，已排卵。此时应以温肾固冲为治疗大法。熟地黄、阿胶珠养阴血，菟丝子、枸杞子、乌药补肾益精，石斛、玉竹滋阴清热，益胃生津，茵陈、青蒿清热，丹参、益母草活血调经，合欢皮入心、肝血分，既能解郁安神，又能活血调经，《本草汇言》称川芎"下调经水，中开郁结，血中气药"，用其引诸药入血海。嘱患者先服 1 周，月经第 5 天继服。

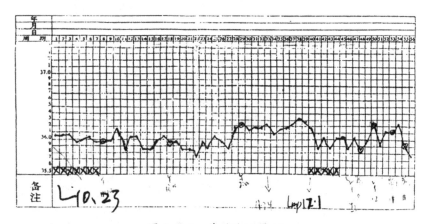

图 2-1-1 基础体温图 10

三诊：2013 年 5 月 11 日。

代诉：LMP：2013 年 4 月 11 日，现 BBT 上升后稳定（图 2-1-2）。

辅助检查：2013 年 5 月 3 日激素：血 HCG：71.29mIU/L，孕酮 28.1 nmol/L。2013 年 5 月 6 日激素：血 HCG：381.1mIU/L，孕酮 33.27nmol/L。2013 年 5 月 10 日激素：血 HCG：3419mIU/L。

方药：

覆盆子 15g	苎麻根 6g	北沙参 15g	百合 12g
茵陈 15g	菟丝子 15g	桃仁 15g	茯苓 15g

金银花 12g   山药 15g   莲须 5g   竹茹 10g

14 剂，每日 1 剂，水煎服。

分析：三诊时，患者基础体温上升后稳定，血 HCG 提示妊娠。患者既往有左卵巢切除病史，卵巢功能下降，因是代诉，无法从舌脉辨证，只能保以补肾安胎之法。覆盆子补肾，北沙参、百合补肺阴滋肾水，茯苓、山药健脾，佐以苎麻根、莲须清热固冲，益肾安胎。

此患者病程较短，二诊月经来潮，三诊妊娠，说明在临床上一定要注重辨证论治，这样才能对症下药。该患者既往有卵巢切除病史，又有过抗结核治疗病史，毒邪侵袭，主方以补肾健脾，清热除湿，益养阴血为主，再根据患者的实际情况加减用药，最终妊娠。

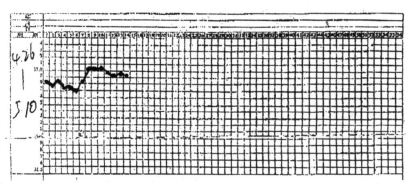

图 2-1-2　基础体温图 11

【病案二】

王某，女，31 岁，已婚。

初诊日期： 2013 年 9 月 14 日。

主诉： 月经稀发 9 年，闭经两年，未避孕未孕 4 年。

现病史： 月经初潮 13 岁，既往月经规律，2004 年产后上环后出现月经稀发，2009 年取环后曾有 2 次自然流产，之后月经逐渐错后，先偶有月经来潮，后渐至闭经，LMP：2011 年 8 月 20 日，现闭经 2 年。潮热，有带下，性生活可维持，纳可，大便时溏。舌淡胖，略暗，有齿痕，脉细滑。

婚育史：结婚 10 年，孕 3 产 1，两次自然流产，2009 年取环后至今未避孕未孕。

辅助检查：2013 年 7 月性激素：FSH：42mIU/mL，LH：39.43mIU/mL，E_2：76.38pg/mL。B 超：子宫 6.3cm×4.5cm×3.8cm，内膜 0.5cm。

西医诊断：卵巢早衰。

中医诊断：闭经，断续（脾肾不足，湿浊内停证）。

立法：补肾健脾，养血除湿。

方药：

阿胶珠 12g	太子参 12g	当归 16g	川芎 5g
玉竹 10g	枸杞子 15g	女贞子 15g	桃仁 10g
川续断 15g	蛇床子 3g	菟丝子 20g	白术 10g
龙眼肉 12g	茯苓 10g	郁金 6g	杜仲 10g

70 剂，每日 1 剂，水煎服。

分析：患者闭经两年，中医诊断为闭经，西医诊断为卵巢早衰。患者既往月经规律，2004 年生育后气血耗伤，此时应及时调养生息，使血海充盈，气血通畅。但 2004 年生产后患者又经历两次自然流产，再次损伤冲任，气血进一步耗损，肾气损伤，血亏经闭。脾为气血生化之源，患者舌见齿痕，便溏均为脾虚之象，平素脾虚，气血化源不足，血海亏虚，致使闭经，同时脾虚则运化失司，水湿内停，阻滞胞宫脉络，亦可致经闭。舌质淡是体虚、气血不足为本，舌体胖大为体内有湿的表现。气虚推动无力，日久必生瘀血，故见舌质暗。结合脉细滑，为脾肾不足，湿浊内停之象，治以补肾健脾，养血除湿为主，兼顾化瘀活血，推动血脉运行。

患者素体脾肾不足，故首诊方以太子参、菟丝子为君，太子参甘、微苦，微温，为清补之品，益气同时兼可养阴，补而无过于温燥之性，菟丝子入肝、脾、肾经，助阳而能益精，平补肝肾止泻，不温不燥。以阿胶珠、当归滋阴养血，龙眼肉健脾养血，川续断、杜仲、蛇床子温肾助阳，共为臣药；茯苓、白术健脾利湿，茯苓亦可宁心；郁金活血，解郁，川芎为使，引诸滋阴养血药入血海，以期改善卵巢血运及局部营养状态。全方以补肾健脾之"补"法为主，以期冲脉血海充盈，经血得以恢复。

二诊：2013 年 12 月 28 日。

LMP：2013 年 10 月 29 日，经前基础体温不典型双相，现基础体温单相（图 2-2-1）。舌肥淡，脉细滑。

辅助检查：2013 年 11 月 28 日性激素：FSH：38.94mIU/mL，LH：34.87mIU/mL，E_2：177.93pg/mL，T：1.99pmol/L。2013 年 11 月 28 日 B 超：子宫 5.0cm×4.7cm×4.2cm，内膜 0.6cm，双附件无异常。

方药：

太子参 12g	熟地黄 10g	川续断 15g	龙眼肉 12g
月季花 6g	旱莲草 12g	制首乌 10g	黄精 10g
茯苓 10g	白术 10g	杜仲 10g	川芎 5g
菟丝子 15g	益智仁 10g	茵陈 10g	郁金 6g
丹参 10g	当归 10g		

40 剂，每日 1 剂，水煎服。

分析：二诊时，患者月经来潮，经前基础体温不典型双相，提示有排卵。说明血海有一定的充盈，但患者的激素水平并无变化，且 B 超提示子宫内膜偏薄。继以补肾健脾养血之法，加大力度，熟地黄滋阴养血，《本草从新》谓其"滋肾水，封藏骨髓，利血脉，补益真阴"，配伍首乌补肝肾益精血，仅以一味丹参活血调经。

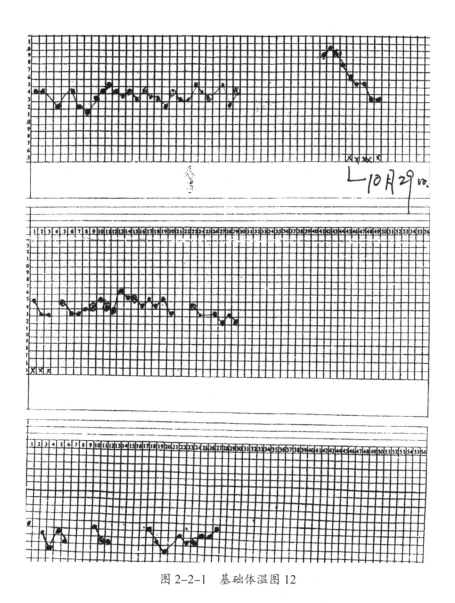

图 2-2-1　基础体温图 12

三诊：2014 年 3 月 29 日。

LMP：2014 年 3 月 10 日，PMP：2014 年 1 月 25 日，经前基础体温单相（图 2-2-2）。舌暗，脉细滑。

辅助检查：2014 年 3 月 12 日性激素：FSH：49.59mIU/mL，LH：29.28

mIU/mL，E$_2$：33.51pg/mL。2014 年 3 月 11 日 B 超：子宫 4.2cm×3.9cm×3.5cm，内膜 0.4cm，双附件无异常。

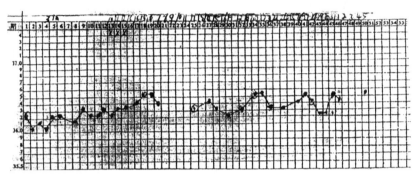

图 2-2-2　基础体温图 13

方药：

枸杞子 15g	川续断 15g	川芎 5g	月季花 6g
女贞子 12g	合欢皮 10g	绿萼梅 6g	丹参 10g
茜草 12g	茵陈 12g	荷叶 10g	百合 12g
桃仁 10g	车前子 10g	丝瓜络 15g	苏木 10g
杜仲 10g	生甘草 3g		

40 剂，每日 1 剂，水煎服。

分析：三诊时，患者经前基础体温单相，提示无排卵。激素水平 LH 虽有所下降，但 FSH 不降反升，且患者的舌象由淡转暗，考虑熟地黄、杜仲、龙眼肉等滋腻，湿浊内生，阻滞胞脉。三诊调整用药，以枸杞子、女贞子补益肝肾，川续断、杜仲温肾助阳，以促卵子排出，茵陈、荷叶、车前子、丝瓜络利湿化浊，茜草、桃仁、丹参活血化瘀，月季花、合欢皮、绿萼梅、苏木疏肝解郁行气，生甘草调和诸药。

四诊：2014 年 6 月 14 日。

LMP：2014 年 6 月 3 日，PMP：2014 年 3 月 10 日，经前基础体温单

相（图 2-2-3）。舌肥淡暗，脉细滑无力。

辅助检查：2014 年 6 月 5 日性激素：FSH：30.98mIU/mL，LH：14.27 mIU/mL，E_2：24.25pg/mL，T：1.06pmol/L。

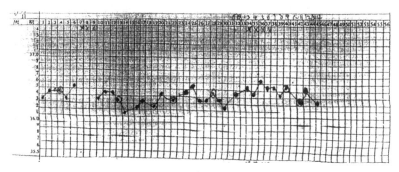

图 2-2-3　基础体温图 14

方药：

制首乌 10g	当归 10g	川芎 5g	夏枯草 10g
荷叶 10g	生麦芽 10g	茯苓 10g	月季花 6g
桃仁 10g	杜仲 10g	龙眼肉 12g	阿胶珠 12g
香附 10g	郁金 6g		

40 剂，每日 1 剂，水煎服。

五诊：2014 年 10 月 11 日。

LMP：2014 年 9 月 29 日，量少，3 天即净。BBT 单相（图 2-2-4）。舌淡，脉细滑。

方药：

首乌藤 15g	丝瓜络 15g	郁金 6g	当归 10g
白术 12g	女贞子 15g	龙眼肉 12g	牡丹皮 15g
莲子心 3g	泽兰 10g	桃仁 10g	菟丝子 15g
川芎 5g	绿萼梅 6g		

40 剂，每日 1 剂，水煎服。

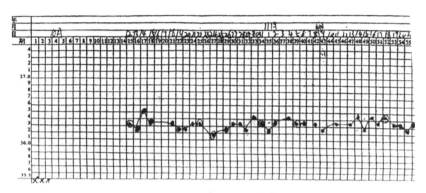

图 2-2-4 基础体温图 15

六诊：2014 年 12 月 13 日。

LMP：2014 年 12 月 12 日，量中，经前基础体温近典型双相（图 2-2-5）。舌淡，脉细滑。

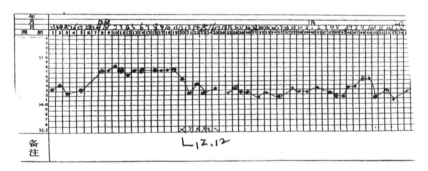

图 2-2-5 基础体温图 16

方药：

太子参 12g	枸杞子 15g	桃仁 10g	泽兰 10g
桂枝 2g	熟地黄 10g	白术 10g	当归 10g
椿皮 6g	杏仁 5g	茵陈 12g	茯苓 10g
菟丝子 15g			

70 剂，每日 1 剂，水煎服。

分析：四诊时，患者的激素水平较前改善，FSH下降，说明阶段治疗有效，但基础体温单相，脉细滑无力，继续补肾健脾，活血调经，填充血海，促进卵泡发育。

五诊时，患者月经来潮，但月经量少，结合舌淡，脉细滑，提示血海满后而溢，溢后再次不足，仍属于肾气亏损，以补肾健脾为治法，兼以疏肝解郁、活血化瘀。

六诊时，患者经前基础体温近典型双相，提示排卵。加熟地黄滋阴养血，菟丝子、枸杞子补益肝肾，茵陈、椿皮、白术、茯苓利湿化浊，以防过于滋腻化生内湿，桃仁、泽兰活血调经，鼓动血海运行，桂枝温通经脉，因势利导，使卵子成熟后顺利排出。

七诊：2015年4月4日。

LMP：2015年4月8日，乳胀痛，经前基础体温单相（图2-2-6）。舌暗，苔白厚，脉细滑。

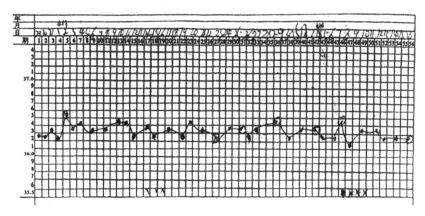

图2-2-6 基础体温图17

方药：

| 枸杞子15g | 川芎5g | 桂枝10g | 夏枯草12g |
| 砂仁12g | 大腹皮15g | 冬瓜皮15g | 白术10g |

荷叶 10g   当归 15g   茜草 12g   泽兰 10g

丹参 12g

70 剂，每日 1 剂，水煎服。

八诊：2015 年 6 月 20 日。

LMP：2015 年 5 月 30 日，经前 BBT 单相低温（图 2-2-7）。PMP：
2015 年 4 月 8 日。舌苔白，脉细滑。

方药：

阿胶珠 12g   浙贝母 10g   益母草 10g   女贞子 15g

百合 10g   白术 10g   月季花 6g   大腹皮 10g

桃仁 10g   车前子 10g   菟丝子 15g

40 剂，每日 1 剂，水煎服。

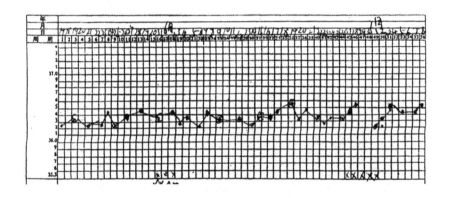

图 2-2-7　基础体温图 18

九诊：2015 年 8 月 29 日。

LMP：2015 年 8 月 9 日，经前 BBT 不典型双相（图 2-2-8）。舌淡，
脉细滑。

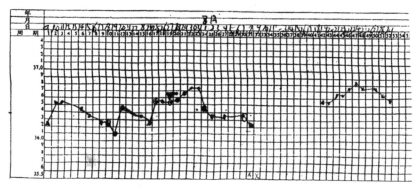

图 2-2-8　基础体温图 19

方药：

阿胶珠 12g	当归 10g	川芎 5g	泽兰 10g
龙眼肉 12g	月季花 6g	郁金 6g	白术 10g
百合 10g	丝瓜络 10g	桔梗 10g	槐花 5g
杜仲 10g			

20 剂，每日 1 剂，水煎服。

分析：患者分别于 2015 年 4 月 8 日、2015 年 5 月 30 日、2015 年 8 月 9 日月经来潮，七、八、九诊继续以健脾补肾，活血利湿通利之法。

十诊：2015 年 11 月 7 日。

LMP：2015 年 11 月 6 日，PMP：2015 年 8 月 29 日，经前 BBT 双相，现 BBT 高温相（图 2-2-9）。舌淡，脉细滑。复查血 HCG，排除妊娠后服下方。

辅助检查：2015 年 8 月 31 日性激素：FSH：16.59mIU/mL，LH：4.05 mIU/mL，E_2：7.9pg/mL，T：0.33ng/mL。2015 年 11 月 5 日 B 超：子宫 5.5cm× 5.5cm×4.5cm，内膜 1.0cm。

方药：

当归 10g	川芎 5g	阿胶珠 12g	白术 10g

太子参 12g	绿萼梅 6g	青蒿 6g	莲子心 3g
月季花 6g	丝瓜络 15g	生甘草 5g	浙贝母 10g
茜草 12g	杜仲 10g	茵陈 12g	龙眼肉 12g

70 剂，每日 1 剂，水煎服。

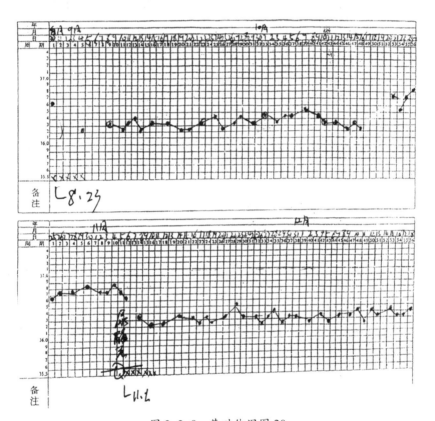

图 2-2-9　基础体温图 20

十一诊： 2016 年 4 月 2 日。

LMP：2016 年 3 月 17 日，经前 BBT 近典型双相（图 2-2-10）。PMP：2016 年 2 月 3 日，经量中。舌淡，脉细滑。

辅助检查：2016 年 3 月 18 日性激素：FSH：6.09mIU/mL，LH：4.86 mIU/mL，E_2：222.34pg/mL，PRL：9.17mIU/L，T：0.31ng/mL。

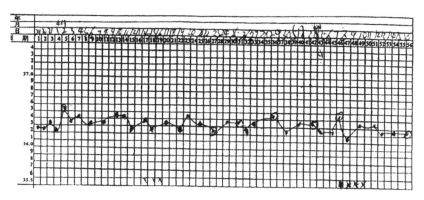

图 2-2-10 基础体温图 21

方药：

枸杞子 15g	太子参 15g	车前子 12g	龙眼肉 15g
桃仁 10g	川芎 5g	荷叶 10g	茜草 12g
当归 10g	丝瓜络 15g	蛇床子 3g	熟地黄 10g

70 剂，每日 1 剂，水煎服。

十二诊：2016 年 6 月 4 日。

LMP：2016 年 4 月 7 日，经前 BBT 近典型双相，现 BBT 单相低温（图 2-2-11）。舌淡红，脉细滑。

方药：

北沙参 15g	太子参 12g	当归 10g	枳壳 20g
荷叶 10g	茵陈 10g	丹参 10g	茜草 12g
百合 10g	玉竹 10g	桃仁 10g	益智仁 10g
月季花 6g			

20 剂，每日 1 剂，水煎服。

分析：十诊时，患者基础体温处于高温相，虽阴道出血 2 天似月经，但首先应排除妊娠可能。另外，患者激素水平明显下降，提示患者卵巢功能逐渐恢复。方中杜仲温肾助阳，太子参、白术健脾益气，龙眼肉补益心脾，养血安神，当归补血活血，川芎、月季花、丝瓜络、茜草活血祛瘀通络，茵陈清热利湿，绿萼梅疏肝理气，生甘草调和诸药。

经治疗后，患者的激素水平恢复至正常。经前基础体温双相，排卵恢复，半年后成功妊娠。

部分女性流产后，会出现月经不调甚则闭经的情况，性激素检查提示促性腺激素水平上升，这是卵巢储备功能降低甚至卵巢早衰病理变化之征象。此患者经历过两次自然流产，子宫内膜受损，无法对卵巢激素产生正常的反应，该患者闭经两年，内膜仅0.5cm，治疗此类疾病，切不可急于求成，要做好打持久战的准备。治疗时要根据实际情况辨证分析，根据病情演变，准确调整立法方药，才能对症治之。

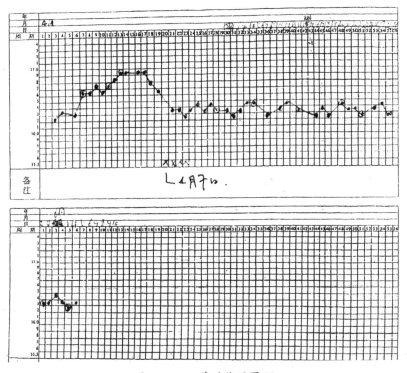

图 2-2-11　基础体温图 22

本案初辨脾肾不足，湿浊内停，治以补肾健脾，利湿化浊之法。经治疗后，患者月经来潮，且经前基础体温不典型双相，提示有排卵，但二、三、四诊基础体温单相，说明血海仍不充盈，同时考虑患者 2004 年起就出现月经稀发现象，病程较长，肝气难免郁结，以滋补肝肾，疏肝解郁为治法，虽无湿象，但长期使用滋补之品，难免滋生内湿，因此治疗上必须兼以利湿化浊。九至十二诊时，患者基础体温已稳定不典型双相，排卵恢复，激素水平也恢复正常，随访诉自然妊娠、分娩，疾病治愈。

【病案三】

文某，女，27 岁，已婚。

初诊日期： 2015 年 7 月 25 日。

主诉： 闭经 4 年。

现病史： 月经初潮 14 岁，既往月经（6 ～ 7）天 /（28 ～ 30）天，量中，2011 年 6 月熬夜后闭经，2013 年 2 月行经 1 次，量少。LMP：2015 年 1 月 13 日，PMP：2014 年 10 月 19 日。结婚半年，计划妊娠。现纳可，眠浅，二便调，腰酸。舌暗红，苔白干，脉细滑。

辅助检查： 2015 年 1 月性激素：FSH：87.80mIU/mL，LH：36.90mIU/mL，E_2：15.29pg/mL。

西医诊断： 卵巢早衰。

中医诊断： 闭经（阴亏血瘀证）。

立法： 养阴清热，活血化瘀。

方药：

北沙参 15g	石斛 10g	莲子心 3g	丹参 10g
茜草 12g	生麦芽 12g	玫瑰花 6g	玉竹 10g
天冬 10g	熟地黄 10g	枳壳 10g	川续断 15g
泽兰 10g			

70 剂，每日 1 剂，水煎服。

分析：本案患者闭经 4 年，辨证属中医闭经，根据患者的激素水平及临床表现，西医诊断为卵巢早衰。

患者既往月经规律，说明既往肾阴和血海充实而有继，问诊得知，患者熬夜后出现闭经，熬夜在一定程度上损耗人体大量的气、血、津、液，耗气伤阴，气血乏源，血海不足，阴虚火旺，燥灼营阴，更致血海亏损，经血无以下而闭经；患者闭经 4 年余，长期肝气不舒，导致血瘀，同时木克脾土，阳明脉始衰，进而肾气衰弱，卵巢储备功能随之降低，加速闭经。肾阴不足，心肾不交，故见眠浅；腰为肾之府，肾气衰弱，故见腰酸；舌暗红，苔白干，脉细滑，为阴亏血瘀之象。脉显滑象，提示肾气虽衰，但血海尚未枯竭，且患者正值"四七"之年，筋骨坚，发长极，身体盛壮，此时抓住时机及时治疗，尚可恢复卵巢功能，预后尚好。

此医案辨证属于阴亏血瘀，故治以养阴清热，活血化瘀。首诊方以熟地黄、川续断为君，甘温质润，补阴益精，补血调经，强腰膝。熟地黄味甘，入肝经血分，长于补血调经，《珍珠囊》谓其"大补血虚不足，通血脉，益气力"，且其质软润，以滋补阴精。臣以北沙参、石斛、玉竹、天冬，《得配本草》曰北沙参"补阴以制阳，清金以滋水"，石斛、玉竹、天冬养胃肾之阴；生麦芽、玫瑰花疏肝解郁；丹参性微寒，活血之时凉血以清血，配合茜草、泽兰活血化瘀，以改善衰退的卵巢及胞宫脉络瘀滞；少量莲子心清心降火；枳壳行气，可解滋补药之滋腻，亦可引诸药入血海。

全方以"补"法为重，重在养阴血，兼行"化""疏""清"法，活血化瘀、疏肝解郁、清血热，共助药效。

二诊：2015 年 10 月 10 日。

LMP：2015 年 1 月 13 日。带下少，BBT 单相。舌暗红，脉细滑。

辅助检查：2015 年 10 月性激素：FSH：29.26mIU/mL，LH：49.76mIU/mL，E_2：105.44pg/mL。

方药：

当归 10g	太子参 12g	地骨皮 10g	玉竹 10g
女贞子 15g	牡丹皮 10g	熟地黄 10g	生麦芽 10g
生甘草 5g	金银花 10g	槐花 5g	菟丝子 15g
茜草 12g	白芍 10g	香附 10g	

20 剂，每日 1 剂，水煎服。

分析：二诊时患者激素水平显著改善，有带下，说明血海有一定的恢复，但月经未来潮，舌脉无变化，说明血海仍处于亏损状态。在首诊基础上加大补阴养血力度，当归、白芍补血调经；菟丝子温补肝肾；太子参健脾益气，补而无过于温燥之性；地骨皮清虚热，配以金银花清热化浊。

三诊：2015 年 12 月 12 日。

LMP：2015 年 1 月 13 日。时有带下。舌红苔干，脉细滑。

方药：

芦根 12g	莲子心 3g	地骨皮 10g	佩兰 3g
陈皮 6g	砂仁 5g	月季花 6g	川续断 15g
桑寄生 15g	葛根 3g	桑枝 10g	生甘草 5g
菟丝子 15g			

20 剂，每日 1 剂，水煎服。

分析：三诊时，患者月经尚未来潮，时有带下，BBT 单相波动，仍提示血海空虚，无排卵。从舌脉辨证，舌由二诊暗红转为三诊红，提示血瘀症状改善，苔干提示仍有阴津亏损。继续以菟丝子、桑寄生补益肝肾，川续断温肾助阳，以助排卵；长期应用滋补药，可能导致湿浊内生，以佩兰、砂仁、桑枝利湿化浊行气，以防滋阴养血之品滋腻生湿；陈皮健脾理气；芦根、葛根清热生津。

四诊：2016 年 3 月 5 日。

LMP：2016 年 2 月 22 日，量中，带下量中，偶有腹胀。BBT 单相（图

2-3-1）。舌红，苔白干，脉细滑。

辅助检查：2016 年 2 月 24 日性激素：FSH：45.54mIU/mL，LH：21.70mIU/mL，E₂：45.32pg/mL。

方药：

柴胡 5g	生麦芽 12g	茵陈 12g	丹参 12g
丝瓜络 15g	杜仲 10g	砂仁 3g	大腹皮 10g
佩兰 3g	陈皮 6g	茯苓 10g	夏枯草 12g
川芎 5g	桃仁 10g	瞿麦 6g	

70 剂，每日 1 剂，水煎服。

分析：长期以滋阴养血为法，容易湿浊内生，四诊时患者舌苔白，说明湿浊凝聚，可以上方化湿消浊之方继续治疗。茵陈、大腹皮、佩兰、陈皮、砂仁理气化浊，夏枯草配伍柴胡解肝郁，丹参、桃仁、丝瓜络活血化瘀通经，生麦芽健脾消食，杜仲补益肝肾。全方以理气化浊为主，兼顾清肝热、活血化瘀、温补肝肾之效。

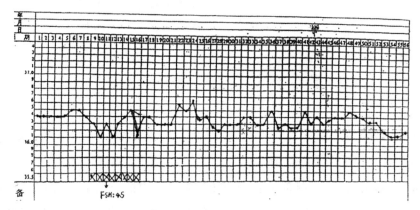

图 2-3-1　基础体温图 23

五诊：2016 年 5 月 14 日。

LMP：2016 年 4 月 22 日，带经 7 天，量少。PMP：2016 年 3 月 15 日，

带经 7 天，量少。基础体温单相。舌苔黄，脉细滑。

辅助检查：2016 年 5 月 7 日 B 超：子宫内膜 8mm。

方药：

北沙参 15g	侧柏炭 10g	玉竹 10g	白芍 10g
益母草 10g	柴胡 3g	青蒿 6g	枳壳 10g
生麦芽 12g	荷叶 10g	金银花 10g	菟丝子 15g

20 剂，每日 1 剂，水煎服。

六诊：2016 年 8 月 20 日。

LMP：2016 年 8 月 14 日，经前基础体温单相，低温（图 2-3-2）。经后带下量多。舌苔白，脉细滑。

辅助检查：2016 年 8 月 16 日性激素：FSH：11.77mIU/mL，LH：13.64 mIU/mL，E_2：144.47pg/mL，T：0.3ng/mL，PRL：21.83ng/mL。

方药：

柴胡 3g	郁金 6g	川续断 15g	桑枝 10g
葛根 3g	川芎 5g	茵陈 10g	荷叶 10g
茯苓 10g	冬瓜皮 10g	杜仲 10g	月季花 6g
茜草炭 10g	枳壳 6g	生甘草 5g	

20 剂，每日 1 剂，水煎服。

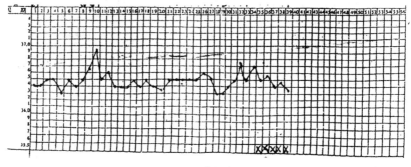

图 2-3-2 基础体温图 24

七诊：2016 年 11 月 5 日。

LMP：2016 年 11 月 4 日，月经少量，BBT 单相。PMP：2016 年 9 月 29 日，带经 5 天，BBT 单相（图 2-3-3）。舌苔白干，脉细滑。

方药：

旋覆花 10g	桔梗 10g	浙贝母 10g	茵陈 10g
川芎 5g	扁豆 10g	枳壳 10g	炒槐花 5g
益母草 10g	郁金 6g	菟丝子 15g	

20 剂，每日 1 剂，水煎服，月经第 5 天开始服药。

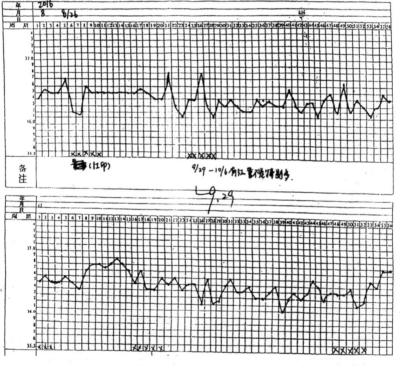

图 2-3-3　基础体温图 25

八诊：2017 年 1 月 7 日。

LMP：2016 年 11 月 29 日，带经 5 天，经前 BBT 不典型双相（图

2–3–4）。PMP：2016 年 11 月 4 日，带经 7 天。舌暗，脉细滑。

方药：

当归 10g	川续断 15g	桑枝 10g	丝瓜络 10g
茯苓 10g	郁金 6g	夏枯草 10g	浙贝母 10g
茜草 12g	月季花 6g	枸杞子 15g	杜仲 10g

砂仁 5g

20 剂，每日 1 剂，水煎服。

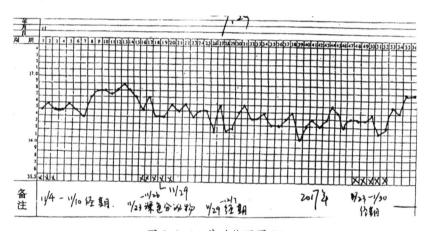

图 2–3–4　基础体温图 26

九诊：2017 年 3 月 11 日。

PMP：2017 年 2 月 15 日，经前基础体温典型双相。LMP：2017 年 3 月 4 日，BBT 单相。舌暗，苔白，脉沉细滑无力。

辅助检查：2017 年 1 月 26 日性激素：FSH：10.09mIU/mL，LH：11.04 mIU/mL，E_2：109pg/mL，T：0.145ng/mL。

方药：

柴胡 3g	陈皮 10g	白术 10g	郁金 6g
当归 12g	茵陈 10g	丹参 10g	川芎 5g
莱菔子 10g	枳壳 10g	生麦芽 12g	杜仲 12g

70 剂，每日 1 剂，水煎服。

分析：五诊时患者舌苔由白转黄，说明湿浊入里化热。不再沿用上方化湿祛浊之法，以清热为主要治疗方法。侧柏炭、青蒿、金银花清血海伏热。同时患者子宫内膜偏薄，提示天癸枯竭，血海不足，继续以菟丝子补肾益精，北沙参滋阴生津，白芍养血柔肝，益母草活血调经，枳壳宽中行气。

六诊时患者的激素水平明显下降，并于 2016 年 8 月 14 日月经来潮，说明阶段治疗有效，但月经来潮距上次已有约 4 个月，病实属顽固也，且基础体温单相，提示仍无排卵。六诊以补益肝肾、疏肝解郁、活血化瘀、健脾化湿行气为法。

七诊时患者已分别于 2016 年 9 月 29 日、2016 年 11 月 4 日月经来潮，但月经周期不稳，月经期胞宫泻而不藏，气血变化急骤，不宜用药，嘱患者月经第 5 天服药，此时血海空虚，阴长阳消，宜滋补肝肾，养血调经。菟丝子既能助阳，又可益髓，不燥不腻。《本草正义》认为："菟丝为养阴通络上品。"其味微辛，则阴中有阳，守而能走，与其他滋阴诸药之偏于腻滞者绝异。养血的同时还要鼓动气血运行，以助阴转阳，旋覆花独降，引药下行，浙贝母、桔梗入肺经，调理气机，气行则血畅，以助周身气血运行。

八诊时，患者经前基础体温不典型双相，提示排卵功能恢复。现舌暗，提示阴血不足兼有血瘀，加当归以补血活血。

经治 1 年半，患者基础体温近典型双相，激素水平基本恢复正常。1 年后随访，患者育有 1 子。

基于对月经生理的认识，柴嵩岩教授提出，卵巢早衰的病机观点：肾虚是病理根源，脉络瘀滞是持续存在的病理状态。临证以肝肾阴虚、脾肾阳虚为主要证型，兼夹肝郁、湿浊、血热证。在卵巢早衰的治疗上，柴嵩岩教授提出，以恢复冲脉血海为主，以鼓动肾气为扳机，以调整脏腑功能为月经恢复之条件，以期达到恢复排卵性月经的疗效。《景岳全书·妇人规》曰："女人以血为主，血旺则经调而子嗣，身体之盛衰，无不肇端于此。"《医学正传》提出："月经全借肾水施化，肾水既乏，则经血日以干涸。"具体到本病案上，证属阴亏血瘀。在滋阴养血之总体治疗原则下，同时要强调动静结合，滋阴养血之"补"法属静，温肾助阳之"促"法具"动"性，乃"动"中有"静"。治疗初始，着重滋阴养血之"补"法，以"静"待"动"，待血海充盈至一定程度，温肾助阳以"促"之，"静"中有"动"，促卵子排出。然而长期"补"法容易滋腻生湿，致脉络不通，因此需要适当地佐以"化"法，养血中保证气血的通畅。此患者闭经4年，病程较长，难免会心情抑郁，《傅青主女科》云："治法必须散心肝脾之郁，而大补其肾水，仍大补其心肝脾之气，则精溢而经水自通矣。"因此在辨证基础上，要加疏肝解郁之"疏"法。同时亦要注重阴阳平衡的调节，如《景岳全书》所论："善补阳者，必于阴中求阳，则阳得阴助而生化无穷；善补阴者，必于阳中求阴，则阴得阳升而泉源不竭。"如五诊时出现热象，则及时修正、调整温补之品，以清血海伏热为主。

纵观整个治疗过程，其中最主要的是舌脉的变化，辨证用药的思路也主要参考了舌脉的动态变化，取得了较好的疗效。当然，临床上不能仅靠舌脉来辨证用药，需要在某一个疾病的范畴之内，结合疾病的临床特点，这样才能对症用药。

【参考文献】

[1] 赵世刚，陈子江 . 重大生殖疾病的分子机制研究［J］. 生命科学，2017（1）：43-51.

[2] 王松露，任锦锦，朱玲，等 . 卵巢早衰的中西医治疗概况［J］. 中医药临床杂志，2016（1）：134-137.

[3] 曹泽毅 . 中华妇产科学［M］. 2 版 . 北京：人民卫生出版社，2004.

［4］谢幸，荀文丽.妇产科学［M］.8 版.北京：人民卫生出版社，2013.

［5］Hassa H，Aydin Y，Ozatik O，et al.Effects of dehydroepiandrosterone（DHEA）on follicular dynamics in a diminished ovarian reserve in vivo model［J］.Systems Biology in Reproductive Medicine，2015，61（3）：117-121.

［6］滕秀香.卵巢早衰治验［M］.北京：中国中医药出版社，2016.

第三章

卵巢储备功能低下

3

一、概述

卵巢储备功能低下（decreased ovarian reserve，DOR）是指卵巢内卵母细胞的数量减少和（或）质量下降，同时伴有基础卵泡刺激素（FSH）水平升高、抗苗勒氏管激素（AMH）水平降低、窦卵泡数（antral folliclecount，AFC）减少，可反映女性的生育能力。近年来，随着现代社会生活节奏的加快，人们的生活压力逐渐增加，女性不孕症的发生率逐年升高，而其中大约 10% 的不孕症患者表现为卵巢储备功能低下，临床表现为月经稀少、闭经，以及更年期症状，如潮热汗出、阴道干涩等，病程日久，则进一步可发展为卵巢早衰，并增加脑卒中、心血管疾病、骨质疏松及大肠癌的发病风险，严重影响妇女的身心健康。

二、卵巢储备功能低下的诊断标准

DOR 目前尚无明确的诊断标准，根据《妇产科学》（第 8 版）、《实用妇科内分泌学》（第 2 版）及相关文献研究，并结合临床实际综合拟定如下。

①年龄 < 40 岁。

②临床表现：已经建立 1 年以上的正常月经周期，有过正常的月经史，突然出现月经后期和 / 或月经稀发、闭经，或月经量较前明显减少，腰膝酸软，同时伴或不伴耳鸣，失眠多梦，潮热盗汗，烦躁易怒等类围绝经期症状。

③性激素测定：月经第 2 ～ 4 天查性激素示：10IU/L < FSH < 40IU/L；FSH/LH > 2；至少测定 2 次（间隔至少 1 个月），两者具备其一即可。关于 FSH/LH 比值，通常认为 FSH/LH ≥ 3 可作为评价卵巢储备功

能减退的指标，但目前部分专家认为 FSH/LH>2 即可诊断 DOR。

④超声检查：月经周期第 3～5 天行阴道超声检查示：早卵泡期卵巢体积 ≤ 3cm³ 或双侧窦状卵泡数 ≤ 6 枚（满足其一即可）。

满足①、②两项加③、④满足其一即可诊断为 DOR。

另外，AMH 也可用于评估卵巢储备功能，AMH 主要是由卵巢中的生长卵泡（初级卵泡、窦前卵泡和小的窦状卵泡）中的颗粒细胞分泌的糖蛋白，可以反映原始卵泡池的储备，而且 AMH 独立于下丘脑 – 垂体 – 性腺轴（HPO 轴），在月经周期内波动小、稳定性好，可以随时检测，对于一些没有月经的患者，AMH 是唯一可以评估卵巢储备功能的标记物。正常血清 AMH 值为 2～6.8ng/mL。卵巢储备功能低下的患者 AMH 低于 1.1ng/mL。

三、卵巢储备功能低下的影响因素

卵巢储备功能低下的原因很复杂，到目前为止，尚没有统一明确的阐述，研究发现，多与年龄因素、遗传因素、免疫因素、感染因素、妇科手术因素、放化疗、环境等有关。

1. 年龄因素

卵巢中卵母细胞数量会随着卵泡的闭锁而减少。随着年龄的增长，卵泡也在不断消耗，卵巢功能逐渐衰退。女性生育的最佳年龄是 25～35 岁，35 岁以后，卵巢储备功能下降尤其明显，生育力下降也会变得更加迅速。

2. 遗传因素

DOR 患者遗传决定因素尚未知，但是具有显著的遗传倾向性。最常见的相关指标是易感基因多态性，绝大部分为性染色体异常。另外，随着年龄的增长，端粒酶活性降低、端粒缩短及线粒体 DNA 变异等累积性损伤，也将影响卵泡的数量与质量。

3. 免疫因素

自身免疫因素也是引起卵巢储备功能低下的原因之一，一些卵巢自身免疫抗体如抗核抗体、抗甲状腺抗体、抗卵巢抗体、抗透明带抗体等可损坏卵巢，使体内卵泡数量减少，导致卵巢储备功能下降，或自身免疫性疾病，如自身免疫性甲状腺炎、系统性红斑狼疮、重症肌无力、甲状旁腺功能减退、类风湿关节炎、糖尿病、阿狄森病、特发性血小板减少性紫癜等，均可导致 DOR，其中桥本甲状腺疾病是导致卵巢功能低下常见的病因。

4. 感染因素

女性幼年如果曾患有流行性腮腺炎、结核性或化脓性盆腔炎等导致的卵巢炎，会导致卵巢部分或全部功能丧失，此外，痢疾杆菌、麻疹病毒、水痘病毒、巨细胞病毒感染等也可破坏卵巢组织，引起卵巢储备功能低下。

5. 初潮年龄

目前评价卵巢储备功能的指标均不能预测晚期卵巢功能曲线，初潮年龄结合 AMH 可较好预测卵巢年龄。研究证实，晚初潮者较早初潮者患 DOR 风险降低，年轻女性在月经初潮时卵泡的募集达到高峰，随着年龄的增长，卵泡募集数量逐渐减少，同时 AMH 在月经初潮达高峰，但不同的是女性 25 岁时 AMH 达第二高峰。女性初潮后卵泡池的大小、募集率、AMH 水平和生育力密切相关。

6. 卵巢破坏性因素

卵巢的各种手术史，如输卵管卵巢切除、巧克力囊肿剥除术、卵巢打孔术及子宫肌瘤剥除术等；盆腔感染性疾病史；卵巢放化疗病史等，其对卵巢的损伤机制可能主要为破坏卵巢血供及损害卵母细胞、导致卵巢间质纤维化或坏死等，影响了卵巢储备功能，进而影响了卵巢反应性。

7. 其他因素

环境污染、化学毒物、有害气体可导致 DOR，如来源于橡胶制品、难燃物、杀虫剂、塑料制品、抗氧化剂分解后的化学因素，4- 乙烯环己烯（VCH），镉、砷、汞等毒物，被动吸烟，中药提取物雷公藤多苷片等；手机辐射及住所周围长期有明显噪声为 DOR 的高危因素；过多或不规范的促排卵治疗、多次流产、不恰当的避孕措施、妇科病、慢性病、过度节食可导致 DOR；长期焦虑、忧郁、悲伤、愤怒、恐惧等负性情绪可影响下丘脑 - 垂体 - 卵巢轴或直接影响卵巢而导致 DOR。

四、西医对卵巢储备功能低下的治疗进展

1. 生活干预

生活饮食对于卵巢功能具有重要作用，建议避免恣食油腻之品，规范饮食结构，日常多食用新鲜蔬菜、水果、鱼类、猪瘦肉、鸡蛋等，尤其是富含维生素、多不饱和脂肪酸的食物，保持愉悦的心情，减少生活和工作压力，避免熬夜，增强体质，减少接触某些对卵巢功能有损害作用的药物或治疗方式，进行适当的体力和脑力活动，建立科学健康的生活方式等对改善卵巢功能低下症状均有极大帮助。

2. 激素替代治疗

通过模拟人体正常生理周期，利用外源性的激素治疗作用于靶器官，从而促进卵泡生长、成熟及排出，调整月经周期，进而又通过反馈作用调节 HPO 轴功能以调节生殖内分泌，提高 DOR 患者生活质量。临床上常用激素补充疗法和补佳乐加黄体酮或克龄蒙周期序贯法，也可选用口服短效避孕药来建立人工周期。这种治疗方法见效快，但使用时间长，部分可能增加了血栓、子宫内膜增生及乳腺癌的发病风险。

3. 生长激素

目前关于生长激素与卵巢功能之间的关系、其应用的有效性与安全性问题在学术界尚无定论。但是，对于长期治疗 DOR 无效的患者，未尝不是一种方法，既往认为，生长激素通过刺激 IGF-1 分泌，促进细胞增殖，调节机体代谢，可间接影响生殖内分泌系统。

4. 免疫治疗

调节免疫的方法主要针对于由自身免疫性疾病导致的 DOR。糖皮质激素可减少 T 淋巴细胞，有助于抑制免疫球蛋白水平，降低 POF 患者相关抗体水平，雄激素则可通过调节下丘脑 - 垂体 - 性腺轴，抑制自身免疫系统作用的发挥，临床上可用糖皮质激素联合雄激素进行周期疗法。

5. 诱导排卵

不孕的 DOR 患者因窦卵泡少、卵巢低反应性，单纯促排卵治疗往往无效，可用 HRT 治疗一段时间，雌激素使 FSH 下降后，等待 1 ～ 2 个周期，看卵巢能否自然排卵。若停药 40 天月经仍未来潮，在排除妊娠后可行促排卵治疗，常用 HMG 或 FSH 药物，使募集的卵泡数增加。

6. 辅助生殖技术

药物促排卵不成功的患者，可以采用辅助生殖技术，体外受精－胚胎移植（IVF-ET）已成为治疗 DOR 不孕症患者的常用方法。在 IVF 周期，DOR 患者面临卵巢低反应的风险，并且获卵率、优胚率均低于正常女性，即使成功妊娠，也面临较高的流产率。

7. 胚胎捐赠

胚胎捐赠即"异源胚胎移植"，胚胎合法管理人将其剩余的胚胎赠与另一对不孕不育的夫妻，并将其对胚胎及该胚胎可能孕育的孩子的全部权利及义务一并让渡收养人的制度称为胚胎收养。2009 年美国通过的《收养选择法案》第一次认定胚胎收养的合法性。而目前我国尚未形成一个胚胎收养捐赠制度，胚胎捐赠还存在伦理等方面的问题。

8. 生育力保存

生育力保存针对高风险 DOR 人群或因某些疾病或治疗损伤卵巢功能的女性。根据患者意愿、年龄和婚姻情况，建议合适的生育力保存方法。此方法适用于某些肿瘤患者，Turner 综合征或其他因卵巢子宫内膜异位囊肿手术、药物治疗等引起 DOR 的患者。生育力保存的方法有如胚胎冷冻、成熟卵母细胞冷冻、未成熟卵母细胞体外成熟技术、卵巢组织冷冻等。

五、中医学对卵巢储备功能低下的认识

古籍对 DOR 无专篇记载。根据 DOR 的临床表现，后世医家将本病归属于、月经过少、经水早断、闭经、血枯、血隔、不孕症等范畴。

1. 肾虚是发病的根本

中医最早发现了肾－天癸－冲任－胞宫生殖轴所主导的女性生殖生理活动。《傅青主女科》云"经本于肾""经水出诸肾""经水早断，似乎肾水衰调""肾气本虚，又何能盈满而化经水外泄耶"。《医学正传》云："月经全借肾水施化，肾水既乏，则经血日以干涸。"充分说明肾气的充盛在月经的形成过程中起着决定性的作用，它主宰着女性的生长、发育和生殖的整个过程：肾气充盛，天癸应时而下，冲脉盛而任脉通，则月事按时而下；若肾气虚衰，冲任二脉衰少，天癸枯竭则发为闭经。

《圣济总录》云："妇人所以无子者，冲任不足，肾气虚寒也。"女子胞脉系于肾，冲任之本在肾，肾气的充盛，冲任的充盈是女子月经规律和维持生殖功能的前提，肾气衰，天癸渐竭，月经闭止，丧失孕育胎儿的能力。如此可见，肾气、肾精亏虚可致不孕。《灵枢·邪气脏腑病形》云"肾脉微涩，为不月"，肾为气血之根，涩则气血不行，故女子不月，即闭经。

肾虚是卵巢储备功能低下发病的根本原因，其中以肾精不足、肾气亏虚为主。若肾阴精不足，则精亏血少，以至于妇人常表现为血分不足；卵泡的生长发育既依赖肾精的滋养，又需要肾阳的鼓动，肾阴精不足，则可致肾阳气不足，肾阳不足，则上不能暖土、下不能暖宫，最终胞宫失于温养，生化失期，无法触发氤氲乐育之气，以至于天癸缺乏而经闭不至，长此以往，则损伤冲任，最终经水渐没。宋代杨士瀛在《仁斋直指方·妇人论》提出："经脉不行，其候有三：一则血气盛实，经络遏闭……一则形体憔悴，经脉涸竭。"从另一侧面阐明妇人经闭多为气血不足，经脉失养所致。

2. 脾胃虚弱、肝失条达、心肾失调是发病的重要机制

脾胃乃后天之本，气血生化之源。《兰室秘藏·妇人门·经闭不行有三论》言："妇人脾胃久虚，或形羸经绝，为热所烁，肌肉消瘦，时见渴

燥，血海枯竭，病名曰血枯经绝。"脾胃虚弱，气血化源不足，血海不能满溢，发为闭经，说明古人对脾胃功能失调可引起闭经有了一定认识。《万氏妇人科》云："妇人经候不调有三：一曰脾虚，二曰冲任损伤，三曰脂痰凝塞……故有过期而经始行，或数月一行，及为浊为带为闭经，为无子之病。"脾胃亏损，则气血生化乏源，血海亏虚，无血可下，可致闭经甚至无子。脾肾相互滋生，脾虚无以滋养先天，肾气不足，天癸不充冲任失养，亦影响卵巢功能。

　　肝为"将军之官"，主疏泄，可调畅气机，推动气血的运行；肝主藏血，与冲任二脉互通，调控血海定期满溢，对月经的周期、经期、经量起重要的调节作用。任何原因导致的肝血不足、疏泄失常，或肝阳上亢，均可引起气血失和、冲任失调、血海蓄溢失常。随着社会节奏的进一步加快，现代人长期处于过度紧张状态，承受巨大的精神压力，正如《竹林寺女科秘传》所曰："大抵妇人性多偏僻，忿怒妒忌，多伤肝气。"肝失疏泄，气机郁滞，冲任失调，血行不畅，经行量少；肝肾同源，肾精亏虚，亦可致肝血不充，血海蓄溢失常，经水失调。

　　心主神志，主血脉，统辖人体之一身上下。《素问·评热病论》云："月事不来者，胞脉闭也，胞脉，属心而络属胞中。"《济阴纲目》云："盖忧愁思虑则伤心而血逆竭，神色先散，月水先闭。"说明月经来潮与心肾密切相关。经水由肾水化生，心与胞宫相连，心包与心相通，心者为阳；命门与肾相通，肾者为阴，心肾相交，水火既济，阴阳消长转化，月经如期来潮。若心肾不交，精卵无以滋养，以致无法发育成熟，故不孕不育。

　　3. 血瘀是发病的重要环节

　　《陈素庵妇科补解》曰："妇人月水不通，属瘀血凝滞者，十之七八。"久病则多为经脉气血不通成瘀，停滞冲任胞宫，瘀血不去，新血不生，正如中医基础理论中"久病从瘀"的说法，《血证论》中亦有说道"女子胞中之血，每月一换，除旧生新，旧血即瘀血，此血不去，便阻气化"，长期血行不畅，天癸难以充盈，致冲任二脉不能相互滋养，胞脉阻滞，血海不能满溢，致经水迟来甚则不孕。

随着现代社会的进步，人们对卵巢储备功能低下也有了更深一步的认识，多数学者以肾立论认为肾阳或肾阴不足，导致天癸难生，冲任气血虚弱，胞宫失于濡养，致经水枯竭，发本病。肾为天癸之源，冲任之本，主生殖，肾阴阳平衡，天癸方可至，冲任二脉才能通盛，经血方能注入胞宫成为月经，胞宫才能受孕育胎。《医学正传》指出，月经全靠肾水的滋养和补给，肾水匮乏，则月经渐渐干涸，最终闭塞不通。目前有关卵巢储备功能低下的证候分型尚且没有统一的说法，缺乏规范统一的指导准则。众多医家把卵巢储备功能低下分为肝肾阴虚、肾亏血虚、肾虚血瘀、肾虚肝郁、气虚血瘀、脾肾阳虚等证型。

六、柴嵩岩治疗卵巢储备功能低下经验总结

随着二胎政策放开，越来越多高龄妇女备孕二胎，却面临着卵巢储备功能低下的巨大威胁，近年来，随着生活环境的变化，工作压力的增大，卵巢储备功能低下的发病率有上升趋势，严重影响着女性的生殖健康和生活质量。柴嵩岩教授在临床工作中，十分重视对该病的总结，提出了卵巢储备功能低下多与六淫邪气、情志内伤、生活因素有关，提出了肾阴不足，阴血亏损的病因病机，针对此病因病机提出滋阴养血，佐以疏肝解郁的治疗方法，并总结出卵巢储备功能低下患者的日常调护及饮食禁忌，现在分述如下。

（一）卵巢储备功能低下的发病因素
（1）六淫邪气

当"风、寒、暑、湿、燥、火"发生异常而成为致病因素侵犯人体的

时候则被称作六淫邪气。柴嵩岩教授认为，六淫邪气虽不是卵巢储备功能低下的致病因素，但在一定程度上，却影响了本病的发生与发展。六淫侵袭机体，从而导致毒邪下袭胞宫，损伤冲任，使得胞宫经血无法按时充盈，月事无以下，或当断不断；张仲景《伤寒论》言："妇人中风七八日，续得寒热，发作有时，经水适断者，此为热入血室，其血必结。"因此，若是感染时毒，损伤冲任，任脉之气不通，冲脉血海无继，肾气、天癸、冲任、胞宫不能建立正常的调节反馈功能，经血的产生受阻，经水自然早绝。

（2）七情内伤

七情是人类对外界的情志反应，同时是脏腑功能活动在情志上的反映，属于正常的精神活动。然而随着现在生活节奏的加快，精神压力的增加，人体调节及抗御能力不及，从而引起体内脏腑功能、气血功能失调。因此，柴嵩岩教授认为，"七情"因素是卵巢储备功能低下发病的诱因之一。且其对于现代女性脏腑功能的影响，作用程度已大大超过古时。《妇人秘科》中说："种子者，女贵平心定气，稍不如意即忧思怨怒也，思则气结，怒则气上，怨则气阻，血随气行，气逆血亦逆，此平心定气为女子第一紧要也。"柴嵩岩教授认为，女子以肝为先天，肝气郁结，郁久化火，暗耗气血，气血不足，不能荣肾填精，滋润冲任，下养胞宫胞脉；肝气郁，肝木伐克脾土致脾气塞，脾气塞则腰脊之气不利，腰脊之气不利则不能通达任带，带脉之气塞则胞胎之口不开，胞脉闭塞，精遇胞口却难入其口，难以成孕。血藏于肝，精涵于肾，精与血均由水谷精微所化，肾气肾精亏虚，可致肝血不充，冲任血海如期蓄溢失常，血海亏虚，故发卵巢储备功能低下。

（3）生活因素

随着时代的发展，性生活过早、性生活过于频繁、多胎多产均可导致肾精的损耗，甚则耗伤肾阴。或饮食不节、过食肥甘厚腻、过饱过饥，导致脾胃受损，运化功能失司，水谷精微生成不足，导致精血不足，冲任空虚，胞宫盈满失常，不能摄精成孕。或劳逸过度，气血耗损，或长期嗜烟、嗜酒、熬夜等不良的生活习惯也会扰乱人体的脏腑功能，导致不孕。

（二）卵巢储备功能低下的病因病机

（1）发病以肾虚为主，阴血亏损最为常见

《景岳全书·妇人规》有云"经本阴血，何脏无之"。所谓"阴血"，具有物质性的特点，是有形的、富于濡养功能的精微。这里的"经"指代月经来潮，亦可以广义理解为与月经相关的女性功能。"何脏无之"是说阴血为所有脏腑共同拥有，说明阴血既是月经本源，又是脏腑功能的物质基础。而朱丹溪《格致余论》中提到"阳常有余，阴常不足"，柴嵩岩教授从中深受启发，认为女子阴血时有亏损，女人以阴血为本，经、带、胎、产、乳等生理现象均与阴血密切相关，而近些年来，生活压力过大，多次的人工流产，过度脑力劳动，激烈的竞争环境所致的超负荷的工作压力及对补品的不当食用等因素无不耗伤阴血，最终致阴血受损，肾阴不足，则天癸不充，脏器衰竭，阴血亏损不足，血海生化乏源，冲任血海无法如期充盈，出现一系列月经稀发、月经量少、不孕等病理变化。

（2）病机复杂，兼见肝郁

肝藏血，体阴而用阳，调节血量，通过冲、任、督脉与子宫相通使其藏泻有序。肾为肝之母，当肾气耗损，母病及子，肾水不能濡润肝木，则肝木亏虚；而且，肝与肾同属下焦，乙癸同源，肾藏精，肝藏血，精血同源，若肾精不足，则肝血化生无源，又会导致肝血亏虚。女子是以肝为先天，若肝血亏虚或肝肾阴虚，致无法司血海之定期蓄溢，则会月经失调、闭经，甚至不孕。现代女性扮演了多重角色，承受了较大的学业和工作所带来的压为，或者来自于家庭关系、人际交往的舆论影响，或者处于由于不孕所引起的紧张、焦虑或抑郁状态，这些都会导致肝主疏泄功能失调，致肝气郁结。《妇人规·子嗣类》曰："情怀不畅，则冲任不充，冲任不充则胎孕不受。"《医宗金鉴·妇科心法要诀》说："妇人从人，凡事不得专主，忧思、忿怒、郁气所伤，故经病因于七情者居多，盖以血之行止顺逆，皆由一气率之而行也。"《万氏妇人科·调经章》说："女子之性，执拗偏急，忿怒妒忌，以伤肝气，肝为血海，冲任之系。冲任失守，血妄行也。"肝藏血，主疏泄，司血海，性喜条达。若素性抑郁，忿怒过度，或肝血不足，肝阳偏亢，均可使肝的功能失常，影响冲任、胞宫的功能。本病患者多有较大的情绪波动、精神紧张或长期焦虑抑郁，不良的情绪强烈持久地刺激人体，造成人体气机紊乱，脏腑、气血、阴阳失调，机体内环境失衡，正如《养性延命录》所说："喜怒无常，过之为害。"情志不畅者，以肝气郁结最为常见。气为血之帅，肝气郁结，则血为气滞，冲任失常，血海蓄溢失常，可引起月经先后不定期、经量多少不定；冲任失常，胞脉阻滞，可引起经行不畅、痛经、闭经等。若肝郁久而化热，热伤冲任，迫血妄行，可引起月经先期、月经过多、崩漏等。卵巢储备功能低下者，情志不遂，肝气郁结，气血运行失常；气血乃天癸充养之本，若气血不畅，冲任失调，不能通盛，天癸亏虚，则卵巢功能减退。"天癸至"则"月经以时下，故有子"，故冲任阻滞，天癸亏虚时亦会影响受孕。

（3）血虚血瘀是发病的重要环节

《妇人大全良方》有言："女子以血为根本。"《圣济总录》曰："妇人纯阴，以血为本，以气为用，在上为乳饮，在下为月事。"女子一生经历经、孕、产、乳等各个耗损阴血的阶段，而且《灵枢·五音五味》云："妇人之生，有余于气。"女子本身具有气有余而血不足的生理特点，若调护不周，易导致血虚证，《本草衍义》曰："夫人之生气血为本，人之病未有不先伤其气血者……女则月水先闭。"再加之卵巢储备功能低下患者多先天肾精不足，精化血、血生精，精血同源而互生，肾虚精亏则血少；脾胃虚弱，脾主运化，脾失健运，以致气血来源匮乏，发为血虚，血虚而致不孕也。

正如《万病回春》所言："妇人无子，多因血气俱虚，不能摄养精神故也。"

叶天士认为："初病在气，久病在血。"然气为血之帅，血为气之母，气血相互滋生、互相依存，血赖气的升降出入运动而周流全身，故在病机上往往气病及血，血病及气，所以气虚日久，必然会导致血虚，如《景岳全书·妇人规》中说"正因阴竭所以血枯，枯之为义，无血而然"。而《陈素庵妇科补解》曰："妇人月水不通，属瘀血凝滞者，十之七八。"气血虚弱日久，无以载血运行，瘀血阻滞，胞脉不通，胞宫闭阻，月经不行。

卵巢储备功能低下是一个病程长期且进展缓慢的疾病，因此，柴嵩岩教授认为血虚血瘀是其发病的重要环节。

（三）卵巢储备功能低下导致不孕症的病因病机

柴嵩岩教授认为，卵巢储备功能低下导致不孕症的原因是多方面的。总体来说，与肾、肝、脾三脏关系最为密切。肾阴不足，阴血亏损，亦可以用"种子论"的观点来解释，《素问·六节藏象论》说："肾者主蛰，封藏之本，精之处也。"肾为天癸之源，冲任之本。肾气盛则天癸至而促使任脉通，太冲脉盛，则月事以时下，阴阳和而能有子。肾藏先天生殖之精，精能化血，为月事来潮之根本，为种子孕育的基础。肾所藏之生殖之精不足，则天癸难盛，冲任失养，故卵巢储备功能低下，生殖能力下降，种子孕育困难，最终不孕。或病程日久，情志不遂，导致肝气郁滞，《临证指南医案》云："女子以肝为先天，阴性凝结，易于佛郁，郁则气滞血亦滞。"郁久络脉瘀阻，冲任不通，胞脉不畅，排卵障碍，亦致不孕。正如《济阴纲目》中云："婢妾多郁，情不宣畅，经多不调，故难成孕……盖人身血随气行，气一壅滞，则血与气并。或月事不调……非特不受孕，久而不治。"肝气横逆，克伐脾土，脾胃受损。《医经溯洄集》曰："故肠胃有病，心脾受之，则男为少精，女为不月矣。"脾失健运，气血化生无源，血海无以为继，最终导致不孕。

（四）卵巢储备功能低下的治疗

卵巢储备功能低下若不及时治疗，卵巢逐渐萎缩，可发展为卵巢早衰，这是一个渐变的过程，需要 1～6 年，两者的西医治疗类似，但柴嵩岩教授认为，依据卵巢早衰及卵巢储备功能低下的西医学病理，二者的中医治疗应有所不同。

卵巢早衰的病理本质在于卵巢过早萎缩，卵巢内卵泡消失，临床常见闭经、不孕、潮热汗出等症状，病机根源在于肾阴不足，血枯经闭，治疗应以培补为主，填充血海，待阴血渐复之后才能促卵排出，切不可犯"竭泽而渔"之弊，如此方能促进卵泡成熟。

卵巢储备功能低下的病理本质在于卵巢内尚有卵泡存在，临床常表现为月经周期缩短、量少、不孕等，较少出现潮热汗出、阴道干涩等更年期症状，《景岳全书·妇人规》有云"经本阴血"，"经"代表月经来潮，说明 DOR 患者阴血尚未完全匮竭，另外此类患者脉象常见滑脉，《濒湖脉学》中云："滑脉，往来前却，流利展转，替替然如珠之应指……"李时珍解释为："滑为阴气有余，故脉来流利如水。"柴嵩岩教授又释其意，"却"即"退后"，"往来前却，流利展转"即指滑脉往来滑利，连续不断，说明正气虽已受损，但不及卵巢早衰程度，因此，相较于 POF，DOR 病程较短，且预后尚可。治疗应以调整月经周期为主，遵循滋阴养血，周期性用药，提高卵泡及内膜质量，若有生育要求的患者，尚可以调经助孕。但治疗原则并非一成不变，遣方随舌、脉及基础体温之变化，灵活加减，方能达效。临床上，柴嵩岩教授遵循辨证论治的治疗原则，现分述如下。

（1）辨证论治

①肾阴亏虚证

主要表现：月经后期，量少，经色暗或暗红，腰骶酸痛，头晕，耳鸣或耳聋，心悸，口干，性欲减退。舌绛暗，苔少，两尺脉沉细。

卵巢储备功能低下早期症状不明显，没有临床特异性，多数患者是以不孕为主诉来就诊，此时患者已经伤及气血，气血不足，血海不能满溢，亦无以滋养胞宫养胎，柴嵩岩教授提出以补肾为基本治则，同时要顾护阴血，治疗应以调整月经周期为主，遵循补肾滋阴养血，周期性用药，提高卵泡及内膜质量，若有生育要求的患者，尚可以调经助孕。治疗初期以补益为主，培补阴血，待阴血恢复，适时加以推动，促进排卵。但治疗原则并非一成不变，在重养阴血的基础上，遣方随舌、脉及基础体温之变化，灵活加减，方能达效。常用的滋阴养血药有女贞子、枸杞子、熟地黄、当归、旱莲草、首乌、白芍、阿胶珠、黄精、石斛等，补而不滞。阿胶一般用阿胶珠代替，一防药物质地过于厚重滋腻，有敛邪之嫌；二是防阻碍气血运行，影响其他药物的吸收；三是防过补生火，以耗损阴血。"天地以五行更迭衰旺，而成四时，人之五脏六腑，亦应之而衰旺，肾水当藉肺金为母以补其不足"，薛己在《校注妇人良方》中如是说，因此柴嵩岩教授常配伍北沙参、百合之品，清金以滋水，补肺启肾，体现了柴嵩岩教授"补肺启肾"的学术思想。

女贞子：味甘，性凉。入肝、肾经。《本草经疏》载："女贞子，气味俱阴，正入肾除热补精之要品，肾得补，则五脏自安，精神自足，百病去而身肥健矣。"女贞子补而不腻不燥，气平不寒不热，常用来治疗肝肾阴虚兼有内热之象，可清补肝肾阴虚。临床常用量为 15 ～ 20g。

枸杞子：味甘，性平。归肝、肾经。《药性论》云："能补益精诸不足……明目，安神。"主治肝肾阴亏，常与女贞子配伍使用。临床常用量为 10 ～ 15g。

熟地黄：味甘，性温。归肝、肾经。《本草正》云："熟地黄性平，气味纯静，故能补五脏之真阴，而又于多血之脏为最要……"若卵巢储备功能低下患者兼见头晕耳鸣、腰膝酸软等阴虚之象，可用熟地黄滋阴养血，填精益髓。现代药理研究发现，熟地黄对人体的多个系统如免疫系统、内分泌系统，特别是生殖内分泌系统具有积极的调节作用，能够促进人体生长发育，提高生殖功能，促进卵泡生长和黄体生成，若治疗多种女性生殖障碍疾病，尤其是排卵障碍性、黄体功能不全性不孕症及复发性流产均有良好的功效；但临床常用量不宜过大，一般10g为宜，以防其过于滋腻生湿。

北沙参：味甘、微苦，性微寒。归肺、胃经。《得配本草》云："北沙参补阴以制阳，清金以滋水。"北沙参可清肺热，养肺阴，若卵巢储备功能低下患者伴有心烦、失眠、口干、舌红苔干等征象之时，可用之养阴清肺。常配伍百合以补肺启肾，正如《本草经疏》所言："百合得土金之气，而兼天之清和……清阳明、三焦、心部之热，则上来诸病自除。"一般用量为15～20g。

②脾肾两虚证

主要表现：月经先期，经期延长，经量或多或少，色淡红，质稀，或伴小腹空坠；神疲乏力，少气懒言，面色无华，头晕眼花，四肢倦怠，腰腿酸软，纳差，纳后腹胀，便溏。舌体胖大，苔白水湿，脉缓弱。

《女科经纶》云："妇人经血与乳汁，均生于后天之本。"肾为先天之本，藏先天之精，脾为后天之本，为气血生化之源，先后天互相依存、互相影响，脾阳依赖命门之火的温煦，方能将水谷精微化为精血。若脾虚运化不足，则气血乏源，血海亏虚，不能按时充盈，或血液运行失于阳气的温煦、推动，胞宫血脉不通，引起月经失调，甚至不孕。因此治疗时应该在温肾同时，加健脾益气之药，正如傅青主所言："是补脾胃之气与血，正所以补肾之精与水也。又益以补精之味，则阴气自足，阳气易升，无非大地阳春，随遇皆是化生之机，安有不受孕之理钦？"温肾药常用菟丝子、杜仲、女贞子、续断等，加太子参、白术、山药、茯苓等益气健脾之品，黄芪亦可补气升阳，益气养血，但柴嵩岩教授一般少用或不用，因其性温补，用之过于温燥。

菟丝子：味辛、甘，性平。入肾、肝、脾经。补肾益精而安胎，偏补肾阳，是平补脾肾之良药，还可用于先兆流产的保胎治疗。临床常用量为 15～20g。

杜仲：味甘，性温。入肝、肾经。《本草汇言》云："凡下焦之虚，非杜仲不补……补肝益肾，诚为要药。"杜仲补肝肾，调冲任，强筋骨，补而不滞，但杜仲质重，走下，妊娠期应当忌用。临床常用量为10g。

太子参：味甘、微苦，性平。入脾、肺经。《本草从新》云："大补元气。"可用之益气养阴。临床常用量为 10～15g。

白术：味甘、苦，性温。归脾、胃经。《医学启源》云："除湿益燥，和中益气……强脾胃，进饮食，和胃，生津液……止渴，安胎。"白术为健脾要药，还可安胎。若患者兼见纳少食差，倦怠乏力时，常配伍茯苓健脾益气。临床常用量为 10～15g。

山药：味甘，性平。归脾、肺、肾经。《本草纲目》谓其能"益肾气、健脾胃……润毛皮"。山药既能健脾益气，又能补肺养阴，还可补肾之精气。临床常用量为 10～15g。

③肾虚血瘀

主要表现：月经后期，经行涩少，色紫暗或暗黑，有血块，小腹刺痛，块下痛减；腰膝酸痛，足跟痛，头晕耳鸣。舌紫暗，或有瘀斑瘀点，苔薄白，脉沉弦或涩。

卵巢储备功能下降造成月经紊乱、不孕等并非朝夕而成，而是肾虚日久，经年累月逐渐出现。卵巢储备功能低下患者如果出现了血瘀的表象，说明患者肝肾亏虚日久，冲任、胞脉失于濡养，且冲任气血运行乏力、流通不畅，停滞冲任胞宫，瘀血不去，新血不生，故血瘀为标，肾虚为本，治宜养血和血活血。对于确有血瘀的患者，应适时把握病机，顺应月经周期而荡涤瘀血，活血通经同不忘养护阴血，常用川芎、桃仁、茜草、益母草、泽兰、月季花、丹参等活血不破血之剂，去养血药之滋腻，切忌盲目用活血动血之品，如三棱、莪术、穿山甲等，恐损伤正气，犯"虚虚实实"之戒，如此方能恢复女性的卵巢生理功能和气化运转。

川芎：味辛，性温。归胆、肝、心包经。《本草纲目》言其为"血中气药"，川芎可活血化瘀，行气止痛，另外，川芎有辛温升散之性，可引诸滋阴养血药入血海。临床常用量为 3 ～ 6g。

桃仁：味苦、甘，性平。归心、肝、大肠经，入血分。《本草思辨录》云："桃仁，主攻瘀血而为肝药，兼疏肤腠之瘀。"桃仁苦能泄降导下以活血化瘀，甘能和畅气血以生新，另外，桃仁尚可润肠通便，因此若卵巢储备功能低下患者兼见便秘等症状，可用之。临床常用量为 6 ～ 10g。

茜草：味苦，性寒。入肝经。《医林纂要》云："茜草，色赤入血分，泻肝则血藏不瘀，补心则血用而能行，收散则用而不费；故能剂血气之平，止妄行之血而祛瘀通经……"茜草可活血化瘀，寒能清热，若卵巢储备功能低下患者兼有瘀热之象时，可用之以化瘀清热。临床常用量 6 ～ 12g。

益母草：味辛、苦，性微寒。入心、肝经。《本草纲目》云："活血，破血，调经，解毒。治胎漏产难……大便、小便不通。"益母草活血通经，利水消肿，若卵巢储备功能低下患者兼有湿阻之象时，可用之利水消肿。常与泽兰配伍使用，泽兰辛温芳散，善走肝经血分，活血化瘀同时可利水行窍。临床常用量为 6 ～ 12g。

丹参：味苦，性微寒。入心、肝经。《妇人明理论》云："一味丹参散，功同四物汤。"丹参中含丹参酮，为强壮性通经剂，有祛瘀生新、活血、调经之效用，为妇科要药，常用丹参治疗心烦不寐等心肾不交之症。临床常用量为 10 ～ 15g。

④肾虚肝郁证

主要表现：月经先后不定期，量少，经行不畅，或闭经，腰膝酸痛，肋胁胀痛，急躁易怒或情绪低落，精神紧张，少腹胀痛，头晕耳鸣，头胀痛，经前乳房胀痛。舌质暗红，苔薄白，脉沉细弦。

《类经》言："肝肾为子母，其气相通也。"肝肾为子母之脏，生理病理相互影响，共同司主胞宫，若肾精不足，肝失疏泄，则经水失调。卵巢储备功能低下患者长期不孕、生育力下降、对疗效期望过高等，均会导致患者家庭生活不和谐，长期处于肝郁的状态，素体肾虚，又为忿怒抑郁七情所伤，发为本病。因此，柴嵩岩教授在治疗卵巢储备功能低下时，常在补肾，尤其补肾阴的同时，加疏肝解郁之品，正如《傅青主女科》所言："解肝气之郁，宣脾气之困，而心肾之气亦因之俱舒。"补肾阴药常用熟地黄、女贞子、旱莲草、枸杞子等，并加柴胡、郁金、夏枯草、玫瑰花、绿萼梅等疏肝解郁之品。

柴胡：味苦、辛，性微寒。归肝、胆经。《本草从新》云："柴胡，宣畅气血，散结调经。"常用之疏肝解郁，临床常用量为3g，因其具有生发之性，又有劫肝阴之说，不宜用量过多。

郁金：味辛、苦，性寒。归心、肝、胆经。《本草备要》云："行气，解郁；泄血，破瘀……散肝郁。治妇人经脉逆行。"若卵巢储备功能低下患者病程日久，长久肝气郁结，血脉瘀滞，则用之疏肝解郁，理气活血，尚有止痛功效。临床常用量为6g。

夏枯草：味苦、辛，性寒。归肝、胆经。《滇南本草》云："祛肝风，行经络……行肝气，开肝郁。"若卵巢储备功能低下患者病程日久，长久肝气郁结，郁而化火，则用之清泄肝胆郁火。临床常用量为6～10g。

（2）顺应周期，分期论治

除了辨证论治，柴嵩岩教授还强调因时而异，根据月经周期的规律性，采取不同的治疗方法。"天人合一"的思想是中医学的重要基石。《灵枢·逆顺肥瘦》说："人之为道，上合于天，下合于地，中合于人事，必有明法。"人体生理也是一个生物周期现象，无时无刻不存在着周期的变化。柴嵩岩教授认为，在女性生理中，月经周期是一个阴阳、动静转化的过程，而这一周期变化则体现在血海的充盈程度上，随着现代科学技术的发展，越来越多的辅助检查和治疗有助于掌握女性月经周期的变化，但在临床上，柴嵩岩教授更主张患者基础体温的监测及舌脉象的辨证论治，通过中医学和西医学相结合，进一步提升了妇科临床把握月经周期规律的能力。

临床辨治要点要顺应患者的月经周期变化，不能打乱自然规律，对于尚有月经周期的患者，要注意维护，若已经失去月经周期的患者，要注意恢复。柴嵩岩教授认为，临床治疗只能顺应月经周期，而不能试图制造月经周期，临床上有很多依靠激素或其他药物来制造人工周期的案例，只能解决患者一时的问题，并不能持久，而且停药后容易反复，最终会对患者造成更大的伤害，柴嵩岩教授将此情况形象地比喻为"借贷款"，对患者有害无利。

治疗上遵循分期论治的原则。在卵泡期，即月经后期，此时血海亏虚，天癸伏匿，应积蓄实力、孕育萌芽，但对于月经周期缩短和月经错后的患者来说，治疗上应有所区分，若卵泡期较短，此时应着重于延长卵泡期，以利于阴精的恢复和滋长，从而促进子宫内膜修复增厚和卵泡发育成熟，切勿过早兴发，治疗以补肾固冲养血为主，临床常用女贞子、旱莲草、白芍、阿胶珠、枸杞子，但一般不用当归等养血药，因当归具有养血活血之动性，走而不守，可替之以白芍，养血同时还有收敛作用，此时处于卵泡期，亦应少用活血药，防止经期进一步缩短，若有瘀滞，可佐以三七粉、茜草炭、蒲黄炭等药物，化瘀而不破血，但是对于月经错后的患者来说，则慎用酸性收敛的药物，如此才能推动血液运行及布散，宜益气养血的同时加活血化瘀行气之品。至排卵期，即经间期，此期天癸势盛，蓄势待发，静中生动之际，治当调理气血，以兴发鼓动，助卵泡排出，临床常用蛇床子、杜仲、巴戟天、川芎、细辛、三棱等。黄体期，即月经前期，此时血海充盈，气血旺盛，应治以调补气血，维护黄体功能，同时还可以防止卵泡的提前募集，对肾气不足者，补肾固冲，常用菟丝子、覆盆子、枸杞子、龙眼肉等，若遇血海伏热患者，常用生地黄、旱莲草、莲须、地骨皮等药物清热固冲。最后进入月经期，此时天癸退走，血海匮竭，若素体有瘀滞之象，治当活血化瘀，引血下行，常用三七粉冲服，化瘀、止血、止痛、消肿，但注意三七其性是走下的，病位在上者应慎用，而病位在下、在外者为宜。

另外，在临床上，柴嵩岩教授时刻嘱咐中患者，"如遇月经停5天再服药"，或是"月经第5天再服药"，一方面是避免了药物在不知情的情况下（如患者已经妊娠）的不良影响，保证了用药的安全性，另一方面是避免药物对月经量的影响，也是顺应月经周期的一种体现。同时也可以减少患者的用药次数，节约就诊成本。

（五）卵巢储备功能低下的日常调护

《备急千金要方》云："然而女人嗜欲多于丈夫，感病倍于男子，加以慈恋、爱憎、嫉妒、忧恚，染着坚牢，情不自抑，所以为病根深，疗之难瘥。"卵巢储备功能低下的诊疗是一个长期的过程，因此，柴嵩岩教授认为，临证过程中，要耐心与患者进行沟通，嘱患者保持心情愉悦，避免抑郁症等心理问题导致病情恶化。

另外，柴嵩岩教授也尤其重视日常饮食的调护，卵巢储备功能低下的患者忌食辛辣腥膻之品，以避免阴血的耗伤。日常生活中要保持饮食的均衡性、三餐的规律性，经常食用水果蔬菜及豆制品，少吃腌制食品，避免碳酸饮料等。同时也要减少生活和工作压力，适当放松自己，避免熬夜，保持良好的运动习惯、规律的作息安排，增强体质，顾护卵巢。

七、验案举隅

【病案一】

王某，女，34岁，已婚。

初诊日期：2016 年 6 月 30 日。

主诉：月经量少 1 年，未避孕未孕 1 年，拟求二胎。

现病史：月经初潮 11 岁，3 天 /（15 ～ 28）天，量一般。1 年前无明显诱因出现月经量少，较前减少约 1/2，间断中西医药物治疗，具体不详，2015 年未避孕至今未孕，LMP：2016 年 6 月 25 日。纳不佳，大便稀。舌质淡，苔黄干，脉沉细无力。

婚育史：已婚，孕 3 产 1，育有 1 女，7 岁，2013 年行引产术（孕 4 个月，染色体异常），2014 年行清宫术（胚胎停育）。

辅助检查：2016 年 5 月性激素：FSH：16.5mIU/mL，LH：4.3mIU/mL，PRL：7.5ng/mL，E_2：13.35pg/mL。2016 年 3 月 B 超：子宫 3.5cm×3.6cm×3.5cm，内膜 0.5cm，ROV1.5cm×1.2cm。2016 年 5 月行输卵管造影，提示输卵管通畅。

西医诊断：卵巢储备功能低下。

中医诊断：月经过少，断续（脾肾亏虚，血海伏热证）。

立法：补肾健脾，清热养血。

方药：

北沙参 15g	菊花 10g	钩藤 10g	葛根 3g
丹参 10g	川芎 6g	郁金 6g	熟地黄 10g
夏枯草 10g	泽兰 10g	当归 10g	月季花 6g
生麦芽 12g	金银花 10g	菟丝子 15g	

20 剂，每日 1 剂，水煎服。

分析：患者自诉月经量少 1 年，减少量为原来的 1/2，曾查性激素，FSH 是 16.5mIU/mL，西医诊断为卵巢储备功能低下，属中医月经过少、断续范畴。

一般情况下，月经失调是人工流产后常见的并发症之一，患者 2013 年行引产术，已导致气血耗伤，2014 年又行清宫术，气血、冲任进一步被损伤，导致月经量少，且患者的性激素六项结果显示 FSH 升高，10<FSH<40IU/L，FSH/LH ≥ 2，说明卵巢储备功能开始下降，肾气在原不足的情况下进一步亏损，而后天亦不足，脾气虚弱，气血生化乏源，故见纳不佳，大便稀，辨证属脾肾亏虚，舌苔黄干提示有热象，结合脉沉细无力，辨证为脾肾亏虚，血海伏热之象，治以补肾健脾，清热养血。

首诊中舌苔黄干，说明血海有伏热，热盛伤津，但肾虚仍是病变之根本，热邪是外在诱因，因此治疗上以菟丝子、金银花为君药，菟丝子气性平和，善入肾经，温肾助阳，益肾精，通血脉；金银花，《本草拾遗》称其"主热毒"，以其甘寒之性清热解毒，清血热。北沙参助君药补肺阴以滋肾水，体现柴嵩岩教授"补肺启肾"的理念。熟地黄补血滋润，益精填髓，对肾阴匮竭治疗尤佳，当归养血之性动，生新血而补血，与熟地黄补下焦之静，动静结合，相得益彰。菊花、夏枯草助君药金银花清肝热，钩藤清热平肝，月季花入肝经血分，可同丹参、郁金活血调经。患者舌淡，脉沉细无力，提示有明显虚象，另外，患者纳不佳，大便稀，说明肾虚损及脾脏，脾虚不能运化水湿，湿邪内滞，同时为了防止熟地黄等养阴药过于滋腻，加生麦芽利湿化浊，夏枯草清热化湿，泽兰活血为主，同时可利水，川芎下调经水，中开郁结，为血中气药，用其引诸药入血海。

二诊：2016 年 9 月 10 日。

LMP：2016 年 8 月 28 日，月经量较前稍有增多，BBT 有不典型双相（图 3-1-1）。舌暗，脉细滑。

方药：

枸杞子 15g	莲子心 3g	地骨皮 10g	月季花 6g
旱莲草 12g	丝瓜络 12g	侧柏炭 10g	白芍 10g
柴胡 5g	枳壳 10g	佩兰 3g	茯苓 10g
菟丝子 15g			

30 剂，每日 1 剂，水煎服，月经第 5 天开始服药。

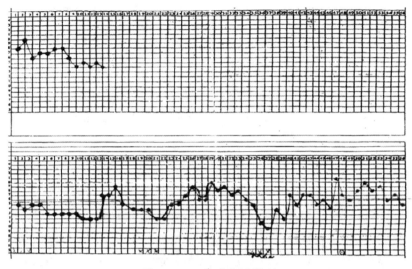

图 3-1-1　基础体温图 27

分析：二诊中，舌苔黄改善，说明血海伏热减轻，去金银花苦寒之品。患者的月经量较前增多，脉象由沉细无力转为细滑，说明血海得到了一定的充盈，气血开始恢复。经前 BBT 不典型双相，提示患者虽卵巢储备功能欠佳，但仍有排卵，预后尚可。舌暗，提示血瘀，用月季花活血调经，但考虑患者既往月经周期短，故配侧柏炭清热止血，防止月经周期缩短；枸杞子、白芍、旱莲草继续滋阴养血以治本；柴胡疏肝清热，莲子心清心火，地骨皮清虚热，以防血海伏热再生；佩兰、茯苓、丝瓜络共奏健脾渗湿之功，以起到化湿利浊的作用，枳壳苦泄辛散，理气宽中，防止养阴药过于滋腻。

三诊：2016 年 11 月 19 日。

LMP：2016 年 11 月 6 日，量中，经前 BBT 单相（图 3-1-2）。PMP：2016 年 10 月 16 日，经前 BBT 不典型双相。舌淡，脉细滑。

方药：

太子参 12g　　　当归 10g　　　黄精 10g　　　枳壳 10g

| 月季花 6g | 杜仲 10g | 百合 12g | 巴戟天 3g |
| 菟丝子 15g | 生甘草 5g | 三棱 10g | 车前子 10g |

30 剂，每日 1 剂，水煎服。

分析：三诊中患者舌由暗转淡，说明瘀象得到了一定的缓解，继以补肾养血之法，改用太子参健脾益气，与菟丝子同补先后天之本，加巴戟天温肾助阳，杜仲补肾走下，三棱走血分，破血中之气结，黄精滋补阴血，车前子体轻质滑，微寒降利，可作引药下行于血海。

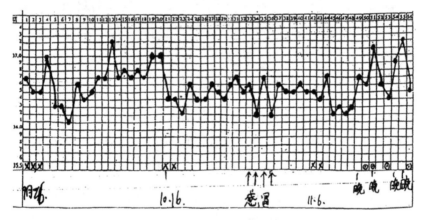

图 3-1-2 基础体温图 28

四诊： 2017 年 2 月 25 日。

LMP：2017 年 1 月 18 日。BBT 高温相（图 3-1-3）。舌暗苔白，脉沉滑。

辅助检查：2017 年 2 月 21 日 B 超：宫内早孕，胎囊 1.3cm×0.9cm，未见胎芽。2017 年 2 月 21 日性激素：P：19.3ng/mL，E_2：604.0pg/mL，β-HCG：28392.0mIU/mL。

方药：

覆盆子 15g	侧柏炭 10g	北沙参 12g	玉竹 10g
荷叶 10g	青蒿 6g	旱莲草 12g	苎麻根 6g
莲子心 3g	菟丝子 15g	地骨皮 10g	

20 剂，每日 1 剂，水煎服。

分析：四诊时患者 BBT 高温相，B 超提示宫内早孕，说明卵巢功能得以恢复，治疗有效。治以覆盆子、旱莲草补肾固冲，北沙参、玉竹养阴清肺，益胃生津，荷叶、莲子心、地骨皮、青蒿清热安胎，苎麻根清热固冲，侧柏炭清热止血。全方共奏补肾固冲，清热安胎之功。

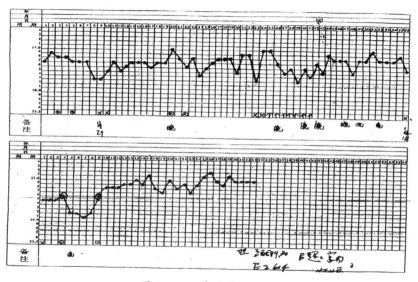

图 3-1-3　基础体温图 29

【病案二】

晁某，女，27 岁，已婚。

初诊日期： 2013 年 11 月 16 日。

主诉： 未避孕未孕 1 年。

现病史： 月经初潮 14 岁，既往月经（5 ～ 6）天 /30 天，量中，无痛经。结婚 2 年，解除避孕后 1 年，至今未孕，间断服用中药，未见明显效果，LMP：2013 年 10 月 23 日，PMP：2013 年 9 月 26 日。现四肢畏寒，疲劳。纳可，大便通。舌淡，脉弦滑。

婚育史：孕 0 产 0。

过敏史：青霉素过敏。

辅助检查：2013 年 8 月性激素：FSH：17.7mIU/mL，LH：4.03mIU/mL，E₂：38.17pg/mL，T：7.71ng/mL。2013 年 10 月性激素：FSH：14.5mIU/mL，LH：3.21mIU/mL，E₂：41.7pg/mL。2013 年 8 月 B 超：子宫 4.5cm×4.1cm×3.2cm，内膜 0.8cm，双附件无异常。

西医诊断：原发性不孕症，卵巢储备功能低下。

中医诊断：无子（肾虚肝郁，血海不足证）。

立法：温肾养血，疏肝解郁。

方药：

太子参 15g	阿胶珠 12g	茯苓 10g	白术 10g
川续断 15g	当归 10g	川芎 5g	山药 15g
郁金 5g	钩藤 10g	绿萼梅 6g	枸杞子 15g
杜仲 10g	蛇床子 3g		

20 剂，每日 1 剂，水煎服。

分析：患者未避孕未孕 1 年，诊断为原发性不孕症，属中医无子范畴，根据患者的性激素检测结果显示 FSH 偏高，提示患者的卵巢储备功能低下，故导致不孕。患者 1 年未孕，难免肝气郁结，肝主疏泄，若肝气郁结，不能调畅气机，则冲任失调，患者素体肾气不足，容易疲劳，阳气虚弱，故四肢畏寒，再遇肝气郁结，出现排卵功能障碍，导致不孕。现舌淡，脉弦滑，亦为肾虚肝郁，血海不足之象，治以温肾养血，疏肝解郁。

以枸杞子为君，性温和，滋补肝肾，同时可补益肾中阳气。臣以杜仲、川续断、蛇床子、阿胶珠、当归、太子参、山药、白术，杜仲、川续断辅助君药温补肝肾，蛇床子助肾阳，阿胶珠、当归益养阴血，太子参、山药、白术健脾益气，化生气血。绿萼梅性平而无燥性，芳香行气且不伤阴，与郁金同为佐药，疏肝解郁，行气活血，钩藤清热平肝，川芎可引诸药入血海。全方共奏温肾养血，疏肝解郁之功。

二诊： 2013 年 12 月 28 日。

LMP：2013 年 12 月 21 日，经前 BBT 近典型双相（图 3-2-1）。PMP：2013 年 11 月 20 日。舌淡，左脉细滑，右脉沉滑。

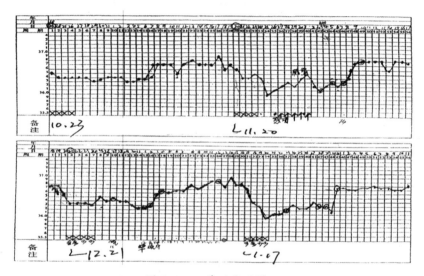

图 3-2-1 基础体温图 30

方药：

柴胡 3g	白术 10g	郁金 6g	茯苓 10g
泽兰 10g	枸杞子 15g	龙眼肉 12g	三棱 10g
阿胶珠 12g	夏枯草 10g	茜草 12g	川芎 5g
荷叶 10g	月季花 6g	杜仲 10g	

20 剂，每日 1 剂，水煎服。

分析：二诊时患者 BBT 近典型双相，说明有排卵，患者脉象未见弦象，提示患者肝郁得到了一定的疏解。中医学认为，左手浮取候心，中取候肝，沉取候肾；右手浮取候肺，中取候脾，沉取候肾（命门）。舌淡，左脉细滑，右脉沉滑，提示患者脾肾不足，应以补为主，茯苓、白术、龙眼肉健脾益气，杜仲走下，温肾助阳，阿胶珠养血。加茜草活血化瘀，疏通经脉，柴胡、月季花、夏枯草疏肝解郁，泽兰、荷叶利湿化浊，防补药过于滋腻，三棱活血通利，鼓动血海运行。

三诊：2014 年 1 月 25 日。

LMP：2014 年 1 月 17 日，PMP：2013 年 12 月 21 日。经前 BBT 不典型双相，经量中。舌淡，脉细滑。

太子参 12g	阿胶珠 12g	白术 10g	川续断 15g
枸杞子 15g	月季花 6g	茯苓 10g	川芎 5g
当归 10g	瞿麦 6g	香附 10g	女贞子 15g
龙眼肉 12g	菟丝子 15g	百合 12g	

20 剂，每日 1 剂，水煎服。

四诊：2014 年 2 月 22 日。

LMP：2014 年 1 月 17 日。现 BBT 上升后稳定（图 3-2-2）。无腹痛及阴道出血。舌淡，脉沉滑。

辅助检查：2014 年 2 月 20 日激素：HCG：4901mIU/mL，P > 40.0ng/mL。

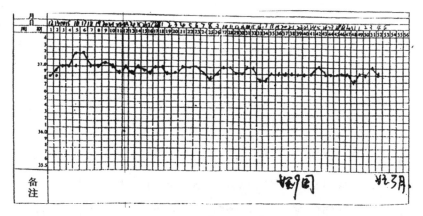

图 3-2-2　基础体温图 31

方药：

枸杞子 15g	黄芩炭 6g	苎麻根 10g	旱莲草 10g
百合 12g	山药 15g	白术 10g	茯苓 10g
椿皮 5g	大蓟 15g	小蓟 15g	覆盆子 15g
菟丝子 20g			

14 剂，每日 1 剂，水煎服。

分析：三诊时患者脉象细滑，说明血海得到了一定的充盈，仍以补肾养血为法，随症加减。

四诊时患者 BBT 上升后稳定，根据激素结果提示，证实妊娠。方中以菟丝子、覆盆子、枸杞子为君，补肾益精，固摄冲任。茯苓、山药为臣，健脾益气，以后天养先天，生化气血以化精，以奏安胎之功。黄芩炭、苎麻根、旱莲草清热固冲，椿皮清热燥湿又具有收敛之性，百合养阴血，大蓟、小蓟凉血，防止出血。全方共奏补肾固冲，清热安胎之功。

五诊：2014 年 3 月 8 日。

LMP：2014 年 1 月 17 日，BBT 上升后稳定。舌淡红，脉沉滑。

辅助检查：2014 年 2 月 27 日激素：HCG：33016mIU/mL，P＞40.0ng/mL。

方药：

枸杞子 15g	白术 10g	苎麻根 6g	茯苓 10g
菟丝子 15g	黄芩炭 6g	荷叶 10g	百合 12g
太子参 10g	莲子心 3g	覆盆子 15g	

14 剂，每日 1 剂，水煎服。

六诊：2014 年 3 月 22 日。

早孕，孕 9 周。BBT 略下降，无腹痛及阴道出血。舌淡暗，脉沉滑。

辅助检查：2014 年 3 月 21 日激素：HCG＞200000mIU/mL，P：43.34ng/mL，E_2：2353.0pg/mL。2014 年 3 月 21 日 B 超：早孕活胎。

方药：

覆盆子 15g	莲须 5g	白术 10g	山药 15g
菟丝子 15g	茯苓 10g	苎麻根 10g	枸杞子 15g
椿皮 5g	百合 12g	大蓟 10g	小蓟 10g

14 剂，每日 1 剂，水煎服。

七诊：2014 年 4 月 5 日。

孕 11 周。BBT 稳定，无腹痛及阴道出血。舌淡，苔白，脉细滑。

方药：

覆盆子 15g	侧柏炭 15g	莲子心 3g	苎麻根 10g
百合 12g	山药 15g	菟丝子 15g	莲须 5g
荷叶 10g			

14 剂，每日 1 剂，水煎服。

分析：五、六、七诊继续前法，补肾固冲。

后随访得知，患者 2014 年 10 月顺产 1 男婴。

【病案三】

白某，女，28 岁，已婚。

初诊日期：2017 年 4 月 1 日。

主诉：月经量少 2 年，未避孕未孕 1 年。

现病史：月经初潮 14 岁，既往月经规律，（6~7）天 /28 天，量中，色红，无痛经。2 年前无明显诱因出现月经量逐渐减少，（3~5）天 /（25~26）天，量少，色暗红，有血块，经间期偶有血性分泌物。PMP：2017 年 2 月 24 日；LMP：2017 年 3 月 23 日。经前腰酸，纳可，眠差多梦，小便可，大便溏。舌暗，苔厚腻，脉细滑。

既往史：2008 年、2016 年分别行右侧输卵管开窗取胎术，曾行双卵巢畸胎瘤剔除术（具体不详）。

孕产史：孕 3 产 0。2006 年药物流产 1 次，2008 年、2016 年右侧输卵管异位妊娠 2 次，均行开窗取胎术。

西医诊断：继发性不孕症。

中医诊断：月经过少，断续（脾肾两虚，湿瘀互结证）。

立法：补肾健脾，利湿化瘀。

方药：

生牡蛎 15g	桔梗 10g	泽泻 10g	广木香 3g
冬瓜皮 10g	茵陈 10g	白术 10g	佩兰 3g
砂仁 3g	续断 15g	菟丝子 15g	三七粉 3g

40 剂，每日 1 剂，水煎服。

分析：患者因"月经量少 2 年，未避孕未孕 1 年"就诊，中医属月经过少、断续范畴，西医属继发性不孕症。该患者药物流产 1 次，右侧输卵管异位妊娠开窗取胎术两次，双卵巢畸胎瘤剥除术后，多孕及多次手术难免损伤肾气，末次术后患者急于求子，调养不慎，肾精亏虚，肾气未复，冲任血海亏虚，经血化源不足，以致经行量少；经间期为阴阳转化之时，阳气始生，若统摄无力，则冲任不固，故偶见血性分泌物；多次手术，瘀血残留，加之气血运行不畅，内生血瘀，故月经可见血块；腰为肾之府，肾虚故见经前腰酸；肾主水，肾虚则水液代谢功能失常，水湿内停，肾虚不能上温脾阳，故见大便溏；脾肾两虚，气血生化不足，心神失养，故见眠差多梦；舌暗，苔厚腻，脉细滑亦为脾肾两虚，湿瘀互结之象，治以补肾健脾，利湿化瘀。此时患者舌苔厚腻，湿邪阻滞较重，应先"解其外衣"，祛湿浊，若单用补益之法，有闭门留寇之虞，故首诊以泽泻、冬瓜皮为君，泽泻走下入肾经，利水渗湿的同时能泻肾经之虚火，冬瓜皮入脾经，善化湿浊；桔梗、白术、茵陈为臣，桔梗辛散苦泄，能开宣肺气，助水液输布及代谢，白术益气健脾利水，茵陈清利湿热，三药共助君药化湿之功；生牡蛎入肝、肾经，能软坚散结，收敛固涩，重镇安神，一来其软坚散结之性能解下焦湿浊瘀阻，二来现患者处于月经第 10 天，其收敛固涩之性可预防其再次出现经间期出血，三来其重镇安神之性能缓解患者失眠多梦之症，一药三用，足见柴嵩岩教授用药之妙；佐以木香、砂仁理气化浊，气行则湿化，佩兰利湿化浊，三药助君药"解外衣"的同时，消其舌苔之腻；以续断、菟丝子补肾益精，针对肾虚之本，又无滋腻生湿热之弊；三七粉化瘀不伤正，针对其舌暗，瘀阻于内之象。

二诊： 2017 年 5 月 27 日。

LMP： 2017 年 5 月 11 日，经前 BBT 不典型双相（图 3-3-1）。纳眠可，二便调。舌暗红，苔黄，脉细滑。

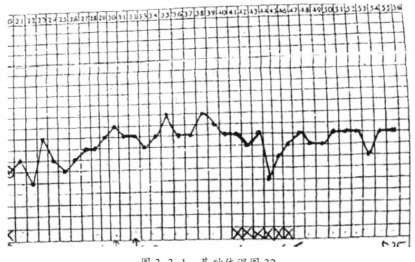

图 3-3-1　基础体温图 32

方药：

北沙参 15g	炒白芍 10g	广木香 3g	砂仁 5g
枳壳 10g	月季花 6g	瞿麦 6g	川芎 6g
青蒿 6g	土茯苓 10g	地骨皮 10g	鱼腥草 10g

20 剂，每日 1 剂，水煎服。

分析：患者经前 BBT 不典型双相，由图 3-3-1 可知高温相波动，爬坡型，温差小，加之患者自诉有双侧卵巢畸胎瘤剥除病史，判断患者卵巢功能不佳、卵子质量不良，嘱患者经期完善女性激素检查。现患者睡眠及二便情况较初诊好转，苔腻减轻提示浊邪已去，但舌色暗红，苔黄提示内有瘀热，易伤阴血。遂以北沙参、炒白芍为君，滋阴益气，养血敛阴；木香、砂仁、枳壳行气化湿，调理气机，气行则湿、瘀自去；月季花、瞿麦、川芎活血化瘀，同时月季花疏肝理气调经，解患者久病之郁，瞿麦、川芎能走下，入血海；青蒿、地骨皮清虚热；土茯苓、鱼腥草化湿解热毒。全方慎用补药，以清为主，以通为要。

三诊：2017 年 6 月 24 日。

LMP：2017 年 6 月 4 日，经前 BBT 不典型双相（图 3-3-2）。近日心烦失眠，大便溏，每日 1 次。舌淡暗，苔白干，脉细滑。

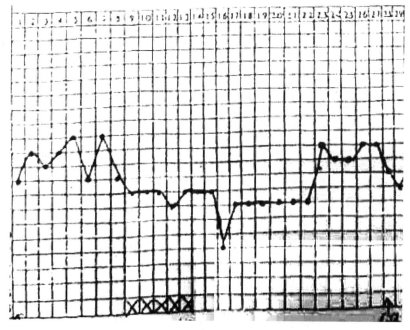

图 3-3-2　基础体温图 33

辅助检查：2017 年 6 月 5 日性激素：FSH：9.1mIU/mL，LH：3.1mIU/mL，E_2：43pg/mL，T：0.7ng/mL，PRL：12ng/mL。

方药：

北沙参 15g	黄连 3g	泽泻 10g	茯苓 10g
白术 10g	丹参 10g	远志 5g	钩藤 6g
丝瓜络 10g	莲子心 3g	菟丝子 15g	鱼腥草 8g
浙贝母 10g			

20 剂，每日 1 剂，水煎服。

分析：患者 FSH/LH 升高，考虑卵巢储备功能下降，佐证二诊柴嵩岩教授根据病史及基础体温判断患者卵巢功能不佳，卵子质量不良。患者此次就诊的基础体温虽高温相仍有波动，但温差较前分明，判断治疗有效。患者舌淡暗，苔白干，提示湿热之邪较前好转，气虚阴伤之本尽现。处方以北沙参、白术、菟丝子为君，滋阴益气填精，润肺健脾补肾，同时北沙参金水相生，滋养肾阴；茯苓、丹参为臣，茯苓助君药健脾，丹参养血化瘀，针对舌质之暗象，素有"一味丹参散，功同四物汤"之说；佐远志安神益智，交通心肾，莲子心清心火，钩藤清热平肝，针对患者心烦失眠之症；黄连苦寒，归心、脾、胃、胆、大肠经，《本草备要》云其"入心泻火，镇肝凉血，燥湿开郁，解渴除烦，益肝胆，浓肠胃，消心瘀，止盗汗"，《药性赋》有云"黄连厚肠胃而止泻"，而刻下患者心烦失眠、便溏，黄连能泻心火而解心烦失眠，厚肠胃而止便溏，一药两用，但因其味苦性寒，不宜多用，仅以 3g，恐有伤阳耗气之弊；泽泻、鱼腥草清热利湿，使余热从小便而走，且利小便以实大便；丝瓜络活血通络，浙贝母清热散结，消冲任、胞宫之瘀阻。

四诊： 2017 年 9 月 16 日。

LMP：2017 年 8 月 23 日，BBT 单相（图 3-3-3）。追问病史，2017 年 8 月险些遭恶犬咬伤。舌暗苔白，脉细滑。

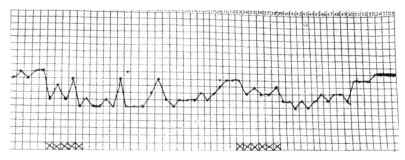

图 3-3-3 基础体温图 34

方药：

北沙参 12g	丹参 10g	熟地黄 10g	莲子心 3g
金银花 10g	石斛 10g	大腹皮 6g	生甘草 5g
枸杞子 15g	女贞子 15g	益母草 10g	杜仲 10g
百合 10g	郁金 6g		

20 剂，每日 1 剂，水煎服。

分析：患者既往基础体温一直为不典型双相，但此次就诊却为单相体温且波动较明显，结合患者就诊交谈过程中表现出情绪紧张，柴嵩岩教授敏锐察觉，追问患者近期个人史，得知患者 2017 年 8 月险些遭恶犬咬伤，受惊吓。《素问·阴阳应象大论》云及"恐伤肾"，《灵枢·本神》亦云："恐惧而不解则伤精，精伤则骨酸痿厥，精时自下。"恐伤肾精，肾主生殖，肾之阴阳转化调节月经周期，故本诊虽舌象较前好转，但肾气大伤。此时患者为月经第 25 天，嘱患者见月经停药，余药月经第 5 天再服。本方以滋阴养血为主，补其因惊恐所伤肾的阴血。金银花清血分之热，防止补益药内生虚热，扰动血海；莲子心清心火，百合清心，郁金疏解肝郁，缓解患者不良情绪，诊病过程中，柴嵩岩教授也给予患者足够的心理疏导和生活建议，身心同治。

五诊：2017 年 10 月 21 日。

PMP：2017 年 9 月 19 日；LMP：2017 年 10 月 16 日。BBT 恢复不典

型双相（图 3-3-4）。舌红，苔黄，脉细滑。

辅助检查：2017 年 9 月 22 日性激素：FSH：11.32mIU/mL，LH：2.5mIU/mL，E_2：35pg/mL。

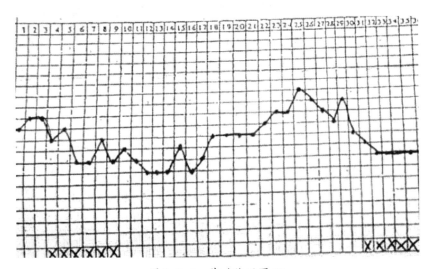

图 3-3-4　基础体温图 35

方药：

枸杞子 12g	当归 10g	太子参 10g	白术 15g
茵陈 10g	扁豆 10g	砂仁 6g	枳壳 10g
丹参 10g	茜草 6g	车前子 10g	杜仲 10g
菟丝子 12g			

20 剂，每日 1 剂，水煎服。

六诊：2017 年 12 月 9 日。

LMP：2017 年 11 月 14 日，BBT 不典型双相（图 3-3-5）。舌暗，苔黄干，脉细滑。

方药：

阿胶珠 10g	生麦芽 10g	桔梗 10g	砂仁 3g

夏枯草 10g 　　　茵陈 10g 　　　白术 10g 　　　薏苡仁 10g

丝瓜络 10g 　　　桑叶 10g 　　　瞿麦 6g 　　　三七粉 3g

杜仲 10g

20 剂，每日 1 剂，水煎服。

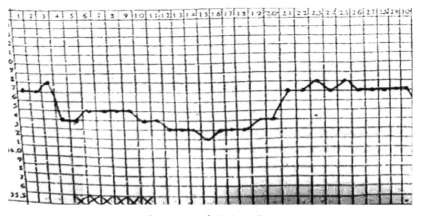

图 3-3-5　基础体温图 36

七诊：2018 年 2 月 10 日。

PMP：2018 年 1 月 6 日；LMP：2018 年 2 月 3 日，BBT 近典型双相（图 3-3-6）。舌苔黄，脉细滑。

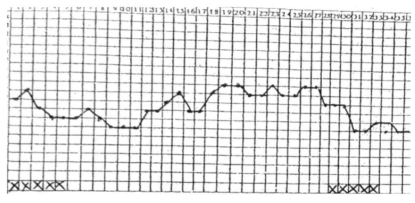

图 3-3-6　基础体温图 37

辅助检查：2017 年 12 月 13 日性激素：FSH：7.32mIU/mL，LH：4.5mIU/mL，E_2：48pg/mL，T：0.27ng/mL，PRL：12.79ng/mL。

方药：

菊花 6g	砂仁 3g	茵陈 10g	荷叶 10g
续断 15g	生麦芽 12g	月季花 6g	钩藤 10g
百合 12g	莲子心 3g	青蒿 6g	旱莲草 12g
川芎 5g			

20 剂，每日 1 剂，水煎服。

分析：患者 2017 年 9 月 22 日性激素检查结果：FSH：11.32mIU/mL，LH：2.5mIU/mL，E_2：35pg/mL，明确诊断为卵巢储备功能低下。五诊患者情绪平复，恢复排卵，根据舌脉，继以补肾健脾，清热化湿为法。六诊患者舌暗，苔黄干，湿热瘀阻之象明显，去枸杞子、菟丝子等有温热之性的药物，以清热化湿，化瘀通络为法。七诊患者基础体温近典型双相，复查激素水平 FSH、LH 基本正常，提示此时患者已具备受孕能力，因患者此时舌苔黄，全方仍以清热化湿为法，患者此时处于卵泡期，除以旱莲草补肾养阴，助阴长阳生外，月季花、川芎可活血通经，助卵泡排出。

八诊：2018 年 3 月 3 日。

LMP：2018 年 2 月 3 日，现停经 29 天，患者平素月经周期为 25~26 天，昨日测 HCG：535.6mIU/mL。小腹下坠感半月余，昨日有少量血丝，今晨腹泻 1 次。舌红苔干，脉沉滑。

方药：

覆盆子 15g	黄连 3g	茯苓皮 10g	荷叶 10g
白术 10g	白头翁 10g	苎麻根 10g	侧柏炭 15g
菟丝子 15g	椿皮 5g	生甘草 5g	芦根 10g

7 剂，每日 1 剂，水煎服。

分析：患者既往连续右侧输卵管异位妊娠病史，均已行开窗取胎术，此时患者停经天数短，且有小腹下坠，昨日阴道有少量血性分泌物，告知患者仍有再次宫外孕可能，但患者保胎意愿强烈，遂根据舌脉，仍以养血清热、固肾安胎为法，不用一味活血药，同时嘱患者，如腹痛加重、阴道出血量多或有其他不适，随时就近就诊。方中覆盆子益肾固精安胎，白术健脾益气，为君药；苎麻根清热安胎，侧柏炭清热收敛止血；荷叶、椿皮、芦根均能清热，防止热扰冲任，燔灼血海，扰动胎元；今晨患者腹泻1次，以黄连厚肠胃，白头翁清热凉血走大肠，茯苓皮利水。全方结合患者自身情况，标本兼治。

九诊：2018年3月10日。

LMP：2018年2月3日，现停经36天，无腹痛及阴道出血，多梦，大便不成形，日1次。舌暗，脉沉滑有力。

辅助检查：HCG：4866mIU/mL；P：27.88ng/mL。

方药：

北沙参 15g	金银花 10g	侧柏炭 15g	苎麻根 10g
荷叶 10g	白术 10g	茯苓 10g	菟丝子 15g
覆盆子 15g	莲子心 3g	芦根 10g	

14剂，每日1剂，水煎服。

十诊：2018年3月24日。

停经50天，恶心明显，现BBT高温相稳定（图3-3-7）。舌暗红，苔薄黄，脉滑。

辅助检查：2018年3月16日B超：宫内早孕（胎囊1.9cm×2.7cm×1.4cm，胎芽0.4cm，可见胎心）。

方药：

菟丝子 15g	荷叶 10g	竹茹 6g	覆盆子 12g
苎麻根 10g	茯苓 10g	白术 12g	地骨皮 10g
莲须 5g	玉竹 10g	芦根 15g	侧柏炭 12g

14 剂，每日 1 剂，水煎服。

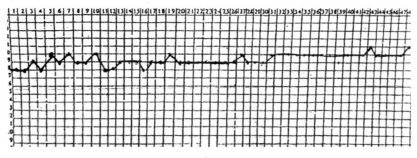

图 3-3-7　基础体温图 38

十一诊：2018 年 4 月 14 日。

停经 71 天，无腹痛及阴道出血，纳眠可，大便不成形。舌暗红，苔薄黄，脉沉滑有力。

辅助检查：2018 年 3 月 31 日 B 超：宫内早孕（胎囊 3.3cm×3.9cm×2.5cm，胎芽 1.8cm，可见胎心）。

方药：

覆盆子 15g	黄芩炭 10g	金银花 6g	苎麻根 10g
侧柏炭 10g	白术 10g	山药 10g	菟丝子 15g
北沙参 15g	莲子心 3g	生甘草 5g	地骨皮 6g

20 剂，每日 1 剂，水煎服。

患者产科建档，后随访得知，患者足月顺产 1 女，其女体健。

分析：九至十一诊，以固肾清热安胎为法，结合舌脉，随症加减，经治疗患者 HCG 升高理想，B 超可见胎囊、胎芽及胎心，确诊宫内早孕。

患者有 3 次盆腔手术史，卵巢储备功能下降，经过近 1 年的治疗，患者卵巢功能好转，成功宫内妊娠，柴嵩岩教授一直叮嘱学生"妇科医生不能做勇士"，面对患者 2 次输卵管异位妊娠病史，此次妊娠属珍贵儿，遂在发现妊娠之时，并未以平时的 2 周或 1 个月为复诊周期，而是在充分告知患者风险及出现危险情况时采取应对措施的情况下，仅以 7 天为复诊周期，以便密切观察患者病情变化。经保胎治疗，患者顺利产女。

【参考文献】

［1］Devine K，Mumford S L，Wu M，et al. Diminished ovarian reserve in the United States assisted reproductive technology population：diagnostic trends among 181,536 cycles from the Society for Assisted Reproductive Technology Clinic Outcomes Reporting System［J］. Fertility and Sterility，2015，104（3）：612-619.

［2］Shuster L T，Rhodes D J，Gostout B S，et al. Premature menopause or early menopause：Long-term health consequences［J］.Maturitas，2010，65（2）：161-166.

［3］陈文俊，李慧芳，周蓓蓓，等.卵巢储备功能低下评估及治疗方法研究进展［J］.实用医学杂志，2016，32（1）：19-22.

［4］许小凤，谈勇.卵巢储备功能低下中医证治路径探析［J］.环球中医药，2010，3（5）：325-327.

第四章

黄体功能不足性不孕症

4

一、概述

黄体功能不足（luteal phase defect，LPD）是指排卵后卵泡形成的黄体，这一与生殖密切相关的暂时的内分泌腺体的功能不足。其主要指黄体合成和分泌的孕激素等物质不足，影响受精卵着床或未能支持早期胚胎的生长发育而导致早期流产。临床上多表现为月经先期、月经频发、月经量过多及不孕、习惯性流产等。近年米，随着生活环境、生活方式的改变，因黄体功能不全而致的不孕症越来越多地影响着人们的生活。据不完全统计，其在不孕症妇女中占 10% 左右，严重威胁女性生殖及身心健康。

二、黄体功能不足的诊断标准

对于黄体功能不足的临床诊断目前尚无统一、准确的诊断标准。临床比较常用的判定方法有基础体温（BBT）测定、子宫内膜活检及黄体中期孕酮水平的测定。目前认为，排卵后的第 5 日、第 7 日、第 9 日统一时间测定孕酮水平，其平均值 <15μg/L 为黄体功能不足。临床应用中，需结合各种方法的适用特点，综合评价黄体功能。在自然月经周期，育龄期女性黄体功能不足发病率为 3% ～ 10%；在超促排卵周期，由于多个黄体同时发育，合成并分泌超生理量的雌、孕激素，负反馈抑制下丘脑 – 垂体轴，抑制 LH 分泌，从而引起黄体功能不足，其发生率几乎为 100%。

黄体功能常参照基础体温来评定，正常的基础体温呈双相，卵泡期温度为 36.3 ～ 36.5℃，在排卵前或排卵期最低，排卵后由于孕激素的致热作用，使体温升高 0.3 ～ 0.5℃，因而出现双相表现，表示有排卵。正常情况下，黄体期持续 14±2 天，体温由低温相升高或由高温相降低一般在 3 天之内，且高温相波动在 0.2℃之内。

若患者黄体功能不足，则孕激素制热作用减弱，可通过基础体温的变化体现出来。若 BBT 呈阶梯形上升，曲线需 3 日后才达高水平或 BBT 稳定上升 <10 日，可提示为黄体功能不足。

黄体功能不足比较典型的体温图有以下 6 种：

①持续时间不够

正常的高温相应持续高水平 11 日及 11 日以上，若高温相小于 10 日，则可认为是黄体功能不足（图 4-1-1）。

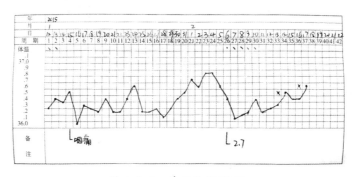

图 4-1-1　基础体温图 39

②温差不足

正常的高温相低温相之间温差应在 0.3 ～ 0.5℃，若排卵期前后两相温差不足 0.3℃，则可认为是黄体功能不足（图 4-1-2）。

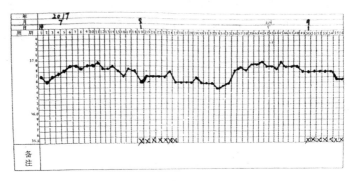

图 4-1-2　基础体温图 40

③爬坡型

正常的低温相高温相之间转化应在 1～2 天之内，最多不超过 3 天，若上升缓慢，呈爬坡型，则可认为是黄体功能不足（图 4-1-3）。

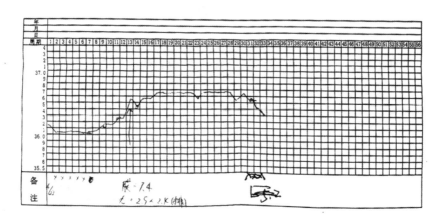

图 4-1-3　基础体温图 41

④高温相不稳定

正常的高温相应能保持稳定，其温差在 0.2℃以内，若其高温相波动较大，超过 0.2℃，则可认为是黄体功能不足（图 4-1-4）。

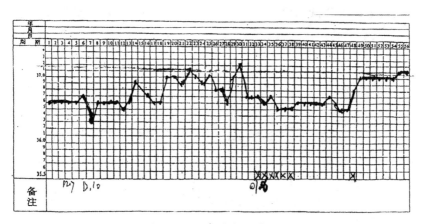

图 4-1-4　基础体温图 42

⑤马鞍型

正常的高温相应保持稳定，若排卵期和月经前期体温较高，而黄体期体温略低，呈明显的马鞍型，则可认为是黄体功能不足（图4-1-5）。

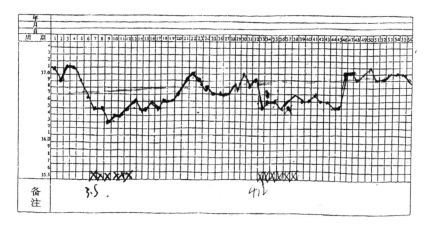

图 4-1-5　基础体温图 43

⑥下坡型

正常的高温相转化为低温相应在 1 ～ 2 天之内，最多不超过 3 天，若下降缓慢，呈下坡型，则可认为是黄体功能不足（4-1-6）。

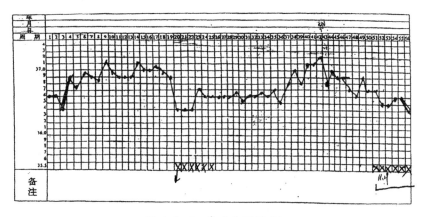

图 4-1-6　基础体温图 44

三、黄体功能不足的发病因素

1. 卵泡发育不良

卵泡刺激素（FSH）和黄体生成激素（LH）的不适当释放可引起卵泡细胞发育障碍，引起黄体功能不足。

2. 泌乳素升高

催乳激素（PRL）的升高，可抑制垂体促性腺激素的分泌，或直接作用于卵巢，影响 LH 脉冲的频率和幅度。过高的 PRL 也会抑制孕酮的分泌，导致黄体功能不足。

3. 子宫内膜异位症

子宫内膜异位症患者在黄体晚期，其雌二醇（E_2）水平降低，孕酮（P）分泌作用减弱，造成卵泡期异常，出现 LPD 表现，同时子宫内膜异位症患者盆腔内积液明显增多，大量的吞噬细胞可造成前列腺素的含量增高，卵泡发育不良，造成黄体功能不足。

4. 子宫内膜受体缺乏

普遍认为，子宫内膜的雌、孕激素受体水平下降是 LPD 的重要病因。

5. 卵巢本身病变

卵巢本身病变，如卵巢纤维化、卵巢及周围组织炎症等，导致 LPD。

6. 其他因素

可因促排卵药、自主神经功能紊乱、慢性缺氧、应激刺激、剧烈运动、心理因素、药物与理化因素等引起 LPD。

四、西医对黄体功能不足的治疗

1. 促卵泡发育

因卵泡发育不良所致的黄体功能不足，治疗的首要任务是促进卵泡发育。现在临床常用的药物有氯米芬、来曲唑、促性腺激素释放激素、雌激素等。

2. 刺激黄体功能

在卵泡成熟的时候，给予肌内注射人绒毛膜促性腺激素（HCG）5000 ～ 10000U，来加强月经中期 LH 峰的形成，从而达到不使黄体过早衰退或者提高其分泌孕酮的功能。

3. 补充黄体酮

常在排卵后或者基础体温上升时，肌内注射黄体酮 10 ～ 20mg，连续 10 ～ 14 天。因肌内注射黄体酮会引起肌内注射部位的疼痛、硬结及无菌性脓肿，临床中常用口服或阴道给药。阴道给药由于局部动静脉之间的渗透，子宫动脉孕酮浓度显著高于外周动脉。地屈孕酮的分子结构表现出其作用于相关受体具有高度选择性，其不良反应少，是目前较常用的药物之一。

4. 其他疗法

针对黄体功能不足合并高泌乳素血症患者，通常服用溴隐亭，用药期间要密切检测含量，如有效果逐渐减量至维持剂量。对于由肾性高雄激素血症引起者可用地塞米松，雌激素水平不足者，补充雌激素治疗。若因卵巢因素、子宫内膜异位症等引起者，则针对病因治疗。

五、中医学对黄体功能不足性不孕症的认识

中医学古文献中，没有黄体功能不足一病，因其临床表现多为黄体期缩短、经间期出血、经期延长，甚则不孕等，可归为月经先期、经期延长、经间期出血、不孕症等范畴。关于不孕症的病因，历代医家主要责之为肾虚（肾阴虚、肾阳虚）、脾虚、肝郁、血瘀、痰湿等。其中，肾虚是根本原因。

1. 肾虚

"经水出诸肾"，肾为先天之本，主藏精气，主生殖。肾气旺盛，阴阳平衡，冲任通盛，天癸泌泄正常，月经正常来潮。其中，肾虚又可分为阴虚及阳虚。肾阳不足，阴转阳迟缓致 LPD，BBT 升而不移，为时短暂，胞宫不暖难以受孕；早在《周易》中就已经认识到"男女构精，万物化生"。《女科正宗·广嗣总论》说："男精壮而女经调，有子之道也。"男精壮包括正常的性功能及正常的精液，女经调包括正常的月经及排卵等。由此可见，受孕的机理在于男女肾气充盛，天癸成熟，任通冲盛，精壮经调，适时和合，便成胎孕。同时，在脏腑、天癸、气血、冲任的协调和滋养下，才能让子宫内环境有利于受孕。

2. 脾虚

"五脏六腑之血，全赖脾气统摄。"脾气健运，固摄有权，血循常道，血旺而经调。脾虚不能统血，则见经期月经量多、月经先期，脾虚不运，水液运化失调，聚液成痰，痰湿阻止经络，胞脉受阻，也可引起月经不调，胎失所养，以致不孕。

3. 肝郁

不孕之人，心情难免抑郁，而肝主疏泄，正如《傅青主女科·种子》云"其郁而不能成胎者，以肝木不舒，必下克脾土而致塞，带脉之气既塞，则胞胎之门必闭"。肝气条达，则疏泄正常，血海满溢有时，月经周期正常。若情志不舒，抑郁伤肝，以致疏泄失司，气血失调，则血海蓄溢失常，月经不调，或久而不孕。

4. 瘀血

肾藏精，精化血，精亏血虚，血海蓄溢失常，瘀血内生，瘀则气机不畅，阻于脉络。因子宫内膜异位症致 LPD 患者，血瘀是其主要病理基础。瘀血阻滞冲任、胞宫、胞脉、胞络而发病。

因此对于本病的治疗多从肾论治，兼顾肝、脾等，以补肾为主，结合疏肝、健脾、活血化瘀等。

六、柴嵩岩对黄体功能不足性不孕症的认识

1. 病因病机

西医学把月经周期分为月经期、卵泡期、排卵期、黄体期四个时期，根据阴阳互根互用、相互转化的思想，认为月经期前阴阳俱盛，月经期后阴阳俱虚，经过卵泡期和黄体期阴阳逐渐增长丰满，且卵泡期阴盛于阳，黄体期阳盛于阴，阴阳中复有阴阳，卵泡期、黄体期又可细分为阴中之阴、阴中之阳、阳中之阴、阳中之阳等不同阶段。由此认为，黄体期为阴阳俱长且阳盛于阴的阶段，黄体期为肾阳充盛、肝阳升发之旺盛时期。肾阳不足，或后天房事不节、多孕多产损伤肾阳，均可导致天癸乏源，肾精无以充养，冲任血海空虚，不能维持黄体期的基础体温，无力摄精成孕，

肾阳失于温煦，肝气不调，失于疏泄，气机阻滞，冲任上下不能相资，亦难以摄精成孕，因此柴嵩岩教授认为，肾虚尤以肾阳虚为黄体功能不足性不孕症的主要病因。

2. 常见证候

（1）肾虚

中医学认为肾主生殖，黄体功能不足性不孕症的发病与肾虚导致肾－天癸－冲任－胞宫生殖轴机能紊乱关系密切。这类患者月经规律而周期缩短、经血颜色淡、质地清稀，舌淡脉沉，白带清稀量多，经期下腹冷痛绵绵，得温可减。此外，肾主纳气，若肾气虚则易出现气短自汗、倦怠无力、面色㿠白等；肾主水液、司开阖，肾虚可见小便频数清长，或余沥不尽，或夜尿多；肾主骨生髓，肾虚可见腰膝酸软、注意力不集中等。肾阳虚则温煦失职、气化无权、元阳衰弱，可兼见四肢不温、形寒肢冷等症状。

（2）脾虚

脾为后天之本，主运化水谷和运化水液、主升清、主统血。脾气虚则水谷精微无以运化滋养冲任。黄体功能不足性不孕症患者可因脾虚导致经间期出血、崩漏、月经量多、经血色淡、经期下腹隐痛、经前腹泻。脾虚，失于健运，精微不布，水湿内停，故纳气腹胀、便溏；《诸病源候论·五脏六腑病诸候》有云："脾气不足，则四肢不用，后泄，食不化，呕逆，腹胀肠鸣，是为脾气之虚也。"脾失健运，水湿不化，清浊不分，流注肠中，故大便溏薄；脾气不足，精微不能输布，气血生化乏源，不能充达四肢、肌肉，机体失养，故肢体倦怠，神疲乏力，气短懒言，形体消瘦；若脾气亏虚，水湿不运，泛溢肌肤，则可见肥胖、浮肿；气亏血少，不能上荣，故面色萎黄。

（3）肝郁气滞

肝主疏泄，疏通、调畅全身气机。气机调畅与否又影响着血液和津液的运行、脾胃的运化、情志的变化及生殖功能等诸多方面，所以肝主疏泄是保障机体多种生理功能正常发挥的重要条件。肝疏泄功能正常，能够疏调气血、调节情志、促进消化、通利水道、调理生殖。朱丹溪《格致余论》在总结肝肾两脏对人体性活动的调控作用时说："主闭藏者肾也，司疏泄者肝也。"肝主藏血，王冰注《素问·五脏生成论》说："肝藏血，心行之，人动则血运于诸经，人静则血归于肝脏。何者，肝主血海故也。"黄体期若肝气郁滞不畅失于条达，阳气升发不及，则会导致黄体功能不健。此类患者可见月经先后不定期，经量偶多偶少，兼见经期下腹胀痛、窜通，出现经前乳房胀痛，肝郁脾虚便溏，焦虑不安，抑郁烦躁等症状。

（4）精血亏虚

精与血之间存在着相互滋生和转化的关系。血的化生，有赖于肾中精气的气化；肾中精气的充盛，也有赖于血液的滋养。因此可以说精能生血，血能化精，中医称之为精血同源。在病理上，精与血的病变也是相互影响。肾藏精，肝藏血，因此精血不足也可以认为是肝肾不足。如肾精亏损，可导致肝血不足；肝血不足，也可能引起肾精亏损。女子以血为本，精血同源，精亏血少不能摄精成孕致黄体功能不足性不孕症。患者精血亏虚，血海不足，冲任不固，血海不能按时满溢，故见月经量少或月经错后。精血亏不能荣养周身，故见头晕、目眩、耳鸣、健忘、腰膝酸软等。

3. 临床用药特点

柴嵩岩教授根据人体阴阳理论及脏腑关系，针对患者不同辨证类型，提出以下治法。她认为治病求本应体现在治疗的任何阶段，对于标本同病者应分层次、有重点、系统性地治疗，辨证准确、选药得当方能收效显著。

（1）阴阳并重

阴阳，指的是一个事物的两个方面，阴阳互体，阴阳化育，阴阳对立，阴阳同根。所以肾阴虚到一定程度，则可累及肾阳，发展成阴阳两虚，称作阴损及阳；肾阳虚到一定程度，亦可累及肾阴，发展成阴阳俱虚，称作阳损及阴。张景岳曾言："善补阳者，必于阴中求阳，则阳得阴助而生化无穷；善补阴者，必于阳中求阴，则阴得阳升而泉源不竭。"正因为阴阳有此关系，故提出"壮水之主以制阳光，益火之源以消阴翳"的治法。肾阴和肾阳是各脏阴阳之根本，故在肾的阴阳失调时，即会导致其他各脏阴阳的失调。反之，其他各脏腑的阴阳失调，日久亦必累及肾，损耗肾中精气，导致肾的阴阳失调，此即是"久病及肾"的理论根据。故调补肾之阴阳为调补全身阴阳的关键所在。

黄体期为阴阳俱长且阳盛于阴的阶段，黄体功能不足为阴阳平衡失调中的阳气不足。但治疗时不可一味补阳、温阳、助阳，也应根据阴阳互根互用的关系调补平衡，使阴阳在稳固平衡的基础上逐渐长养。柴嵩岩教授善用补肾类药物，通过调补阴阳改善黄体功能。药物多用桑寄生、菟丝子、枸杞子、山药、杜仲、覆盆子、旱莲草、女贞子、地骨皮等滋补肝肾，调补冲任。其中，桑寄生、菟丝子、枸杞子、山药等药平补阴阳，最为常用。

（2）脾肾需固

肾藏精，源于先天；脾化生气血，是后天之本。脾与肾就是"后天"与"先天"的关系：先天温养后天，后天补养先天。肾为人的生命提供物质基础，脾为人的生命从外界吸收营养，不断获取后天的能量。脾主运化的功能，须借助肾中阳气的温煦，这是先天温养后天。肾脏所藏之精气，有赖于脾运化水谷精微不断补充，这是后天补养先天。若是脾肾不固，精液输布失常，则湿聚成痰，应利湿祛痰。柴嵩岩教授常用茯苓、白术、薏苡仁、冬瓜皮、茵陈、青蒿、泽泻、瞿麦、车前子、佩兰、浙贝母等化痰除湿药配合行气健脾药，收效良好。

（3）肝肾同源

肝肾同源，又称乙癸同源。肝藏血，肾藏精，精血相互滋生。肝主疏泄和藏血，体阴用阳。肾阴能涵养肝阴，使肝阳不致上亢，肝阴又可资助肾阴的再生。肝主疏泄，肾主闭藏，二者之间存在着相互为用、相互制约、相互调节的关系。对黄体功能不足的患者，柴嵩岩教授常在补肾药物中加入疏肝药，通过补肾阳以宣发肝气，缓解临床上黄体功能不足患者常出现的一系列经前期综合征的症状。此时调理冲任，既要行气疏肝，又要考虑到不伤血、不伤阴，药用柴胡、香附、枳壳、郁金、月季花、百合、丝瓜络、路路通等。

（4）调和气血

气与血是人体内的两大类基本物质，在人体生命活动中占有很重要的地位，气对人体有推动调控作用、温煦凉润作用、防御作用、固摄作用及中介作用；血对人体有濡养作用及化神作用。气血关系调和与阴阳关系调和同样重要。血液的化生离不开气作为动力，血液的运行离不开气的推动作用，血液能正常循行于脉中离不开气的固摄作用，气能生血、行血和摄血的三个方面体现了气对于血的统帅作用，故称之为"气为血之帅"。而气的充盛及其功能发挥离不开血液的濡养，气存于血中，依附于血而不致散失，赖血之运载而运行全身。血能养气与血能载气，体现了血对于气的基础作用，故称之为"血为气之母"。总之，血属阴，气属阳，气血阴阳之间协调平衡，生命活动得以正常进行。反之，"血气不和，百病乃变化而生"。柴嵩岩教授治疗气血不足不喜用人参、黄芪，认为其过于温燥，易助热，多用阿胶珠、当归、茜草、川芎、白芍、益母草等。常配伍补气药如北沙参、太子参等补气生血。气行则血行，气滞则血瘀，治疗血瘀多配以行气疏肝之品，如香附、三七粉、苏木等，但一般不选用破血消癥等活血力强的药物，如莪术、三棱、水蛭等。

七、验案举隅

【病案一】

于某，女，35岁，已婚。

初诊日期： 2015年10月16日。

主诉： 未避孕未孕10年。

现病史： 患者结婚12年，近10年未避孕未孕。2013年8月HSG检查提示左侧输卵管通而不畅，右侧输卵管上举。此后行IVF-ET2次，共移植3枚囊胚，均未着床，现无冻卵冻胚。月经7天/30天，量中，痛经（－）。LMP：2015年10月14日。平素食后胃胀，易犯困。刻下症：大便偏稀质黏，纳可，眠浅。舌淡暗，脉细滑。

辅助检查： 2014年12月B超：子宫5.4cm×5.1cm×4.2cm，内膜0.64cm，可见大小为2.3cm×2.2cm肌瘤，可见卵巢黄体表现。2014年12月性激素：P：12ng/mL（黄体中期）。

既往史： 湿疹3年。

西医诊断： 黄体功能不足性不孕症。

中医诊断： 无子，癥瘕（脾肾两虚，湿阻下焦证）。

立法： 补益脾肾，利湿化浊。

方药：

菟丝子15g	女贞子15g	茯苓10g	白术10g
旱莲草15g	茵陈10g	丝瓜络15g	泽兰10g
丹参10g	百合12g	当归10g	益母草10g
玉竹10g	郁金6g	生甘草5g	莲子心3g

20剂，每日1剂，水煎服。

分析： 患者未避孕未孕10年，根据其辅助检查，符合黄体功能不足的表现，西医属黄体功能不足性不孕症的范畴，中医属无子范畴。脾主运化，后天之本，是气血生化之源，为经、孕、产、乳提供物质基础，是滋养先天、健固任带二脉之本。患者素体脾虚，脾失健运，气血生化不足，水谷精微不能上输以化血，反聚而成湿，停聚中下二焦。脾位于中焦，喜燥恶湿，湿气停聚中焦更阻碍脾之运化，故见大便稀；湿邪流注下焦，肾阳虚不能化气行水，聚湿成痰，故发为肌瘤，亦不能摄精成孕。湿邪泛溢肌肤，阻碍腠理，发为湿疹。患者舌暗、脉细滑亦为脾肾两虚，湿阻下焦之象。

　　本患者湿邪凝聚为标，脾肾不足为本，治疗应分阶段，先"解外衣"，祛湿邪，后"治本源"，滋补脾肾，待湿邪已去脾肾得养之后，氤氲乐孕之气自可启动。治疗以祛湿化痰，补益脾肾为法。

　　方以菟丝子、女贞子为君。菟丝子温补肾阳，为平补阴阳，偏于补阳之品，女贞子滋养阴血，旱莲草辅助君药补肾养血。旱莲草、女贞子实为二至丸，更是柴嵩岩教授喜用的药对。女贞子补中有清，可滋肾养肝，益精血，乌须发，旱莲草既能滋补肝肾之阴，又可凉血止血，二药配合，药少、力专、性平，补而不滞，共奏补益肝肾，滋阴养血之功。白术、茯苓为臣，益气健脾，以后天养先天，同时佐以茵陈、丝瓜络、泽兰利湿化浊，泽兰亦可活血调经，走血分，祛血分湿邪。柴嵩岩教授喜在热伏于内的时候用茵陈清利湿热，言其有除湿散热结之效。患者舌暗，有瘀阻之象，HSG 检查提示左侧输卵管通而不畅，右侧输卵管上举，且有肌瘤病史，当归、益母草、丹参共奏活血之功，《本草正》曰："当归，其味甘而重，故专能补血，其气轻而辛，故又能行血，补中有动，行中有补，诚血中之气药，亦血中之圣药也。"百合、玉竹滋阴清热，尚可宁神，改善睡眠质量，再加生甘草为使，调和诸药。全方阴阳双补，共奏补肾健脾，利湿化浊之效。

　　二诊：2015 年 12 月 12 日。

LMP：2015 年 11 月 28 日，经前 BBT 不典型双相（图 4-2-1）。PMP：2015 年 10 月。舌暗，脉细滑。

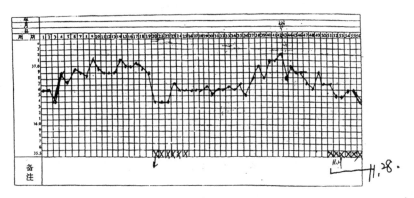

图 4-2-1　基础体温图 45

方药：

柴胡 5g	瞿麦 6g	荷梗 10g	川芎 5g
川续断 15g	冬瓜皮 15g	月季花 6g	旱莲草 12g
女贞子 15g	青蒿 6g	丝瓜络 10g	土茯苓 10g
佩兰 3g	枳壳 10g	浙贝母 10g	

20 剂，每日 1 剂，水煎服。

分析：患者基础体温不典型双相，高温相不稳定，进一步提示患者黄体功能不足。二诊时患者舌象由淡暗转为暗，说明气血渐充，但仍不足，继续当前治疗原则，辅以疏肝理气，柴胡、月季花、枳壳疏肝理气，浙贝母加强肺之气化作用，以助胞脉通畅。

三诊：2016 年 1 月 30 日。

LMP：2016 年 1 月 6 日，前 BBT 不典型双相（图 4-2-2）。现 BBT典型上升 9 天。舌淡，脉细滑。

方药：

枸杞子 15g	白术 10g	茯苓 10g	菟丝子 15g

侧柏炭 10g　　　苎麻根 6g　　　荷叶 10g　　　覆盆子 15g

莲须 5g

14 剂，每日 1 剂，水煎服。

分析：患者黄体期 BBT 上升 9 天，此时应着重于维持其黄体功能，菟丝子、枸杞子、覆盆子温肾助阳，苎麻根、莲须顾护冲任，加侧柏炭防止出血。

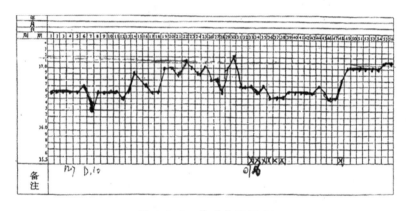

图 4-2-2　基础体温图 46

四诊：2016 年 3 月 26 日。

LMP：2016 年 3 月 5 日，经前 BBT 典型双相。现 BBT 上升 3 天（图 4-2-3）。舌淡，脉细滑。

方药：

当归 10g　　　白术 12g　　　茯苓 12g　　　丝瓜络 10g

川芎 5g　　　三七粉 3g　　　桔梗 10g　　　小茴香 3g

夏枯草 10g　　月季花 6g　　瞿麦 6g　　　杜仲 10g

薏苡仁 15g　　荷叶 10g

20 剂，每日 1 剂，水煎服。

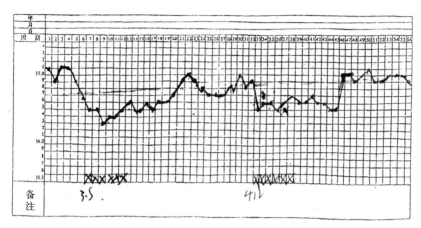

图 4-2-3　基础体温图 47

分析：患者基础体温高温相较前稳定，治疗有效。祛湿邪有几大方法：利湿、渗湿、燥湿等。利湿药如瞿麦、车前子、泽泻、茵陈等，但柴嵩岩教授利湿不忘健脾，多选用茯苓、白术、薏苡仁等，兼以行气之品，如柴胡、丝瓜络、桔梗等。柴嵩岩教授很少用燥湿药，认为温燥易燥热伤血，如黄柏、苦参、苍术等，不若加助阳化气之品，如桂枝等温化湿邪，上方中小茴香同理，另加补肾之品，利用肾的温煦作用助湿邪散去。叹其用药巧妙平和，气血兼顾。

五诊：2016 年 5 月 28 日。

LMP：2016 年 5 月 5 日，近日服用达英 -35，达菲林 0.1 单位肌内注射。舌淡暗，脉细滑。

方药：

当归 10g	川续断 15g	茯苓 10g	白术 10g
地骨皮 10g	泽泻 10g	荷叶 10g	百合 12g
柴胡 5g	郁金 6g	川芎 5g	

20 剂，每日 1 剂，水煎服。

分析：患者行 IVF 进周期，此时西医用达菲林降调节，抑制垂体功能，使卵泡处于募集前的状态。患者舌淡暗，气血两虚，一片虚象，治疗以平补脾肾为主，用药应谨慎，不可过寒过热，亦不可鼓动血海，以免干扰 IVF 周期。方以当归、川续断为君，补肾养血，茯苓、白术为臣，健脾利湿，地骨皮清虚热，泽泻、荷叶利湿之余，又能健脾补肾，百合养心安神缓急迫，柴胡、郁金疏肝行气，郁金兼有活血之效，加川芎为使，入肝经，行气活血。药性平和，一药多用，足见柴嵩岩教授用药谨慎。

六诊：2016 年 7 月 30 日。

2016 年 6 月 23 日 IVF，取卵 20 个，养成 3 个囊胚，因为促排后 B 超提示盆腔积液，未移植。BBT 见图 4-2-4。舌淡暗，脉细滑。

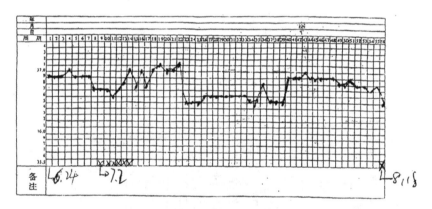

图 4-2-4　基础体温图 48

方药：

茯苓皮 10g	泽泻 10g	川续断 15g	太子参 12g
浙贝母 10g	夏枯草 10g	茵陈 10g	木香 3g
萹蓄 10g	杜仲 10g	延胡索 10g	川芎 5g
三七粉 3g			

20 剂，每日 1 剂，水煎服。

分析：此时患者取卵后脾肾极虚，湿邪积聚中下二焦，故见盆腔积液，此时应以祛湿利水为主，辅以益气行气、活血化瘀之品。此时燥湿效用不足，应选利湿、渗湿等法，使湿从腠理、小便得解。方以茯苓皮、泽泻为君。茯苓皮利水消肿，使湿邪从腠理而解，《本草纲目》曰："水肿肤胀，开水道，开腠理。"泽泻利水渗湿，使湿邪从小便而解，用于小便不利，水肿胀满，泄泻尿少。茵陈、萹蓄二药合用，一入肝经，祛肝经湿热，一入膀胱经，利尿祛膀胱经之湿，使湿邪从多途径利散。浙贝母、夏枯草有散结之效，利于积聚之邪化散。太子参补气，川续断、杜仲补肾助阳，加用木香温通血脉，延胡索、三七粉活血化瘀，避免湿瘀互结，另考虑取卵后卵巢有创伤，三七为伤科圣药也。从此方得见柴嵩岩教授功底之深，用药精当。

七诊：2016 年 10 月 29 日。

LMP：2016 年 9 月 23 日。2016 年 10 月 14 日 IVF 移植 1 个胚囊。BBT 见图 4-2-5。舌淡暗，苔白，右脉沉细，左脉细滑。

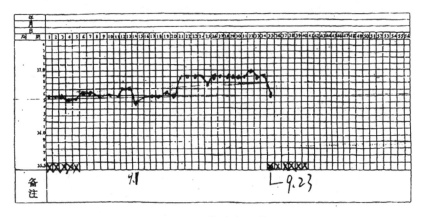

图 4-2-5　基础体温图 49

辅助检查：2016 年 10 月 23 日激素：E_2：1005pg/mL，P：12.7ng/mL，HCG：134.2mIU/mL。2016 年 10 月 28 日激素：E_2：1363pg/mL，P：11.49 ng/mL，HCG：1682mIU/mL。

现服地屈孕酮 20mg，Bid，黄体酮胶囊 2 粒，Tid。

方药：

覆盆子 15g	山药 15g	白术 10g	太子参 10g
苎麻根 10g	菟丝子 15g	椿皮 5g	莲须 5g
茯苓 10g	枸杞子 15g	黄芩 5g	荷叶 10g

14 剂，每日 1 剂，水煎服。

分析：患者此时已移植胚囊，治疗应以补肾固冲为主，利于胚胎着床。覆盆子、菟丝子、枸杞子、苎麻根补肾固冲安胎，山药、太子参、白术、茯苓健脾，椿皮、荷叶清热利湿，黄芩清热止血。

八诊：2016 年 11 月 12 日。

IVF-ET，已孕。BBT 稳定于 37℃，无腹痛及阴道出血。BBT 见图 4-2-6。舌淡，脉细滑。

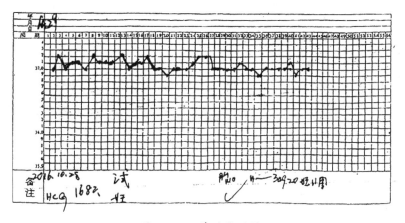

图 4-2-6　基础体温图 50

辅助检查：2016 年 11 月 11 日 B 超：宫内孕囊 2.4cm×2.2cm×1.5cm，胎芽 0.42cm，可见胎心，孕囊旁见不规则液暗区（1.5cm×0.3cm）。

方药：

菟丝子 15g	白术 10g	荷叶 10g	地骨皮 15g

| 莲须 5g | 侧柏炭 10g | 苎麻根 10g | 茯苓 10g |
| 覆盆子 10g | 椿皮 5g | 山药 15g | |

14 剂，每日 1 剂，水煎服。

分析：八诊时 B 超检查可见胎心，并可见积液，建议患者复查 B 超，同时治疗续以补肾固冲之法。

九诊：2016 年 11 月 26 日。

现无腹痛及阴道出血。舌淡，脉细滑。

辅助检查：2016 年 11 月 25 日激素：E_2：563.2pg/mL，P：14.89ng/mL，HCG：34920mIU/mL。2016 年 11 月 25 日 B 超：胎囊 2.9cm×2.7cm×2.0cm，胎芽 1.8cm，可见胎心。

方药：

覆盆子 15g	侧柏炭 15g	白术 10g	菟丝子 15g
苎麻根 10g	茯苓 10g	椿皮 5g	莲须 5g
山药 12g	荷叶 10g		

7 剂，每日 1 剂，水煎服。

分析：柴嵩岩教授对孕后患者选药谨慎，药物多力缓而平和，使气血行而稳，胎方能稳而长。以安胎为先，治病与安胎并举。覆盆子、菟丝子、莲须等补肾固冲安胎，白术、山药、茯苓等健脾益气，椿皮清热安胎，少量侧柏炭防止阴道出血。

1 年后随访，患者顺产 1 女婴。

【病案二】

张某，女，37 岁，已婚。

初诊日期：2017 年 6 月 17 日。

主诉：不良孕史 2 次，未避孕未孕 1 年。

患者 2013 年顺产 1 女。2015 年 8 月，因胎儿脐膨出，孕 16 周胎停引产。2016 年，因胎儿 21 号染色体异常，引产。月经初潮 13 岁，6 天 /（32～34）天，量可，有血块，轻度痛经。PMP：2017 年 5 月 6 日，LMP：2017 年 6 月 9 日。患者解除避孕 1 年至今未孕。刻下症：腰酸，纳差眠可，大便日 3 次。舌肥嫩暗，苔白，脉沉滑。

婚育史：孕 3 产 1，2013 年 12 月顺产，2015 年、2016 年各引产 1 次。

辅助检查：2017 年 3 月查男方染色体正常，女方 22 号染色体随体增大，属正常范围。2017 年 1 月 4 日 B 超：子宫 5.3cm×5.4cm×4.1cm，内膜 0.4cm，肌瘤 1.5cm×1.0cm。

西医诊断：继发性不孕症。

中医诊断：断续（脾肾两虚，湿热互结证）。

立法：补肾除湿，清热通络。

方药：

阿胶珠 12g	当归 10g	黄精 10g	茯苓 15g
白术 10g	百合 10g	浙贝母 12g	夏枯草 10g
鱼腥草 10g	续断 15g	泽泻 10g	猪苓 6g
北沙参 15g			

20 剂，每日 1 剂，水煎服。

分析：患者以不孕为主诉就诊，既往该患者因胚胎异常小产两次，查夫妻染色体未见异常，暂排除遗传因素所致的不孕，同时嘱患者进行基础体温的测定，观察其排卵情况。《诸病源候论·妇人妊娠病诸候》曰："凡胎儿不固，无非气血损伤之病，若气虚则提摄不固，血虚则灌溉不固，所以多致小产……"《校注妇人良方》中强调"小产重于大产，盖大产如瓜熟自脱，小产如生采，断其根蒂"，故堕胎损其经脉气血。患者 2 次引产史，损伤肾精，肾气亏虚，故见腰酸，同时使湿热邪气侵袭入内，侵入胞宫日久化瘀，胞宫阻滞，难以受孕，而肾虚，无以温养后天，脾气虚弱，运化不利，水湿内停，故见苔白，大便日 3 次，日久化热，热扰胞宫，亦可致小产，舌肥嫩暗、脉沉滑亦属脾肾不足，湿热互结之象。

首诊中以续断、当归为君，续断补益肝肾，当归补血调经，为补血圣药。阿胶珠、白术、茯苓为臣，阿胶珠滋阴补血养血，为补血要药，白术、茯苓益气健脾。北沙参味甘、微苦，性微寒，有养阴清肺，益胃生津之效，柴嵩岩教授在此用北沙参，是取其"补肺启肾"之用。五行之中，肺金乃肾水之母，《难经》云"虚则补其母"，利用其补肺养阴的功效可以间接达到滋养肾精的作用。百合清心安神。黄精补益脾气，《本草便读》曰："黄精味甘而厚腻，颇类熟地黄……按其功力，亦大类熟地黄，补血补阴，而养脾胃是其专长。"泽泻、猪苓清热利湿，浙贝母、夏枯草清热散结，鱼腥草清热解毒，清内膜之滞留毒邪。补中有清，补而不滞，全方共奏补肾除湿，清热通络之功。

二诊：2017 年 8 月 26 日。

LMP：2017 年 8 月 8 日，带经 6 天，量中，质稠，色暗，有血块。经前 BBT 不典型双相（图 4-3-1）。舌肥暗，脉细滑。

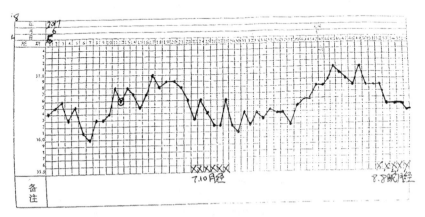

图 4-3-1　基础体温图 51

辅助检查：2017 年 7 月 25 日激素：LH：2.45mIU/mL，FSH：4.64mIU/mL，E_2：35.48pg/mL，PRL：5.32ng/mL。2017 年 7 月 25 日 B 超： 肌 瘤

2.2cm×2.1cm×1.3cm，内膜 0.7cm，右卵巢卵泡 2.0cm×1.9cm×1.6cm。

方药：

枸杞子 15g	当归 10g	川芎 5g	枳壳 10g
茵陈 10g	砂仁 5g	月季花 6g	大腹皮 10g
生麦芽 10g	桔梗 10g	续断 15g	茜草 10g
车前子 10g	菟丝子 15g		

20 剂，每日 1 剂，水煎服。

分析：二诊时患者基础体温高温相不稳定，且其促黄体生成素水平偏低，提示患者黄体功能不足，舌肥暗提示有脾虚湿阻下焦之象。以枳壳、大腹皮、砂仁、茵陈、车前子利湿化浊，当归、月季花、茜草兼以活血，桔梗上行，兼保肺气，川芎引药入经。

三诊：2017 年 10 月 21 日。

PMP：2017 年 9 月 6 日，LMP：2017 年 10 月 5 日。BBT 较前好转，现有典型上升 4 天（图 4-3-2）。舌肥淡，脉细滑数。

辅助检查：2017 年 10 月 7 日激素：T：0.47ng/mL，LH：1.73mIU/mL，FSH：5.8mIU/mL，E_2：45.63pg/mL，PRL：5.41ng/mL。

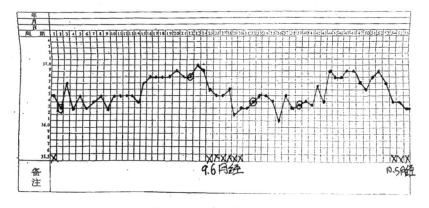

图 4-3-2　基础体温图 52

方药：

枸杞子 12g	当归 12g	续断 12g	远志 5g
生甘草 5g	菟丝子 15g	月季花 6g	桃仁 10g
杜仲 10g	白术 10g	夏枯草 10g	川芎 5g

20 剂，嘱先服 7 剂，月经第 5 天继服。

分析：三诊时患者正处于体温上升之时，脉数，见热象，减少温肾之品，杜仲走下，重补肾阳，加远志交通心肾，夏枯草清热散结。

四诊：2017 年 12 月 16 日。

LMP：2017 年 11 月 27 日，经前 BBT 不典型双相，较前有好转。舌淡，脉沉滑无力。

方药：

枸杞子 12g	当归 10g	杜仲 10g	川芎 5g
夏枯草 10g	浙贝母 10g	路路通 10g	荷梗 10g
丝瓜络 10g	续断 15g	枳壳 10g	砂仁 6g
茯苓 10g	三棱 5g		

20 剂，每日 1 剂，水煎服。

分析：此时患者正值排卵期，应着重于活血通络，用当归、丝瓜络、路路通、川芎、三棱等，佐以杜仲、续断激发肾阳之气。三棱苦平泄降，既可走血分，破血化瘀，又可走气分，消癥散结，患者既往有肌瘤病史，癥瘕积聚日久，此处用之既可消血瘀之结，又可刺激卵巢，促卵排出。

五诊：2018 年 2 月 3 日。

LMP：2018 年 2 月 2 日，经前 BBT 不典型双相（图 4-3-3 及图 4-3-4）。舌淡暗，脉细滑无力。

方药：

太子参 12g	枸杞子 12g	川续断 15g	龙眼肉 12g
车前子 10g	杜仲 10g	路路通 10g	月季花 6g

| 当归 10g | 三棱 10g | 白术 10g | 郁金 6g |
| 川芎 5g | 茯苓 10g | 菟丝子 15g | |

20 剂，每日 1 剂，水煎服。

分析：此时患者月经第 2 天，嘱患者经期第 5 天服药，不干扰其正常的月经周期运行，卵泡期以滋阴养血为主，同时加月季花、郁金等疏肝理气。

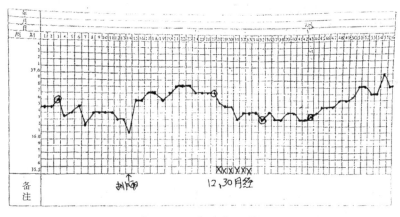

图 4-3-3　基础体温图 53

六诊：2018 年 3 月 10 日。

LMP：2018 年 2 月 2 日，现 BBT 上升 14 天（图 4-3-4）。舌肥暗，脉沉滑。

辅助检查：2018 年 3 月 5 日激素：血 HCG：67.5mIU/mL，P：133.57 nmol/L。2018 年 3 月 7 日激素：血 HCG：177.15mIU/mL，P：131.45nmol/L。

方药：

枸杞子 15g	白术 10g	茯苓 10g	地骨皮 6g
苎麻根 10g	侧柏炭 12g	莲须 10g	菟丝子 15g
覆盆子 15g	荷叶 10g		

14 剂，每日 1 剂，水煎服。

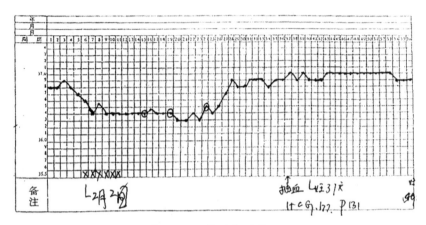

图 4-3-4   基础体温图 54

七诊：2018 年 3 月 24 日。

LMP：2018 年 2 月 2 日，现停经 50 天，BBT 上升后稳定。舌淡暗，脉沉滑。

辅助检查：2018 年 3 月 15 日激素：血 HCG：3434.68mIU/mL，P：74.3nmol/L。2018 年 3 月 19 日激素：血 HCG：12182.28mIU/mL，P：74.79 nmol/L。2018 年 3 月 19 日 B 超：宫内早孕（胎囊 1.1cm×0.6cm）。

方药：

覆盆子 15g	侧柏炭 15g	苎麻根 10g	白术 20g
菟丝子 15g	地骨皮 10g	荷叶 10g	莲须 5g
椿皮 5g	山药 12g		

14 剂，每日 1 剂，水煎服。

八诊：2018 年 3 月 31 日。

停经 57 天。BBT 见图 4-3-5。舌暗，苔白，脉沉细滑。

辅助检查：2018 年 3 月 27 日激素：血 HCG＞15000mIU/mL，E_2：2891pmol/L。2018 年 3 月 27 日 B 超：宫内早孕（胎囊 1.4cm×2.4cm×0.8cm，胎芽 0.5cm，可见胎心）。

方药：

覆盆子 15g	侧柏炭 15g	山药 10g	白术 10g
苎麻根 10g	荷叶 10g	金银花 10g	茯苓 10g
菟丝子 15g	莲子心 3g	佩兰 3g	

14 剂，每日 1 剂，水煎服。

分析：患者经调理后已孕，但此前体温双相不典型，提示黄体功能不足，此时保胎治疗切不可急，仍应审证求本，以补益气血、固护脾肾为主，兼清虚热，必使胎元稳固，胎结牢实。覆盆子、菟丝子温肾固冲安胎，山药、茯苓健脾，苎麻根、侧柏炭、莲子心等清热止血，荷叶、佩兰清热利湿。

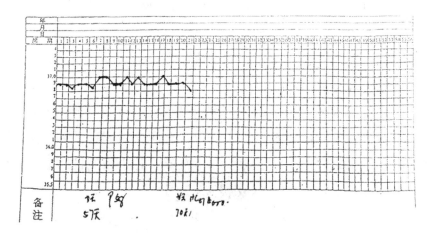

图 4-3-5 基础体温图 55

【病案三】

徐某，女，30 岁，已婚。

初诊日期：2010 年 11 月 27 日。

主诉：未避孕未孕 3 年。

现病史：月经（7～15）天 /（2～6）个月，量色正常，偶有血块，轻度痛经。近 3 年未避孕未孕。既往监卵曾提示小卵泡排卵、卵泡形态不佳、卵泡未破裂。LMP：2010 年 11 月 14 日，至今未净。刻下症：乏力，纳可，眠浅，大便稀。2010 年 6 月输卵管造影提示双侧输卵管通畅，盆腔弥散良好。2007 年发现子宫肌瘤（最大直径约为 2.5cm）。舌淡暗，脉细。

西医诊断：原发性不孕症。

中医诊断：无子（脾肾不足，气血两虚证）。

立法：养血补血，补肾健脾。

方药：

阿胶珠 12g	当归 10g	车前子 10g	川芎 5g
益母草 10g	川续断 15g	菟丝子 20g	茜草 12g
枸杞子 15g	白术 10g	山药 15g	杜仲 12g
香附 10g	茯苓 10g	地骨皮 10g	

20 剂，每日 1 剂，水煎服。

分析：患者未避孕未孕 3 年，诊断为原发性不孕症，属中医无子范畴，结合患者月经（7～15）天 /（2～6）个月，舌淡暗，脉细，辨证属脾肾不足，气血两虚。肾为先天之本，主生殖，主闭藏，阴阳平衡，肾精调畅，冲任稳固，血海充足，待天癸泌至，月经始潮。脾为后天之本，水谷精微摄纳入脾，脾运化精微，五脏六腑有余之血注入冲任血海，血海满而溢。

患者先后天不足。肾气不足，阳气无力温煦，封藏失司、冲任不固不能制约精血，子宫藏泻失常，月经失调。脾虚则水谷精微不得荣养周身，五脏六腑气血不足，无有余之血注入冲脉血海，不能按时满溢，故见月经稀发无规律可循，脾虚不能统血，血室开而不止，故见崩漏。日久则气随血脱，故可见乏力等气血两虚之象。治宜补益脾肾，养血调冲。

方以菟丝子、川续断、杜仲为君，温肾助阳，枸杞子、阿胶珠、当归为臣，助君药补肾养血，当归专能补血，其气轻而辛，故又能行血，补中有动，行中有补，为血中之圣药。茯苓、山药、白术健脾利湿，滋补后天之本，助脾运化，化生水谷精微。继以茜草、益母草为佐，活血化瘀调经，加阿胶珠、当归养血补血之功，补而不滞，补中有清。车前子利湿化浊，香附、川芎通理血脉。诸药合用，共奏补血补肾健脾之效。

此患者虽以不孕为主诉，但其崩漏日久，实为功能失调性子宫出血。崩漏的治疗有"塞流""澄源""复旧"三法，柴嵩岩教授先以塞流、澄源为主，因此治疗以补肾养血为主。柴嵩岩教授用药平和质轻，恐药温燥反伤阴血，但又需止血，凉血止血药易留而为滞，收涩止血药易留而化瘀，柴嵩岩教授用茜草、香附、地骨皮等佐之，补中有清，补中有通，补而不滞。更加川芎一味为使，入血分辛散走窜，避免大剂量补益药物瘀滞之嫌。

二诊：2010 年 12 月 25 日。

LMP：2010 年 12 月 11 日，经前 BBT 不典型双相，带经 5 天。舌淡红，脉细滑。

辅助检查：2010 年 12 月 15 日性激素：FSH：8.27mIU/mL，LH：1.59 mIU/mL，E_2：22.24pg/mL，T：39.835ng/mL。

方药：

北沙参 15g	玉竹 10g	太子参 15g	熟地黄 10g
旱莲草 15g	茵陈 12g	丹参 10g	合欢皮 10g
枸杞子 15g	川楝子 6g	生甘草 5g	茯苓 10g
女贞子 10g	当归 10g		

70 剂，每日 1 剂，水煎服。

分析：服用前方后血止，本次月事 5 日即净。患者激素检查结果提示 LH 偏低，难以维持黄体期的基础体温。舌暗缓解，脉象始滑，血海已较前充盈。前方思路不变，继予补益养血之法。气为血之帅，血为气之母，本方用北沙参、太子参配当归、熟地黄、丹参补气生血。熟地黄补血养阴，为养血补虚要药，一味熟地黄填精益髓，《本草纲目》言其能"填骨髓，长肌肉，生精血，补五脏、内伤不足，通血脉，利耳目，黑须发，男子五劳七伤，女子伤中胞漏，经候不调，胎产百病"。丹参，功同四物，丹参善于活血化瘀，性微寒而缓，能祛瘀生新而不伤正，善调经水，为妇科调经要药。玉竹养阴，加旱莲草甘寒益肾养阴，滋补肝肾，凉血止血，合欢皮、川楝子疏肝行气，茵陈清热利湿，枸杞子、女贞子平补肝肾。

三诊：2011 年 2 月 12 日。

LMP：2010 年 12 月 11 日，PMP：2010 年 11 月 14 日，经前 BBT 不典型双相。间断点滴血性带下，右下腹胀。近日感冒。舌暗红，脉细弦滑。

方药：

生牡蛎 20g	茜草炭 12g	金银花 10g	熟地黄 10g
茵陈 12g	扁豆 10g	合欢皮 12g	女贞子 12g
百合 12g	川续断 15g	青蒿 6g	莲子心 3g
月季花 6g	旱莲草 15g	菟丝子 20g	玉竹 12g

30 剂，每日 1 剂，水煎服。

分析：患者月经先后不定，间断点滴血性带下，加生牡蛎固冲，益阴潜阳，固涩收敛，茜草炭活血化瘀，佐以金银花、青蒿、莲子心清热。

四诊：2011 年 6 月 18 日。

LMP：2011 年 6 月 16 日，经量少，经前 BBT 单相。舌肥淡，脉细滑。

辅助检查：2011 年 6 月 14 日性激素：P：0.52nmol/L，E_2：52.02pg/mL。

方药：

生黄芪 10g	阿胶珠 12g	益母草 10g	川芎 5g
白芍 10g	丝瓜络 15g	仙鹤草 15g	莲须 15g
五味子 3g	柴胡 5g	地骨皮 10g	侧柏炭 20g

70 剂，每日 1 剂，水煎服。

五诊：2011 年 11 月 26 日。

LMP：2011 年 11 月 20 日，经前 BBT 近典型双相，量中。纳眠可，二便调。舌嫩淡，脉细弦滑有紧象。

方药：

柴胡 3g	旱莲草 12g	女贞子 15g	山药 10g
郁金 6g	合欢皮 10g	浙贝母 10g	葛根 3g
桔梗 10g	夏枯草 10g	川芎 5g	白芍 10g
泽泻 10g	猪苓 6g	百合 10g	茯苓 10g
冬瓜皮 12g	杜仲 10g		

20 剂，每日 1 剂，水煎服。

六诊：2012 年 3 月 26 日。

BBT 单相。现血净 2 周，腹胀。舌暗红，脉细滑。

方药：

北沙参 20g	黄芩炭 10g	地骨皮 10g	仙鹤草 15g
白芍 10g	五味子 3g	寒水石 6g	金银花 12g
连翘 10g	鸡内金 6g	益母草 10g	地丁 10g

14 剂，每日 1 剂，水煎服。

七诊：2012 年 4 月 23 日。

BBT 单相。近日感冒后阴道有出血。舌肥淡，脉细滑。

方药：

覆盆子 10g	仙鹤草 15g	侧柏炭 15g	莲子心 3g
小蓟 20g	旱莲草 15g	黄芩 10g	椿皮 5g
白术 10g	山药 15g	荷叶 10g	藕节 15g
茅根 15g	北沙参 15g	枸杞子 15g	

70 剂，每日 1 剂，水煎服。

八诊：2013 年 2 月 10 日。

LMP：2013 年 1 月 15 日，经前 BBT 不典型双相。月经前后淋沥各 2 天。现 BBT 有上升。舌嫩红，脉细弦滑。

方药：

生牡蛎 20g	地骨皮 10g	茯苓 10g	莲子心 3g
荷叶 10g	山萸肉 10g	葛根 3g	桔梗 10g
浙贝母 10g	女贞子 15g	月季花 6g	菟丝子 15g
牡丹皮 10g	白芍 10g	青蒿 6g	蛇床子 3g

70 剂，每日 1 剂，水煎服。

九诊：2013 年 5 月 5 日。

LMP：2013 年 4 月 30 日，量少，BBT 极不典型双相，自诉监测 B 超示 LUFS。舌淡嫩红，脉细滑。

辅助检查：2013 年 4 月 21 日性激素：FSH：2.99mIU/mL，LH：2.46 mIU/mL，E_2：27.17pg/mL，T：50.67ng/mL。

方药：

北沙参 15g	石斛 10g	玉竹 10g	阿胶珠 12g
金银花 10g	生甘草 5g	月季花 6g	女贞子 15g
苏木 10g	车前子 10g	三棱 10g	路路通 10g
茯苓 10g	香附 10g		

20 剂，每日 1 剂，水煎服。

十诊：2013 年 8 月 10 日。

LMP：2013 年 8 月 7 日，BBT 不典型双相（图 4-4-1）。舌淡，脉细滑。

方药：

覆盆子 10g	侧柏炭 10g	阿胶珠 12g	荷叶 12g
山药 10g	地骨皮 12g	椿皮 10g	白术 10g
升麻 3g	仙鹤草 10g	大蓟 12g	小蓟 12g
生牡蛎 10g	白芍 10g	香附 10g	

20 剂，每日 1 剂，水煎服。

分析：患者功能失调性子宫出血未愈，时有反复，当属"澄流"之期。柴嵩岩教授辨证施治，用药谨慎。单就止血来讲，方必不同法，药必不同性，止血药常用茜草炭、侧柏炭、大蓟、小蓟、藕节、仙鹤草等。茜草为凉血补血药，炒炭后寒性降低、收涩之性增加；侧柏原为凉血止血药，炒炭后凉性降低而止血效佳；大蓟、小蓟凉血止血，祛瘀消肿；藕节收敛止血，化瘀。此五味药均入血分。仙鹤草苦、涩、平，能收敛止血，解毒，补虚。收涩药常用生牡蛎，取其涩可止血之效，或用酸味药，如山萸肉、覆盆子、五味子、白芍等，收涩止血，取其药味，而兼用其药性。止血易留瘀，又怕湿、热等夹杂，导致湿瘀互结、瘀热互结，常用浙贝母、冬瓜皮、泽泻等利湿，青蒿、黄芩、莲须等清热。偶加少量升麻升提中气止血。

患者复查性激素六项，LH 较前升高，但仍提示黄体功能不足，无力维持其基础体温。崩漏好转，其肾气渐盛，脾气渐实，肝气渐舒，血海满溢有序，冲任通畅。水谷精微化生正常，充养五脏，五脏六腑有余之血注于血海，肾开阖有度，脾制约有节，肝疏泄有常，天癸按期泌至，月事方可如潮。

十一诊：2013 年 10 月 2 日。

LMP：2013 年 9 月 29 日，经前 BBT 双相（图 4-4-1）。舌淡，脉细弦滑。

枸杞子 12g	太子参 12g	白术 10g	茯苓 10g
椿皮 5g	覆盆子 15g	旱莲草 12g	荷叶 10g
柴胡 5g	菟丝子 15g	车前子 10g	川芎 5g

20 剂，每日 1 剂，水煎服。

十二诊：2013 年 10 月 26 日。

LMP：2013 年 10 月 22 日，PMP：2013 年 9 月 29 日，经前 BBT 不典

型双相（图 4-4-1），带经 6 ～ 7 天，近期无不规则出血。舌绛，脉细滑。

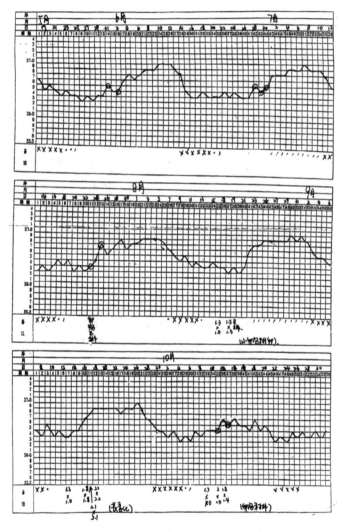

图 4-4-1　基础体温图 56

方药：

生牡蛎 15g	女贞子 15g	月季花 6g	当归 10g
莲子心 3g	地骨皮 10g	青蒿 6g	天冬 10g

浙贝母 10g　　　北沙参 15g　　　山萸肉 10g　　　芦根 10g

茜草 12g　　　　三棱 10g

70 剂，每日 1 剂，水煎服。

十三诊： 2014 年 2 月 8 日。

LMP：2014 年 2 月 1 日，经前 BBT 不典型双相（图 4-4-2）。现阴道仍有少量出血。舌淡红，脉细滑。

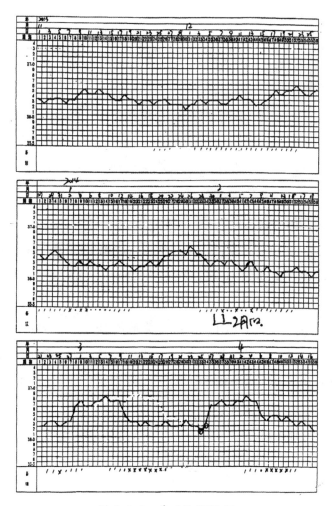

图 4-4-2　基础体温图 57

方药：

北沙参 15g	地骨皮 10g	仙鹤草 15g	益母草 10g
金银花 12g	覆盆子 15g	远志 5g	川续断 15g
菟丝子 15g	白芍 10g	大蓟 15g	小蓟 15g
枸杞子 15g	女贞子 15g	柴胡 5g	杜仲 10g

70 剂，每日 1 剂，水煎服。

十四诊： 2014 年 5 月 9 日。

LMP：2014 年 4 月 5 日，经前 BBT 不典型双相，现 BBT 单相。近 2 日淋沥出血。舌肥红，脉细滑。

方药：

枸杞子 15g	丝瓜络 15g	车前子 10g	泽泻 10g
川芎 5g	瞿麦 6g	茵陈 12g	夏枯草 12g
茜草炭 12g	广木香 3g	杜仲 10g	白术 10g

70 剂，每日 1 剂，水煎服。

十五诊： 2014 年 7 月 19 日。

LMP：2014 年 7 月 16 日，至今量少，经前 BBT 不典型双相。PMP：2014 年 6 月 20 日，带经 10 天。舌红，脉细滑。

方药：

北沙参 15g	天冬 10g	生地黄 10g	香附 10g
川芎 3g	旱莲草 12g	仙鹤草 12g	益母草 10g
瞿麦 6g	金银花 10g	大蓟 15g	小蓟 15g
地骨皮 10g	女贞子 15g		

20 剂，每日 1 剂，水煎服。

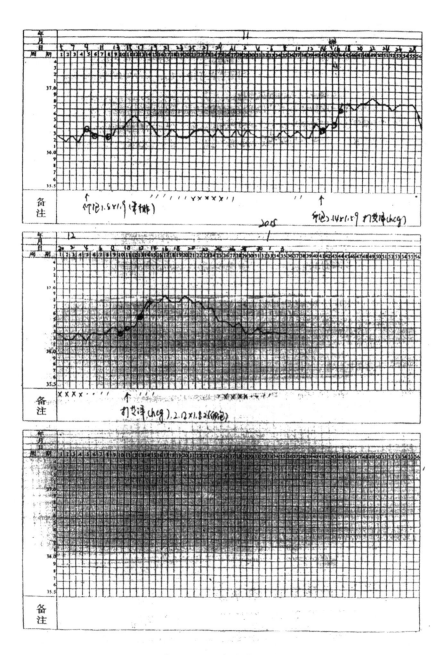

图 4-4-3　基础体温图 58

十六诊：2015 年 1 月 3 日。

LMP：2014 年 12 月 25 日（HCG 阴性），经前 BBT 双相（图 4-4-3）。
舌肥，脉细滑。

方药：

太子参 12g	熟地黄 10g	天冬 10g	地骨皮 10g
茵陈 10g	阿胶珠 12g	女贞子 15g	桑椹 10g
当归 10g	白术 10g	夏枯草 10g	菟丝子 15g
杜仲 10g	川芎 5g		

20 剂，每日 1 剂，水煎服。

分析：患者月经周期渐趋规律，经前后出血淋沥不尽也好转，体温虽仍不典型，但已较前明显好转。此时应属"复旧"之期，治疗不应仅限于补、清、疏、止，更应固本培补，调补阴阳、气血、动静，以期平衡。此时用药不可过于局限，以补肾药为例，补肾阴多用北沙参、百合、麦冬、石斛、旱莲草，补肾阳多用杜仲、续断、菟丝子，平补阴阳药如枸杞子、女贞子等。用药时忌一味补阴或补阳。《灵枢·邪客》曰："营气者，泌其津液，注之于脉，化以为血。"气盛则化生血的功能自强，气虚则化生血的功能自弱。故柴嵩岩教授常常用药对补气血，如太子参配熟地黄，太子参配阿胶珠等。

十七诊：2015 年 8 月 1 日。

LMP：2015 年 7 月 15 日，带经 8 天，经前 BBT 典型双相（图 4-4-4），现上升 2 天。舌肥暗，脉沉细滑。

方药：

当归 10g	白芍 10g	阿胶珠 12g	郁金 6g
丝瓜络 10g	莲子心 3g	陈皮 10g	茯苓 10g
百合 10g	白术 10g	枸杞子 15g	菟丝子 15g

20 剂，每日 1 剂，水煎服，先服 10 剂，余药月经第 5 天服。

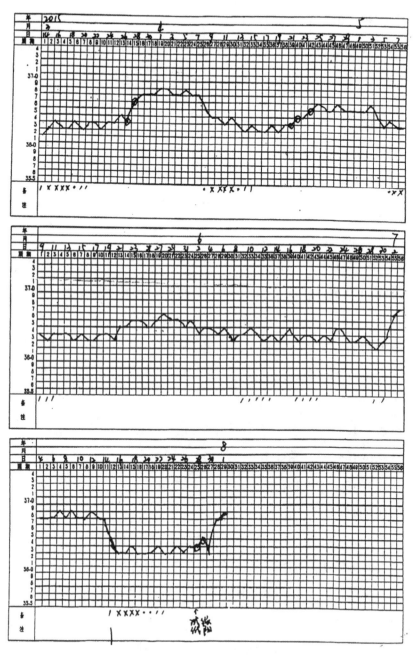

图 4-4-4　基础体温图 59

十八诊：2015 年 10 月 17 日。

LMP：2015 年 10 月 5 日，经前 BBT 不典型双相，带经 7 天。舌肥红，脉细滑稍数。

方药：

北沙参 15g	浙贝母 10g	桃仁 10g	茜草 12g
泽兰 10g	桔梗 10g	川芎 5g	玉竹 10g
丝瓜络 10g	赤芍 10g	茵陈 10g	夏枯草 10g
金银花 10g	百合 10g		

20 剂，每日 1 剂，水煎服。

十九诊：2016 年 5 月 6 日。

IVF-ET 后妊娠，移植后 31 天，孕 48 天。昨日阴道出血量多，用妥塞敏止血。服嗣育保胎丸。舌苔黄干，脉细滑数。

辅助检查：2016 年 5 月 2 日 B 超：子宫肌瘤 6.7cm×6.8cm×5.2cm，胎囊 1.2cm×1.2cm×0.8cm，未见胎芽。

方药：

覆盆子 15g	黄芩炭 10g	侧柏炭 15g	莲须 5g
苎麻根 10g	荷叶 10g	玉竹 6g	菟丝子 15g
旱莲草 12g	椿皮 5g	白术 10g	地骨皮 10g

7 剂，每日 1 剂，水煎服。

分析：黄体功能不足的患者保胎治疗要谨慎，因其黄体生成孕激素不足，故在妊娠早期必须予以黄体支持，支撑胚胎发育。中医学认为，妊娠后母体负担增大，患者素体亏虚，脾肾不足，精血亏虚，妊娠后加重其亏虚之证，致使胎元不稳、胎结不实，而母胎俱损。治疗时，应安胎与益母并举且重于益母而非安胎，唯恐母病及子，母劳胎伤。

该案是典型的黄体功能不足，从基础体温图上看，高温时间不够、温差不足、不稳定、爬坡型、下坡型体温图并现，不规则出血日久，可从月经期出到经间期、排卵期。柴嵩岩教授治病求本，从患者病因病机本源入手，先补气血，后补脾肾，再调阴阳。

第五章

未破裂卵泡黄素化综合征

一、概述

未破裂卵泡黄素化（luteinized unrupture follicle，LUF）是指卵泡发育未成熟或成熟后未破裂，卵子未排出而原位颗粒细胞黄素化，形成黄体并分泌孕激素，从而使效应器官发生一系列类似排卵周期的改变。若 LUF 反复出现，而且对受孕能力有所影响，则称为未破裂卵泡黄素化综合征（luteinized unrupture follicle syndrome，LUFS）。据统计，该病与促排卵治疗、多囊卵巢综合征、子宫内膜异位症、慢性盆腔炎症、高泌乳素血症、高雄激素血症等密切相关。未破裂卵泡黄素化在促排卵周期中发生率可达 31.8%～42%，重复发生率为 63.6%，在自然周期中亦可发生，其发生率约为 10.1%。LUFS 患者不孕的关键在于其排卵障碍，主要是卵泡发育成熟后，卵泡不能破裂从而使卵子及其附属物不能从卵泡溢出卵巢表面和排到腹腔，输卵管不能拾卵，精子和卵子也就无法在输卵管壶腹部相遇结合。由此可见，LUFS 属于卵巢性不孕症的一种，只要是能够促进卵泡破裂的方法，理论上都可以治疗因 LUFS 所致的不孕症，提高其受孕概率，改变其不孕现状。

二、西医学对未破裂卵泡黄素化综合征的认识

（一）病因及发病机制

目前，LUFS 发病机制不清，西医学认为该病可能是由于各种因素作用导致下丘脑 - 垂体 - 卵巢轴功能紊乱、卵巢内环境改变，抑制排卵所引起的，可能与内分泌异常、药物促排、机械因素影响及精神心理因素有关。

1. 神经内分泌调节紊乱

高泌乳素血症、多囊卵巢综合征、高雄激素血症等造成卵巢周期调控异常，中枢神经系统和下丘脑－垂体轴调节异常，促性腺素释放激素失去正常的合成和释放，垂体促性腺激素释放异常，促黄体生成素（LH）/促卵泡生成素（FSH）比值升高，LH、E_2、P 的分泌受到抑制，导致 LH 峰无法形成，使卵巢内环磷酸腺苷增加，孕酮分泌减少。或是雌、孕激素受体浓度低导致卵巢对 LH 反应迟缓，卵巢血流动力学随之改变，造成卵泡闭锁，闭锁卵泡的血管密度减少，无法正常排卵，生长因子如前列腺素、胰岛素样生长因子 –1、血管内皮生长因子、肿瘤坏死因子、白细胞介素等在该轴异常调控下大量减少，可能导致颗粒细胞、膜细胞分裂能力下降，卵泡破裂与卵子排出受到障碍，发生 LUFS。

2. 促排卵药及其他药物影响

促排卵治疗时 LUFS 发生率较高。现临床促排卵治疗多选用氯米芬或尿促性素（HMG）进行促排，其导致 LUFS 的发生，可能是因为氯米芬的抗雌激素效应使 LH 峰水平下降，引起颗粒细胞过早黄素化，而 HMG 中 LH 含量较高，致卵泡提前黄素化，孕酮过早上升反馈性引起调节失衡，而不能排卵。促排卵药物的使用不当，应用时机或剂量不当，均有可能导致 LUFS 发生。使用非甾体抗炎药导致 LUFS 可能与卵巢合成雌激素水平下降有关，从而无法形成 LH 峰。

3. 机械因素影响

盆腔粘连、子宫内膜异位症、输卵管梗阻等引起盆腔组织形态变化的患者容易发生 LUFS。PCOS 患者优势卵泡可能不在卵巢周边，阻碍卵泡破裂与卵子排出，造成 LUFS，引起不孕。

4.相关基因的表达改变和突变

德国的一项试验表明，核受体相互作用蛋白 1 基因编码的蛋白质 ripl40 是决定女性生育能力至关重要的因子，ripl40 蛋白也是雌激素受体和许多其他核受体重要的辅助因子，是协调控制卵巢功能及排卵过程中必不可少的因素。缺乏这种蛋白的小鼠能够存活，但雌鼠因为没有成熟的卵泡释放卵母细胞，表现为不孕。观察 nripl 基因敲除的小鼠，其表现与 LUFS 极其相似。速激肽受体系统中的物质 P（SP）可能参与女性生殖。对 SP 的高亲和力受体即神经激肽 –1 受体基因突变小鼠的研究提示卵泡排卵时的肌收缩特征在排卵中起重要作用。神经激肽 –1 受体基因突变造成卵母细胞排出受阻和收缩的卵泡壁缺陷，最终可能导致无法排卵，这可能是人类 LUFS 的病因之一。

5.与精神心理因素有关

焦虑不安、紧张、敏感等精神因素导致儿茶酚胺、内啡肽、泌乳素及降黑素的浓度升高，导致神经内分泌紊乱，从而出现排卵障碍，导致 LUFS。

（二）诊断

LUFS 发生周期，可应用多种临床监测排卵方法，周期基础体温（BBT）、宫颈黏液检查及子宫内膜病理变化等均可与正常排卵相似，有排卵假象，但通过周期连续 B 超监卵看不到排卵。

1.临床表现

患者月经大多规律，BBT 呈典型双相或不典型双相，宫颈黏液检查与正常排卵相似，阴道分泌物呈拉丝状，涂片可观察到羊齿状结晶。

2. 血清学激素检查

黄体期血孕酮水平升高，与正常排卵基本相似。

3. B 超监测

自月经周期第 8 ～ 10 天开始，连续或隔日测量卵泡生长发育，直至血 LH 峰值出现后 3 天。在此期间 B 超显示卵泡生长，优势卵泡（DF）直径长到 1.8cm 甚至更大，但无排卵现象（如卵泡回声消失或边界模糊、卵泡明显皱缩失去张力、子宫直肠陷凹处液体潴留），而表现为：①体积不变，囊壁逐渐增厚或内部回声逐渐增强，卵泡内出现大量光点，或呈网格状或囊实性，并逐渐消失；②卵泡体积迅速增大至 3.0 ～ 5.0cm 或更大，并可持续存在至下周期或更长时间。

4. 卵泡液、腹腔液内分泌测定

黄素化卵泡一经形成，即在 B 超引导下经阴穿刺抽取卵泡液，系呈草黄色或淡褐色的清澈稀薄液体，或于后穹隆穿刺抽取腹腔液，可见腹腔液较正常黄体早期腹腔液量明显减少，离体后凝固较快，经放射免疫分析法检验液体的雌二醇（E_2）、孕激素（P）值，与同期静脉血 E_2、P 值比较，其比值 ≥ 5 为黄素化指标。

5. 其他

排除其他原因所致的不孕症。

以上情况持续发生 3 个月即可确诊 LUFS 所致的不孕症。

（三）治疗

1. 期待疗法

对于初次出现 LUF 的患者，可规律跟踪观察，在月经周期内连续监测卵泡，若该现象在下次月经来潮时自然消失，可暂缓治疗或不治疗，并继续观察排卵情况。

2. 治疗原发病

对于有原发病的患者，如高泌乳素血症、多囊卵巢综合征、高雄激素血症、盆腔粘连、子宫内膜异位症、输卵管梗阻等，以治疗原发病为主；对于精神心理因素造成的 LUFS，以心理治疗和改善生活方式、调整情绪为主，以减少 LUFS 的发生。

3. 促排卵治疗

大多采用人绒毛膜促性腺激素（HCG）肌内注射，以期卵泡破裂排出。生理上能够达到促进卵泡成熟的 LH 峰值水平所使用的 HCG 剂量是 3000IU；临床上，在月经经间期，优势卵泡（DF）直径 ≥ 18mm，尿 LH 测试接近或已出现高峰，但测试值偏低时，肌内注射 HCG5000～10000IU，注射 48 小时后 B 超观察卵泡情况。

4. 经阴道穿刺卵泡

可试用阴道探头在患者腹部相应位置上用力挤压，促使破卵。若卵泡壁厚，可在阴道 B 超引导下行卵泡抽吸术，以助受孕。

5. 腹腔镜手术

对于盆腔环境较差且有卵巢子宫内膜异位症的患者，可通过手术剥离内膜异位、剥除卵巢表面粘连带，松解盆腔粘连，并加盆腔局部用药改善盆腔环境。LUFS 患者于月经后 3 ～ 7 天行腹腔镜下多点电凝术，破坏卵泡包膜间质及囊泡，形成薄弱部位从而利于卵子排出。

6. 体外受精和胚胎移植技术

适用于有生育要求且 LUFS 反复发生而用药物无效的患者。

三、中医学对未破裂卵泡黄素化综合征的认识

中医古籍中并没有未破裂卵泡黄素化综合征病名的记载，根据其最终导致不孕的结果，将其归属于中医不孕症的范畴。排卵期又称"的候"，《女科准绳》曰："的候，乃生化之真机，顺而施之则成胎。"可知"的候"乃月经周期中重阴转阳、决定种子的关键阶段，是肾中阴阳物质的转化时期，即阴精进一步充实，在肾气、肾阳的作用下进行转化，如果不能排卵乃是重阴不能转阳，是肾阳不足、血气不能畅达之故。

中医学对本病的辨证分型主要是以中医的传统理论为基石，多数医家认为本病病位应以肝肾为主，因女性的生殖活动主要在肝肾的主宰之下进行，"肾为先天之本""肾藏精，主生殖""肝藏血，主疏泄""冲任之本在肾"等理论足以证明肝肾在女性生殖过程中的重要地位，故本病多从肝肾论治。除口服中药，还常辅助针灸治疗，针灸能有效地调节性腺轴，改善卵巢功能，提高卵子质量，促进排卵而提高妊娠率。临床应用频次最高的穴位依次为三阴交、关元、中极、子宫，除此之外，有文献记载用针灸、阴道纳药、穴位外敷药等方法促排卵，以及配合中药足浴加点按涌泉穴或药枕。

四、柴嵩岩治疗未破裂卵泡黄素化综合征经验总结

（一）柴嵩岩对未破裂卵泡黄素化综合征病因病机的认识

1.肾气盛是卵泡发育的前提，肾阴阳的消长转化是排卵的关键

本病患者常有素体虚弱、禀赋不足、工作劳累、多次孕产耗伤、兼夹他病等既往史。肾为先天之本，主生殖，与天癸关系密切，本病病机以肾气不足为本，肾气不充，冲任不固，胞脉失养，则卵泡发育缓慢；同时肾主纳气，肾气亏虚则气机推动无力；氤氲之时是阳生阴长，阳气发动之时，即阴精进一步充实，在肾气、肾阳的作用下进行转化，故肾之阴阳消长转化亦对排卵起着关键作用。若肾阴亏虚，阳无阴助而生化不足，若肾阳衰弱，转化无力，虽肾阴不亏亦难以化阳，阳气不长，发动无力，则卵泡难以排出。

2.脏腑气血调和是排卵的条件

叶天士的《临证指南医案》中提到"女子以肝为先天"，肝藏血而主疏泄，如《傅青主女科》言"妇人有怀抱素恶，不能生子者……谁知是肝气之郁结乎"。若情志不畅，肝气郁结，则气机郁滞，进而影响血海满溢及阻滞胞脉；或因工作劳累，耗伤脾气，或因嗜食肥甘，困阻脾土，而致脾失健运，津液不化而生痰，痰湿之邪滞于胞宫胞脉，亦可导致卵子排出不畅，胞宫难以摄精成孕。

3.痰湿、瘀血为致病的病理因素

清代陈修园在《女科要旨·种子》中提出："妇人无子皆由经水不调，经水所不调者，皆内有七情之伤，外有六淫之感，或气血偏盛，阴阳相乘

所致。"《女科经纶·妇人不孕分肥瘦有痰与火之别》按语中指出："妇人不孕，有痰饮，积血，脂膜，为实邪有余之病也。"《医宗金鉴·妇科心法要诀》云："女子不孕之故，由伤其冲任也，或因宿血积于胞中，新血不能成孕。"久病多瘀，瘀血阻滞冲任胞宫，新血不生，血瘀既是病理因素又是病理产物，使卵子既失于濡养又滞而不出。清代唐容川《血证论》指出："病血者，未尝不病水，病水者，未尝不病血。"脾虚而生痰湿，湿性黏滞，亦可导致局部气血运行不畅，痰湿瘀血相互影响，进一步加重病情。

因此，本病的主要病机是肾虚为本，脏腑气血失和，形成痰湿、瘀血等病理产物，以至于重阴不能转阳，胞宫不能泻卵而藏孕胚，故即使经水按期来潮亦不能怀孕。

（二）柴嵩岩治疗未破裂卵泡黄素化综合征导致不孕症的经验

1. 辨病论治

对于有原发病的患者，如高泌乳素血症、多囊卵巢综合征、卵巢储备功能低下、子宫内膜异位症、盆腔炎性疾病等，治疗其原发病，LUFS 的情况亦可随之改善。

2. 辨证论治

（1）肾阳亏虚证

临床表现：婚后日久不孕，初潮较晚，月经后期甚至闭经，量少，色淡暗，质清稀，面色晦暗，神疲倦怠，腰膝酸软，头晕耳鸣，畏寒，腹冷，带下清稀量多色白，性欲淡漠，小便清长，大便溏薄。舌淡暗，苔白润，脉沉细而尺弱。

肾虚则精亏血少，冲任不足，故初潮较晚，月经后期甚至闭经；肾阳亏虚，血海乏源，则月经量少，色淡暗，质清稀；冲任胞宫失于温煦，则畏寒，腹冷，带下清稀量多色白；肾主骨生髓，肾精亏虚，则见腰膝酸软；精亏于上，头目失养，则见神疲倦怠，头晕耳鸣；肾主纳气，气化失常，则小便清长，大便溏薄。

柴嵩岩教授常以"种子"喻卵子，"种子"不饱满则难以发芽生长。肾阳虚衰，一则失于温煦，宫寒不孕，二则推动无力，卵子不能排出。所以常用温肾阳和温通的药物帮助卵子发育和排出，比如菟丝子、杜仲、巴戟天、蛇床子等，审查病情，慎用熟地黄、黄精等滋腻之品。

（2）肝肾阴虚证

临床表现：婚久不孕，可有月经提前，经量偏少，色红质稠，腰膝酸软，头晕目眩，五心烦热，情绪急躁，失眠多梦，咽干口燥。舌红少苔，脉细数或弦细数。

肝肾精亏，阴虚内热，热扰冲任，血海不固，则见月经提前；虚热燔灼血海，则经量少，色红而质稠；精亏于下，不能充养腰膝，所以腰酸膝软；虚热上扰头目，所以头晕目眩；水不涵木，精亏血少，神无所依，则情绪急躁，失眠多梦；精亏热炽，可见五心烦热，口渴，便干。

治疗以疏肝补肾同施，疏肝常用柴胡、香附，香附为妇科之要药，李时珍曰其"为气病之总司，妇科之主帅"。与柴胡相伍，共奏疏肝解郁之功，使肝气条达以利于卵子排出；补肾以滋肾阴为主，常用女贞子、旱莲草、阿胶珠等；同时兼顾其肝郁脾必受克制，可佐白术、茯苓健脾利湿则使脾气健旺而不受其害。

（3）脾虚湿蕴证

临床表现：婚久不孕，形体肥胖，神疲乏力，面色白，四肢倦怠，形寒肢冷，食欲不振，大便溏泻。舌淡胖，可有齿痕，苔白滑，脉沉缓无力。

脾主运化，脾虚运化失职，水谷不化，则见食欲不振，大便溏泻；津液运化失常，湿聚成痰，痰湿内生，则见形体肥胖，四肢倦怠，舌体胖大，边有齿痕；躯脂满溢，遮隔卵泡，而致不孕。

治疗以健脾祛湿为主，兼顾补肾。常用太子参、黄芪、白术健脾益气，薏苡仁、茯苓燥湿化痰，山药健脾益胃、滋肾益精。

（4）肾虚血瘀证

临床表现：婚久不孕，经色淡黯，量多或淋沥不净，或质稠有血块，块下痛减，经行疼痛，或进行性加重，小腹刺痛，头晕耳鸣，腰酸腿软，小便清长。舌淡暗或有瘀点，脉沉涩。

瘀血阻滞冲任，经血运行不畅，则经色淡暗，量多或淋沥不净，质稠有血块，块下痛减；瘀血内停，冲任受阻，则经行疼痛，或进行性加重；瘀血阻滞于胞脉，故小腹刺痛；肾开窍于耳，腰为肾之府，肾虚则头晕耳鸣，腰酸腿软；肾与膀胱相表里，肾虚则膀胱气化不利，故小便清长；舌淡暗或有瘀点，脉沉涩，均为肾虚血瘀之征。

柴嵩岩教授认为，此类患者常有盆腔炎性疾病、子宫内膜异位症等病史，究其病机之本，为瘀久至虚，故治疗以益肾活血祛瘀为则，补肾常用菟丝子、女贞子、覆盆子等，活血常用当归、川芎、赤芍、益母草、丹参等。当归养血活血，为妇科调经之要药，川芎活血通络，上达颠顶，下入血海，兼可引药下行，赤芍、益母草、丹参均可活血祛瘀，兼有清热凉血之效。

3. 分期论治

LUFS 患者大多月经周期尚规律，柴嵩岩教授常根据其月经周期进行治疗。中医的人工周期理论是建立在中医学关于肾－天癸－冲任－胞宫生殖轴理论基础上，形成了阴长、重阴转化为阳、阳长、重阳转化为阴 4 个时期，即分别相当于月经的卵泡期、排卵期、黄体期、月经期。卵泡期（经后期）为阴长期，此期经水既行，胞宫空虚，治疗以滋补肝肾、养血调经为主，益精填髓，为卵子的生长发育补充物质基础；排卵期为氤氲之时，的候之机，此期肾之阴精由虚转盛，阳气内动，重阴转阳；黄体期阳长阴消，为阳气活动旺盛时期；月经期重阳转阴，阳气下泄，让位于阴。其中柴嵩岩教授尤重卵泡期及排卵期的治疗。

①经后期（卵泡期）：血海空虚渐复，子宫藏而不泻，属阴长阶段，此期卵泡发育有赖于先天肾精与后天气血滋养。在精充血足基础上，氤氲之时才能借助肾气、肾阳的推动，重阴转阳，排出成熟卵子。整个过程赖于肾之阴阳转变，亦受五脏、冲任气血影响。

常用药物有女贞子、熟地黄、当归、紫河车、枸杞子、桑椹、黄精等。由于阴阳互根互用，故常配以补脾益肾的药物，一则取其"阳中求阴"，二则促进运化，推动血液运行周身，防止药物过于滋腻，黏腻不行，滞而成瘀。常用补脾益肾药物有黄芪、太子参、白术、菟丝子、桑寄生、杜仲等。柴嵩岩教授认为，有瘀血者，可在此期着重活血化瘀，不碍女性受孕及妊娠。常用的活血药物如丹参、茜草、泽兰、益母草、川芎、红花等。

②经间期（排卵期）：此期 LUFS 患者卵子排出受阻，或不得温煦，或气滞，或痰凝，或血瘀，致"静"而有余，"动"而不足。故用药时根据其病机，结合辨证不同，给予温肾助阳、化痰行气、化瘀通络等治疗，常配以少量辛散升发之品，如桂枝、细辛、荆芥等，促进卵子排出。常用菟丝子、黄芪、川续断、桑寄生、淫羊藿、蛇床子等温肾助阳；肾阳不足者加用肉桂、巴戟天；大便秘结者选用肉苁蓉、当归。血瘀证重用丹参、泽兰、茜草、桑枝、月季花、三棱、红花、川芎等活血化瘀，使气血调达，有利于卵泡破裂、卵子排出。痰湿证以健脾除湿为主，常用白术、茯苓、山药、薏苡仁、生麦芽、车前子等，佐以桂枝、细辛等温化水饮，桔梗、浙贝母等行水化痰，调畅气机。气滞证以香附、木瓜、枳壳、柴胡、合欢皮等疏肝理气，佐以活血化瘀，气行则血行。

③经前期（黄体期）：此期阳长阴消，治以温补脾肾，阴阳双补，有

助于健运黄体功能，利于孕卵着床发育。有生育要求的患者以顾护冲任为主，将"保胎"意识前移，用药勿过于温燥，以防动胎伤胎。常用药物有菟丝子、川续断、巴戟天、女贞子、旱莲草、白术、山药、黄芩、苎麻根等。

④行经期（月经期）：柴嵩岩教授一般强调经期不服药，或者月经期第5天服药，一是怕药物干扰患者正常的月经代谢，二是怕患者有妊娠可能，药物对胎儿产生影响。

（三）常用药物及配伍

1. 车前子 + 三棱

车前子味甘性寒，归肾、肝、肺经，有清热利湿通利之效，三棱味苦性平，归肝、脾经，李中梓言之"为血中之气药"，破血化瘀。LUFS 患者常有痰湿瘀血之邪阻滞于体内，日久则可能化热伤阴、化瘀阻络，凝滞胞脉。故常在排卵前用此二药以利湿与化瘀并行，兼取车前子走下之性，以促进卵泡破裂排出。

2. 巴戟天 + 蛇床子

巴戟天补肾助阳、祛风除湿，蛇床子温肾助阳燥湿，此二味常用于患者已恢复基本月经周期时，应用于排卵期前，柴嵩岩教授常用剂量为3～5g，用以温阳助运，鼓动血海。

3. 桂枝

桂枝辛可通络，性温兼鼓动阳气，柴嵩岩教授常用2～3g桂枝温通经脉，一则助健脾之品化湿，二则鼓动阳气以助血运而祛瘀，促进卵泡的生长发育成熟。

五、验案举隅

【病案】

潘某，女，35 岁，已婚。

初诊日期： 2016 年 6 月 18 日。

主诉： 未避孕未孕 4 年。

现病史： 患者月经初潮 12 岁，平素月经（3 ～ 4）天 /（25 ～ 26）天，量少，色红，有血块，无痛经。2012 年结婚，未避孕，至今未孕。LMP：2016 年 6 月 1 日，经前 BBT 不典型双相，现 BBT 上升 3 天（图 5-1-1）。患者多次监测排卵提示卵泡黄素化。自诉平素工作压力大，纳可，熬夜，小便可，大便秘结，1 ～ 2 日一行。近两年体重增加 10kg。舌暗，脉细滑。

孕产史： 孕 2 产 0，2003 年、2004 年各药流 1 次。2012 年结婚，未避孕，计划妊娠。

辅助检查： 2016 年 5 月 9 日性激素：FSH：21.1mIU/mL，LH：6.35mIU/mL，PRL：10.5ng/mL，E_2：42.78pg/mL，T：< 0.69ng/mL，AND：4.83ng/mL，P：1.04nmol/L；AMH：0.19ng/mL。2015 年 5 月 4 日 B 超：子宫 4.9cm×4.0cm×3.8cm，内膜 1.0cm。右卵巢 4.3cm×3.1cm，可探及 1 ～ 2 个卵泡，并可见 2 个无回声，大小分别为 2.6cm×2.1cm、2.3cm×2.1cm，少许光点。左卵巢 2.2cm×1.4cm，隐约见 1 个卵泡。

西医诊断： 继发性不孕症，卵巢储备功能低下，疑似未破裂卵泡黄素化综合征。

中医诊断： 断绪（肾气不足，湿瘀互结证）。

立法： 补肺启肾，祛湿化瘀。

方药：

| 北沙参 12g | 茜草炭 10g | 茵陈 10g | 瞿麦 6g |

枳壳 10g	土茯苓 10g	冬瓜皮 15g	地骨皮 10g
夏枯草 10g	百合 10g	青蒿 6g	川芎 5g
当归 12g			

20 剂，每日 1 剂，水煎服，先服 5 剂，余药月经第 5 天服。

另：三七粉 3g×5 天，Bid，分冲（月经期服）。

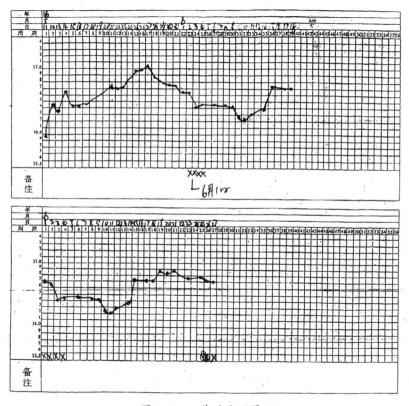

图 5-1-1　基础体温图 60

分析：患者未避孕未孕 4 年，既往孕 2 产 0，符合继发性不孕症的诊断；患者经期第 3 天查性激素：FSH：21.1mIU/mL，AMH：0.19ng/mL，符合卵巢储备功能低下的诊断；同时，患者曾查 B 超示右卵巢囊肿、LUF 可能，追问病史，既往曾有间断数次 B 超监测排卵示卵泡黄素化（B 超报告未携带），结合病史，不排除未破裂卵泡黄素化综合征可能。患者平素工作劳累，劳倦伤脾气，脾气损伤，运化失司，易生痰湿，痰湿郁内，阻滞血脉，日久成瘀，故见舌暗，脾为后天之本，后天之本无力滋养先天，耗伤肾气，肾气不足，血海乏源，故月经量少，冲任胞脉失于所养，故难以摄精成孕。结合舌脉，四诊合参，其病位在肾，病性虚实夹杂，病机为肾气不足，湿瘀互结。

　　患者平素月经周期尚规律，故治疗应顺应月经周期，患者此时月经第18天，基础体温典型上升3天，处于经前期（黄体期），治宜固护冲任，且其脉细滑，提示气血亏损不甚，故不需过于温燥滋腻之品，治以补肺启肾，祛湿化瘀。方中北沙参甘寒，入肺经，补肺启肾，提壶揭盖，百合滋阴润肺，助北沙参补养肺气，加强肺之气化以助利水化湿；茵陈、冬瓜皮利水渗湿，当归补血调经，活血祛瘀，兼有润肠通便之效，茜草炭凉血活血；气为血之帅，血为气之母，气行则血行，气滞则血瘀，欲活血化瘀需佐以行气，故加枳壳理气化痰行滞，夏枯草行气疏肝，解郁散结；考虑患者湿瘀日久，兼有郁热，少佐青蒿、地骨皮养阴清热，瞿麦清热利水，破血通经；川芎活血行气，引药下行。经期冲服三七粉，活血化瘀，止血止痛，以免经期血海变化急骤，动血伤阴。《玉楸药解》中提到三七"和营止血，通脉行瘀，行瘀血而敛新血"。

　　二诊：2016年8月6日。

　　LMP：2016年7月25日，PMP：2016年6月27日，经前BBT不典型双相（图5-1-2）。舌苔黄，脉细滑。

　　方药：

北沙参 15g	荷叶 10g	茵陈 12g	生麦芽 2g
川续断 15g	百合 12g	夏枯草 12g	浙贝母 15g
月季花 6g	生甘草 6g	桑寄生 15g	天冬 10g

70剂，每日1剂，水煎服。

　　分析：二诊查见患者舌苔黄，考虑其虽瘀滞渐通，但可见热象，故在前方基础上，加荷叶清热利湿，月季花凉血疏肝解郁，川续断、桑寄生补益肝肾，生甘草调和诸药。并嘱其复查性激素以评估卵巢功能。

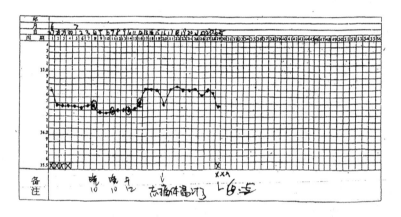

图 5-1-2　基础体温图 61

　　三诊：2016 年 10 月 8 日。

　　LMP：2016 年 10 月 5 日，经前 BBT 不典型双相（图 5-1-3），PMP：2016 年 9 月 9 日。患者自行 B 超监测卵泡，自诉卵泡直径达到 2.0cm 时排卵。舌苔黄，脉细滑。

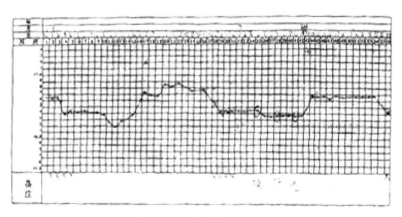

图 5-1-3　基础体温图 62

辅助检查：2016 年 10 月 7 日性激素：FSH：11.6mIU/mL，LH：4.53mIU/mL，E$_2$：44.69pg/mL，P：0.6ng/mL。

方药：

北沙参 20g	莲子心 3g	荷叶 10g	地骨皮 10g
金银花 12g	百合 12g	月季花 6g	女贞子 15g
菟丝子 20g	柴胡 5g	香附 10g	桑寄生 15g

20 剂，每日 1 剂，水煎服，月经第 5 天开始服。

分析：患者复查性激素示 FSH：11.6mIU/mL，LH：4.53mIU/mL，较 2016 年 5 月有所好转，但 FSH/LH 比值仍偏高，提示卵巢功能尚未完全恢复；B 超监排提示已有排卵，本周期未发生卵泡黄素化，阶段性治疗有效。刻下仍有舌苔黄，提示体内仍有热象，在首诊方基础上去青蒿，加莲子心清心火，金银花清热解毒，柴胡清热疏肝。嘱其经期第 5 天开始用药，此时患者处于经后期，故治疗以补肾疏肝，养血调经为则，加菟丝子、女贞子，菟丝子味甘性平，入肝、肾、脾三经，既能助阳，又能益精，不燥不腻，为平补肝、肾、脾三经之良药，女贞子滋补肝肾，补而不燥，二药同用以增补肾益精之效；同时去川芎以免活血之力太过，加香附以理气调经。

四诊：2016 年 11 月 3 日。

LMP：2016 年 10 月 28 日。2016 年 10 月 7 日自然周期促排，获卵 5 个，配成 1 个，移植失败。BBT 见图 5-1-4。舌淡暗，苔薄黄，脉沉细滑。

方药：

阿胶珠 12g	地骨皮 10g	杜仲 10g	泽兰 10g
桃仁 10g	熟地黄 10g	仙鹤草 6g	玉竹 10g
荷叶 10g	夏枯草 10g	瞿麦 6g	川芎 5g

60 剂，每日 1 剂，水煎服，每于月经第 5 天连服 20 剂。

分析：四诊时患者自诉本周期已促排，然未成功。促排卵药物多为温肾之品，通过温动血海，促进卵泡排出，然用之不当则容易导致温阳过度，体内热盛。患者移植失败，阴液损害较重，舌淡暗，脉沉细滑亦提示肾阴不足，血海亏虚，此时为经后期，治疗应以滋阴养血为主，苔薄黄提示有虚热内扰，兼以清虚热。以熟地黄为君药，补五脏之真阴，《珍珠囊》谓其"大补血虚不足，通血脉，益气力"，《本草从新》谓其"滋肾水，封填骨髓，利血脉，补益真阴"；阿胶珠、玉竹、杜仲为臣，阿胶珠滋养阴血，填充血海，玉竹养阴润燥，入肺经，金水相生，助君药养阴血，杜仲滋补肝肾，走下；佐以地骨皮、荷叶、夏枯草，清解内热，同时防止熟地黄滋腻过度化湿；因患者有 LUFS 病史，除养阴滋肾调整卵巢功能外，加大化瘀通经药的使用，在去除瘀象、通达胞宫胞脉的同时以助卵子排出，以桃仁、瞿麦、泽兰活血祛瘀调经，但无破血之弊；川芎引诸药入血海，为使；少量仙鹤草有养血止血之功，可防止活血药缩短月经周期。

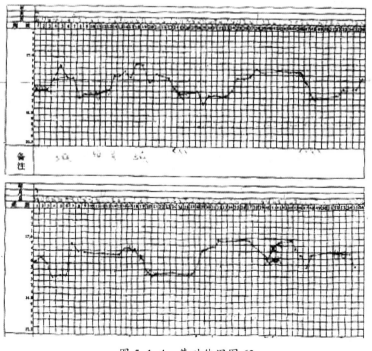

图 5-1-4　基础体温图 63

五诊：2017 年 4 月 15 日。

LMP：2017 年 3 月 9 日，BBT 高温相，欠稳定。现无腹痛及阴道出血。舌苔黄，脉细滑。

辅助检查：2017 年 4 月 14 日性激素：HCG：21216mIU/mL，P：19.41 ng/mL，E_2：415pg/mL。

方药：

覆盆子 15g	黄芩 10g	白术 10g	侧柏炭 12g
莲子心 3g	菟丝子 15g	山药 15g	芦根 10g
苎麻根 10g	莲须 6g		

14 剂，每日 1 剂，水煎服。

分析：五诊时，患者基础体温高温相，血 HCG：21216mIU/mL，提示妊娠，现舌苔黄，脉细滑，辨证属脾肾不足，热扰冲任，治以补肾健脾，清热固冲。覆盆子、菟丝子补肾固冲安胎，山药、白术、苎麻根健脾安胎，黄芩、莲子心、芦根清热安胎，侧柏炭清热凉血，防止血热出血。1 年后随访，患者足月产 1 女婴。

【参考文献】

[1] 杨晓祎. 黄素化未破裂卵泡综合征的发生及相关治疗 [J]. 国际病理科学与临床杂志，2009，29（2）：139.

[2] 杨舫，经燕. 未破裂卵泡黄素化综合征 [J]. 中国医刊，2014，49（4）：108-109.

[3] Monger P，Bondy C.Importance of the IGF system in early follieulogenesis [J]. Molecular & Cellular Endocrinolgy，2000，163（1-2）：89-93.

[4] Luffler S，Schulz A，Hunt S P，et al. Increased formation of corpora lutea in neurokinin 1-receptor deficientmice [J].Mol Reprod Dev，2004，68（4）：408-414.

[5] 乔杰，李美芝.PCOS 患者药物促排卵中 LUFS 发生的相关因素 [J].中国妇产科临床，2000，1（3）：137-140.

［6］孙梅.黄素化未破裂卵泡综合征的研究进展［J］.国外医学计划生育分册，2000，19（4）：234-236.

［7］黎平，阮晓红，陈晓燕，等.三种方法治疗未破裂卵泡黄素化综合征的疗效比较［J］.广东药学院学报，2006，22（5）：532-534.

第六章

高泌乳素血症

一、概述

高泌乳素血症（hyperprolactinemia，HPRL）是指各种原因引起的外周血清泌乳素水平持续高于正常值的状态，正常育龄妇女泌乳素水平不超过1.14nmol/L（各实验室有其正常值）。该病是常见的下丘脑－垂体轴内分泌紊乱疾病，好发于育龄期女性，偶见儿童和青少年，是危害女性生殖健康的一种常见病，也是疑难病，近年发病率有升高趋势。

1. 分类

高泌乳素血症的病因可归纳为生理性、药物性、病理性和特发性四类。

（1）生理性高泌乳素血症

昼夜节律、年龄、性别、月经周期、妊娠哺乳状态、应激状态等生理因素都会影响血清 PRL 水平。

（2）药物性高泌乳素血症

某些药物可引起高泌乳素血症，这类药物大多有拮抗下丘脑泌乳素抑制因子（PIF，多巴胺是典型的内源性 PIF）或增强兴奋泌乳素释放因子（PRF）的作用，少数药物可能对 PRL 细胞有直接影响。常见的可能引起 PRL 水平升高的药物包括利血平、阿片肽、吗啡、雌激素、口服避孕药等。

（3）病理性高泌乳素血症

这类高泌乳素血症大多属于继发性，常见的原发病因有以下几种：

①下丘脑 PIF 不足或下达至垂体的通路受阻，常见于下丘脑或垂体柄病变，如颅底脑膜炎、外伤、手术、精神创伤等。

②原发性和 / 或继发性甲状腺功能减退。促甲状腺激素释放激素

（TRH）对 PRL 的分泌有促进作用，甲减时下丘脑分泌 TRH 增多，从而导致 PRL 升高。

③自主性高功能的 PRL 分泌细胞单克隆株，其中最常见于垂体泌乳素腺瘤，是临床上病理性高泌乳素血症最常见的病因。

④妇产科手术如人工流产、引产、子宫切除术、输卵管结扎术、卵巢切除术等。

（4）特发性高泌乳素血症

此类高泌乳素血症与妊娠、服药、垂体肿瘤或其他器质性病变无关，多因患者的下丘脑 - 垂体轴功能紊乱，导致 PRL 分泌增加，且大多数 PRL 水平为轻度升高，长期观察可恢复正常。临床上无病因可循时，可诊断为特发性高泌乳素血症。

2.临床表现

（1）月经改变和不孕不育

高泌乳素血症最常引起的症状是月经不调和不孕不育。临床上导致不孕症的原因很多，如生殖系统感染、内分泌失调、免疫因素、遗传因素、先天发育异常等，高泌乳素血症导致的不孕症属于内分泌因素。相关数据显示，在无排卵性不孕症患者中，高泌乳素血症患者达 22.9%，说明该病已经成为导致女性不孕不育症的重要原因。

（2）溢乳

PRL 直接作用于乳腺 PRL 受体，刺激乳汁生成及分泌。高泌乳素血症患者在非妊娠期及非哺乳期出现溢乳的概率为 27.9%，其中同时出现闭经及溢乳者占 75.4%，这些患者血清 PRL 水平一般都显著升高，因此高泌乳素血症也称为闭经泌乳综合征。

（3）其他

高泌乳素血症患者通常存在体重增加的情况。长期高泌乳素血症可抑制雌激素水平，导致骨密度减低、进行性骨痛、骨质疏松。少数患者可出现多毛、脂溢性痤疮，可伴有多囊卵巢综合征等其他异常。

二、西医诊断标准及治疗进展

由于血 PRL 水平受许多生理因素和应激影响，因此测定血 PRL 水平有严格的采血要求（应于安静清醒状态下、上午 10～11 时取血测定），PRL 水平显著高于正常者一次检查即可确定，当 PRL 测定结果在正常上限 3 倍以下时至少检测 2 次，以确定有无高泌乳素血症。该病的鉴别诊断重点在于判断有无垂体肿瘤存在，可行鞍区影像学检查（MRI 或 CT），以排除或确定存在压迫垂体柄或分泌 PRL 的颅内肿瘤及空蝶鞍综合征等。

高泌乳素血症的治疗目标是控制 PRL 水平、恢复女性正常月经和排卵功能、减少乳汁分泌及改善其他症状，如头痛和视觉功能障碍等。在确诊高泌乳素血症后，应首先决定是否需要治疗。垂体泌乳素大腺瘤及伴有闭经、泌乳、不孕不育、头痛、骨质疏松等表现的微腺瘤都需要治疗；仅有血 PRL 水平增高而无以上表现者，可随诊观察。

其次是决定治疗方案。垂体泌乳素腺瘤不论是微腺瘤还是大腺瘤，都可以首选多巴胺激动剂治疗，常用的药物有溴隐亭、卡麦角林和喹高利特。有妊娠要求的高泌乳素血症妇女采用多巴胺激动剂治疗后，90% 以上血 PRL 水平可降至正常、恢复排卵。若 PRL 水平下降而排卵仍未恢复者可联合诱发排卵药物促排卵。

对于药物疗效欠佳、不能耐受药物不良反应及拒绝接受药物治疗的患者可以选择手术治疗或放射治疗。

三、中医学对高泌乳素血症的认识

中医古籍并无高泌乳素血症的病名，分析该病的临床表现，符合中医闭经、不孕症、乳泣等范畴。

春秋战国时期，《黄帝内经》中就有大量关于"闭经""不孕"的记载，如"肾脉……微涩为不月""月事不来者，胞脉闭也""二阳之病发心脾，有不得隐曲，女子不月""督脉者……此生病……其女子不孕"等，成为中医妇科学治疗闭经、不孕症的理论根源。

东汉时期张仲景所著的《金匮要略》特设"妇人杂病脉证并治"篇，提出"妇人之病，因虚、积冷、结气，为诸经水断绝"，总结了妇人闭经的三大病因。隋唐时代的《诸病源候论》专设"无子候"，分列"月水不利无子""月水不通无子""结积无子"等无子病源。宋金时代的《仁斋直指方·妇人论》指出经血不行的原因之一为"血气盛实，经络遏闭"，《陈素庵妇科补解·调经门》论述了痰滞、肾虚、伤津液导致闭经的病机。明清时期，中医妇科发展渐入佳境，涌现出一批千金大家，如薛己在《妇人校注良方·调经门》从脏腑辨证角度论述了脏腑病变血少、血滞而导致闭经的病因病机；清代妇科大家傅青主在其著作《傅青主女科》中提出"经本于肾""经水出诸肾"，认为闭经、不孕与肾虚关系密切。

溢乳方面，隋唐时代巢元方的《诸病源候论》列有"产后乳汁溢候"，书中言"经血盛者，则津液有余"，提示乳汁乃体内津液所化，且乳汁与经血同源。宋代陈自明的《妇人大全良方》首载乳泣病名，典型症状为"未产前乳汁自出"。清代程钟龄认为，妇人乳汁乃冲任气血所化，若孕妇体质素弱、忧虑伤脾，气血虚弱，胃气不固，摄纳无权，往往导致乳汁失约，可予八珍汤调补。其后医家对此病论述甚少，对其病因病机的认识无非虚实两端，实者因其妊娠期间肝气郁结，郁而化热，迫使乳汁外溢；虚者因其孕后脾胃不足，气虚不摄则乳汁自溢。

随着西医学的发展进步，人们对高泌乳素血症的认识也逐渐深入，现代中医临床工作者从临床治疗中总结经验，逐步构建了对该病的系统认识和临床诊疗思维。中医学认为，高泌乳素血症主要责之于肝郁肾虚、脾虚，一般以肝郁气滞多见。足厥阴肝经上膈，布胸胁绕乳头而行，《景岳全书·妇人规》云"妇人乳汁，乃冲任气血所化，故下则为经，上则为乳汁"。肝主疏泄，调畅气机，若气机失调，气血壅滞于上，不能下行，在上则乳房溢乳，在下则闭经。而脾胃为气血生化之源，足阳明胃经行贯乳中，若脾胃虚弱，气血亏虚，则经水断绝，气虚不摄，则乳汁自溢。另外，肾为先天之本，脾胃为后天之本，脾胃运化水谷精微需靠肾阳温煦，若肾阳不足，火不暖土，气血依旧化生不足，日久导致闭经；或肾精亏虚，主生殖功能下降，无以化精填充血海，则导致闭经。以上三大脏腑功能失调，最终将影响冲任气血，使肾－天癸－冲任－胞宫生殖轴发生紊乱，导致高泌乳素血症的发生。

总体而言，高泌乳素血症作为一种近些年才逐渐被认识的疾病，古代医家对其记载寥寥，我们只能通过古代医籍中散在的文字论述，以及借助西医学诊疗手段来不断丰富对其的认识。

四、柴嵩岩治疗高泌乳素血症经验总结

高泌乳素血症在育龄妇女中发病率为 0.4% ～ 1%，平均发病年龄 29 岁，占所有妇科疾病的 2.29%。与其他妇科疾病相比，高泌乳素血症的发病率并不高，但随着社会节奏的加快，女性参与社会竞争程度逐渐加大，各种社会问题，如环境污染、精神压力、情绪抑郁层出不穷，这些因素逐渐影响着广大女性的生理健康，尤其是生殖内分泌功能，这也使得高泌乳素血症在临床上愈发常见。柴嵩岩教授在临床工作中十分重视对该

病的观察与研究，她根据多年临证的经验，以及对本病病因病机的潜心研究，提出了高泌乳素血症"热毒浸淫，冲任失调"的病因病机，从"毒热论""二阳致病"角度探讨了该病的发生发展过程，并针对此病因病机提出了"清热解毒，益肾调经"的治法，总结出高泌乳素血症的饮食调护宜忌，现分述如下。

（一）高泌乳素血症的病因病机

柴嵩岩教授在临床中通过观察发现，大部分高泌乳素血症患者舌质偏红，大便干燥，月经量少，有明显热象，说明该病的发病与热邪有关。她认为高泌乳素血症的主要病机是毒邪内侵，郁而化热，损伤肾－天癸－冲任－胞宫生殖轴，导致闭经、溢乳、不孕等表现。体内热毒浸淫，导致垂体功能亢进，PRL 分泌水平升高；热邪充斥血脉，炼血成瘀，结聚成块，形成癥瘕（垂体微腺瘤）；热毒侵袭肝经，邪气循经上扰头目，发为头痛、目眩（视野异常）；肝脏疏泄失常，气血上行，郁积于乳房则见溢乳，相应的，下焦血海空虚则无经可行，故闭经，乃至不孕。

高泌乳素血症属于"阳证""热证"范畴，病位在脑，与肝、脾、肾、胞宫密切相关，热毒内侵导致脏腑功能失调，最终通过影响冲任二脉而致病。至于热毒从何而来，柴嵩岩教授总结有以下几个方面：

1. 情志化火

生活、工作压力过大，情志抑郁，肝郁气滞，气机疏泄失常，郁滞不行。气有余便是火，气滞日久则化热化火，形成热毒。热毒上灼脑窍，影响垂体正常功能，使之功能亢进，则 PRL 分泌增加，导致高泌乳素血症。

2. 药物之毒

部分高泌乳素血症患者有长期服用药物的病史，如抗精神病类药、激素类药、降压药等，这些药物如果服用时间过长，或过量服用，则容易导致药毒积于体内，日久化热，影响肾－天癸－冲任－胞宫生殖轴。

3. 食物之偏

中医学认为食物同药物一样，均有寒热温凉之偏性，如"鱼生火、肉生痰"，即过量吃肉，体内脂肪堆积，成痰生湿，导致肥胖；而过量食用鱼类海鲜，久之蛋白代谢不及，亦可成为体内郁积之热毒。此外，辣椒、姜、蒜、羊肉、韭菜等辛辣刺激、大热大补的食物过量食用也可使体内蕴生热毒。

4. 理化因素

颅内肿瘤的放化疗可导致颅内体内热毒积聚，直接影响垂体功能，导致 PRL 分泌异常。

5. 他病所致

患者既往患有风湿、肝炎、恶性肿瘤等病，病邪未能彻底清除，在体内郁积，成为新的毒患，影响女性生殖轴的正常运作。

除热毒致病以外，柴嵩岩教授认为素体湿盛也可考虑为高泌乳素血症的病因之一。痰湿内盛，阻滞经络，气血不能顺畅下达胞宫，反上行胸乳、头目，形成闭经、溢乳等临床表现。值得讨论的是，痰湿内盛这一证型在妇科疾病中，以多囊卵巢综合征（PCOS）多见，相关数据显示，约 3%～10% 无排卵的 PCOS 患者同时合并有高泌乳素血症，故两病在中医病机发展上是否相互影响值得我们进一步探索。

（二）高泌乳素血症导致不孕症的病因病机

中医学认为，女子不孕除了先天因素影响外，主要是后天脏腑功能失调，气血化生和运行失常，影响了冲任二脉与胞宫的正常生理，最终影响受孕，病因病机主要责之于肾虚、肝郁、瘀阻胞宫、痰湿内盛、精血不足。

柴嵩岩教授认为"血海、胞宫、胎元"是主宰女性生殖生理的三大要素，并据此创立了"水库论""土地论""种子论"的"妇人三论"学术思想。三种理论各有侧重："水库论"强调阴血填充血海，血海荣养胞胎的关系；"土地论"将胞宫喻作生养万物的大地，强调胞宫本身及其内部环境正常对孕育胎元的重要性；"种子论"强调卵子质量对妊娠情况的影响，认为治疗不孕不育症应首先改善卵子质量。

从"妇人三论"出发，结合高泌乳素血症"热毒致病"的病因病机可知，高泌乳素血症患者体内热毒浸淫，气血运行失常，中焦化生之气血不能下达胞宫，填充血海，反上行上焦头窍，即水库无水；体内炽盛之热毒在上则蕴结于乳房，迫使乳汁外溢，在下则扰动血海，使排卵障碍，即土地不肥，种子不良。如此则下焦胞宫无血濡润，冲任血海无血填充，且尚有热毒肆虐，自然胎元难成。因此在治疗高泌乳素血症导致的不孕症时，除了针对病因运用清热解毒，调理气机之法，还要恢复冲任、血海、胞宫等正常功能，以备受孕。

（三）临证辨治要点

1. 辨溢乳

部分高泌乳素血症患者挤压乳头，可见乳汁样分泌物溢出。《灵枢·经脉》云"足阳明胃经……从缺盆下乳内廉，下挟脐，入气街中"，足厥阴肝经布胸胁，绕乳头而行，由此可知肝胃与乳房关系密切。胃为水谷之海，化生气血精微，肝主全身气机之疏泄，生理情况下，脾胃健运，经络通盛，中焦运化水谷精微，在肝主疏泄气机的功能之下应期注入胞宫血海，并按时满溢成为经血；若肝失疏泄、气机上逆则水谷精微不能下达胞宫，反气血上逆，化乳汁而从乳房溢出，故在下表现为月经量少、稀发甚至闭经，在上则表现为溢乳。

柴嵩岩教授认为，高泌乳素血症之溢乳症状当以"通"法为治。所谓通法，不仅是单纯的通乳之意，而是囊括了疏肝理气、活血祛瘀、化痰利湿等多种治疗法则，属于广义"通"法。柴嵩岩教授喜用全瓜蒌、丝瓜络、桃仁、月季花、香附、丹参、枳壳、合欢皮等，以"通"化郁滞，使经络疏通，气血调畅，冲任血海功能恢复正常，经血按时下行。

同时，治疗溢乳不可滥用收敛药，如五味子、山茱萸等酸涩之品。过分收敛会导致乳汁积聚，乳房气血壅滞，有罹患乳痈或乳癖之虞。故治疗中柴嵩岩教授除了避免使用敛阴、酸涩药之外，更添若干入肝、肺经，疏肝气，调气机之品，如郁金、柴胡、玫瑰花、夏枯草、川贝母、浙贝母、桔梗等，通过调节肝主疏泄的功能，运行全身之气机，行乳房之气血，给邪气以出路，最终达到以"通"治溢乳的效果。

此外，需要注意的是，高泌乳素血症患者忌用生麦芽。现代药理研究表明，生麦芽可作用于垂体促进 PRL 分泌，进而增加乳汁的分泌，使症状加重，不利于疾病的好转。因此治疗高泌乳素血症忌用生麦芽，即使治疗后泌乳素水平恢复正常，亦要避免使用生麦芽，以防症状反复。

2. 辨月经

高泌乳素血症患者多有月经不调，且多为月经量少、稀发甚至闭经。一是因本病病机乃"热毒浸淫，冲任失调"，体内热毒耗血伤阴，劫灼精血，阴血不足则无以填充血海，故月经不能按时而下；二是由于体内气机疏泄异常，中焦化生之精微气血不降反升，如此则胞宫血海无源荣养，月经更是无从谈起。

治疗应清热与滋阴并举。柴嵩岩教授常用的清热药多为花叶枝类，轻清走上，清热邪不伤阳气，如金银花、生甘草、菊花、莲子心、夏枯草、芦根、荷叶、钩藤等。滋阴方面，常用女贞子、旱莲草、北沙参、玉竹、石斛等，标本兼治。柴嵩岩教授认为治疗高泌乳素血症不可急于用入肾经的药，应根据基础体温等病历资料，结合月经周期的特点，适时使用温动之品，如杜仲、川续断、菟丝子，以温补肾气，促进排卵，恢复正常月经和生育功能。

3. 辨大便

据柴嵩岩教授观察，高泌乳素血症患者大多存在便秘的情况，属于二阳致病范畴。

所谓二阳致病，乃柴嵩岩教授从60余年临床工作中总结而来的妇科治疗经验，该学说认为"二阳"（手阳明大肠经、足阳明胃经）功能正常与否，与女性月经生理和生殖功能密切相关。足阳明胃经为水谷之海，乃多气多血之经，通过气冲、承浆两处与冲任二脉相会，从而联系胞宫。胃主受纳，腐熟水谷，是气血生化之源。薛己曾云："夫经水阴血也，属冲任二脉主，上为乳汁，下为月水。"此处的"经水阴血"正是中焦脾胃所化，通过经络之间的联系到达冲任二脉，分行上下。若阳明热盛则邪热沿经络上行乳房迫乳汁外溢，循冲任二脉下至血海燔灼阴血，发为闭经、泌乳。同理，手阳明大肠经与足阳明胃经为同名经，于头面相交；大肠为传导之官，化物出焉。若邪热顺经传至手阳明，导致浊热积聚大肠，腑气不通，则大便秘结。调理阳明气血一方面可恢复正常排便，另一方面可以调理月经，使气血正常下达胞宫，血海不沸不竭。柴嵩岩教授临证时，十分注重了解患者饮食、大便情况及乳房症状，并结合舌脉象判断其是否存在阳明病变情况。

对于高泌乳素血症的治疗，若患者月经不调与便秘并见，应考虑热毒积聚于阳明，治疗应清解阳明热毒，调理肠腑气机。此处的清热不可用苦寒直降，原因有二：一是苦寒药物易伤脾胃阳气，二是从中药五味理论分析，苦寒容易化燥，更伤阴血，故应慎用苦寒。柴嵩岩教授喜用全瓜蒌、槐花、白头翁清泻阳明热邪，调畅肠腑气机，使热随大便外泄，给邪气以出路。若患者便秘与溢乳并见，提示阳明热毒分走手足两经，胃经及肠腑积热，土壅木郁，治疗上应分经用药，在下则调阳明肠腑，在上则通阳明乳络，并加用疏肝解郁或柔肝养血之品（乳头属肝），可用全瓜蒌、丝瓜络、枳壳、柴胡、郁金、合欢皮、当归、芍药等。

4. 辨头窍

因高泌乳素血症病位在脑垂体，故部分患者会出现头痛头晕、视野缺损等症状。热毒壅塞于颠顶，使垂体功能亢进；邪阻经络，气血不通，结聚成块，形成垂体微腺瘤或导致垂体增生肥大。热邪上扰清窍则头晕，气血壅塞、经络不通则头痛；足厥阴肝经上行颠顶、系目系，肝开窍于目，热毒循肝经上炎，肝木受灼，津液耗伤，无法荣养双目则视物模糊（视野缺损）。故治疗应选用引经药，如葛根、桔梗、川芎等载药上行，引药上颠顶，直达病位，再佐以清热养肝之品如钩藤、菊花、金银花祛邪外出。

由以上四辨可知，高泌乳素血症的临证辨治思路十分灵活，单就溢乳一症而言，既可用"二阳致病"学说辨证，又可从气血经络学说进行解释，不同的思路提供了灵活的组方可能，也提示我们在治疗妇科疾病时切忌照本宣科，应从多角度思考病症，如此组方或有柳暗花明之喜。

（四）高泌乳素血症用药心得及生活调护

1. 清热解毒药

金银花：味甘，性寒，有疏散风热、清热解毒之效，《药义明辨》言"凡肝家血虚有热以为病者，或脏腑、经络，或肉里，皆可用以撤其壅热，散其聚毒"。柴嵩岩教授选择金银花治疗高泌乳素血症的根本病因——热毒内盛，一是取其轻清走上之性，直达病所，二是金银花入血清透血热又无凉遏之弊，其性甘寒而无苦寒伤胃劫阴之虞，选药可谓精当。

生甘草：味甘，性平，归十二经。甘草生用有清热解毒之效，与一众清热解毒药合用可缓和其寒，以防伤脾胃阳气，同时又起调和全方的作用，使诸药相和，协同起效。柴嵩岩教授喜用金银花 10 ～ 12g、生甘草 5 ～ 6g 相配以清解血热。

菊花：味甘、苦，性微寒，入肝经，有疏散风热、清热解毒、平抑肝阳、清肝明目的作用。柴嵩岩教授应用菊花治疗高泌乳素血症，乃取其入肝经、平抑肝阳的特性，治疗肝经火旺之头痛目眩，疏散血中之热。

钩藤：临床常用钩藤治疗肝阳上亢、肝风内动之头晕目眩、抽搐痉挛，然柴嵩岩教授将其运用在妇科病的治疗中，可谓妙极。钩藤味甘、微苦，入肝、心包经，有平肝泄热的功效，正好契合高泌乳素血症的病因病机。现代药理研究提示，钩藤有镇静作用，其含有的吲哚生物碱作为多巴胺受体拮抗剂可介导中枢多巴胺能系统从而发挥抑制作用，而 PRL 的分泌正是受多巴胺能途径的调节。

以上为柴嵩岩教授治疗高泌乳素血症的主要用药，归纳总结可以发现，这些药物大都为植物的花叶枝部分，古代医家认为这类药物具有质轻上行之性，没有重镇凉遏的弊端，清透内热却不寒凉伤脾，入血分又无留瘀之患。清热药大多苦寒，苦燥易伤阴，妇人以血为贵，尤其是高泌乳素血症患者，其内热久盛，极易耗血伤阴，因此在用药上更要轻柔审慎，柴嵩岩教授用心可见一斑。这类药物还有莲子心、青蒿等。

2. 引经药

柴嵩岩教授认为，高泌乳素血症病位在上，涉及脑、足厥阴肝经，兼及督脉，治疗时根据脏腑经络辨证，宜选用适当的引经药，引药至病所，常用药物如下：

川芎：味辛，性温，归肝、胆、心包经，有活血化瘀、行气止痛的功效，古人评价其能"上行头目，下行血海，中开郁结，旁达四肢"，乃"血中气药"。柴嵩岩教授常用其下行血海的特性引药入胞宫，而在高泌乳素血症的治疗中，则利用它风药上行的特点，引药上颠顶。另外，川芎有活血的作用，可通利血脉，使上聚之气血下行，改善闭经情况。

葛根：味甘、辛，性平，归脾、胃经，《医学启源》称其"气味皆薄，体轻上行"。柴嵩岩教授认为葛根走督脉，可以载药上行，然其毕竟有辛散之性，若患者阴血不足、内热较盛则不宜用葛根，或者以白芍相配，以收敛其性。

桔梗：味苦、辛，性平，入肺经，《本草求真》言其"可为诸药之舟楫，载之上浮"，多治疗胸膈以上疾病，故选此药治疗高泌乳素血症恰如其分。此外，桔梗入肺经，宣畅肺气，柴嵩岩教授治疗妇科疾病十分重视"从肺而治"，她认为妇女的经、带、胎、产，气血津液的正常输布运行都与肺的气化功能密切相关，肺气宣畅正常，经血方能下行，故对闭经患者柴嵩岩教授常加一两味入肺经的药物，以开肺气，行气血。

3. 消肿散结药

柴嵩岩教授在高泌乳素血症的治疗上提出了创新性理论：热毒在上结聚，气血不畅，郁积成"肿、结"，即垂体微腺瘤。因此治疗上应加入消肿散结的药物。

夏枯草：味辛、苦，性寒，归肝、胆经。辛以散结，苦以泄热，《得配本草》称其"解阴中郁结之热，通血脉凝滞之气"，临床常用以治疗瘿瘤、瘰疬、乳房胀痛等疾病。高泌乳素血症与肝经密切相关，肝经上循颠顶，连于乳房，夏枯草主入足厥阴，既能清肝泻火，又能消肿散结，同时解决脑部"肿结"（垂体微腺瘤）与乳房溢乳问题，一举两得。

贝母：川贝母味苦、甘，性寒，浙贝母味苦，性寒，两药均归心、肺经，都有清肺化痰止咳、散结消肿的功效。其中浙贝母苦寒，其性偏泻，更善解毒散结消痈，若内热偏重，垂体微腺瘤较大可用浙贝母；川贝母兼甘味，性偏润，可用于内热劫伤阴液，阴虚较重之高泌乳素血症，除了甘寒生津，清阴分血热之外，川贝母入肺经，正合柴嵩岩教授"从肺论治妇科病"的思想。

此外，桔梗、连翘、柴胡、玄参等药都有消肿散结的功效，需结合兼证进行选择。

4. 合并泌乳者用药

高泌乳素血症患者体内 PRL 升高，促使乳腺增生并泌乳，导致非哺乳期溢乳。对于该症状，一般的治疗思路多为收敛固涩，使乳汁不再外溢。然柴嵩岩教授认为应该用"通"法治疗高泌乳素血症的溢乳问题，一是通乳房内瘀积之乳，以防郁而化热，二是行气活血通络，化瘀通滞，使气血重归胞宫，调理月事。常用药物有：

丝瓜络：味甘，性平，归肺、胃、肝经，其体轻通利，善通乳络，有通络下乳之效。除了通乳之外，柴嵩岩教授尚喜用丝瓜络治疗血热阴亏，取其体轻入络，能除阴分血热之效。

玫瑰花：味甘、微苦，性温，归肝、脾经，有疏肝解郁、活血止痛之效。《本草正义》称"玫瑰花，香气最浓，清而不浊，和而不猛，柔肝醒胃，流气活血，宣通窒滞而绝无辛温刚燥之弊，断推气分药之中，最有捷效而最为驯良者，芳香诸品，殆无其匹"，为妇科常用的疏肝解郁药。《本草纲目拾遗》引《百草镜》文，言取"玫瑰花初开者，阴干燥者三十朵，去心蒂，陈酒煎，食后服"可治乳痈初起，郁证宜此。柴嵩岩教授认为玫瑰花轻清上行，可行乳房气血之壅滞，用于治疗溢乳可谓恰如其分。

香附：味辛、微苦、甘，性平，归肝、脾、三焦经。香附辛行苦泄，善于疏理肝气，调经止痛，为妇科调经之要药，可解肝经之郁结。《本草蒙筌》称其"……乃血中气药，凡诸血气方中所必用者也。快气开郁，逐瘀调经……调醋末敷乳肿成痈"。肝经循行经过乳房，香附主入肝经，其行气调血之功为妇科常用药中之翘楚，故用香附以行乳房之气血，改善溢乳，使精血重新下行血海，不妄自上行，有较好的疗效。另外，现代药理研究发现香附挥发油有轻度雌激素样作用。

郁金：味辛、苦，性寒，归肝、胆、心经，其味辛能行能散，既能活血，又能行气，可用于治疗肝郁有热、气滞血瘀之乳房胀痛，常配柴胡、香附、枳壳等药。《本草汇言》称郁金"其性轻扬，能散郁滞，顺逆气，上达高巅，善行下焦……此药能降气，气降则火降，而痰与血亦各循其所安之处而归原矣"，《本草备要》言郁金可"散肝郁，妇人经脉逆行"，故用治热毒内盛、气血逆行的高泌乳素血症之溢乳症状最合适。

除了上述几味药，柴嵩岩教授还习惯加入月季花、合欢皮、绿萼梅、柴胡等行气理血之品，血脉通则经血方行。

5.合并便秘者用药

瓜蒌：味甘、苦，性寒，归肺、胃、大肠经，能上清肺胃之热而导滞，下润大肠以通便。瓜蒌皮偏泻，善清化热痰，下气宽胸；瓜蒌仁质润多脂，能润燥滑肠通便；全瓜蒌兼具皮、仁功效。若大便秘结甚，则用瓜蒌仁或全瓜蒌；若大便不甚干，则用瓜蒌皮宽胸理气。

槐花：柴嵩岩教授治疗阳明病变常以槐花同瓜蒌相配使用。槐花味苦，性微寒，归肝、大肠经，善清泄大肠火热，症见大便干或不爽，舌苔黄厚者可用。此外，槐花入肝经，有清肝泻火之效，可配伍夏枯草、菊花等清肝药同用。

石斛：味甘，性微寒，入胃、肾经，其质偏润，滋阴生津，柴嵩岩教授常用以治疗血海亏虚严重，阴津大量耗损的月经病，如月经稀发或闭经，可见舌色红绛，苔少或剥脱，或无苔，脉无滑象等提示阴虚的体征。除月经病外，柴嵩岩教授还喜用石斛治疗便秘，因为《神农本草经》言其有"除痹"之用。所谓痹证，通常泛指病邪阻滞肢体、经络、脏腑所致的多种疾病。胞脉闭阻，经血无法下行正是一种妇科"痹（闭）证"；阳明腑实，大肠气机不畅，大便不通亦是一种"痹（闭）证"。运用石斛治疗高泌乳素血症伴闭经、便秘者恰恰对症下药，"强阴"与"除痹"兼行，一举两得。

此外，柴嵩岩教授从临床经验中总结出治疗高泌乳素血症的"用药三禁"：一禁辛燥发散，二禁鼓动兴阳，三禁峻猛有毒。

所谓辛燥发散，即味辛性温之品。高泌乳素血症属于热证，体内热邪炽盛，津液极易耗伤，若过量使用辛散的药物，尤其是温燥性强者，更易刺激体内热邪，劫灼津液，加重病情。鼓动兴阳即启动相火，这类药物有兴奋垂体功能的作用。高泌乳素血症是一种慢性消耗性疾病，病程漫长，因此用药需和缓，否则旧病未愈更添新邪，因此禁用峻猛有毒的药，防止损伤正气，影响治疗效果。

6.高泌乳素血症的生活调护

除了中西医结合治疗，高泌乳素血症的患者在生活中也应该注意饮食的调理，少食或不食鸽子、鹌鹑、韭菜、羊肉、辛辣食品等。

《本草纲目》云"鸽性淫而易合……凡鸟皆雄乘雌，此独雌乘雄，故其性最淫"，鸽子味咸，性平无毒，古代医家常用鸽肉治疗女性性冷淡、宫冷不孕。柴嵩岩教授认为鸽子属于兴阳之品，可以兴奋垂体功能，刺激泌乳素分泌，故不宜食用，鹌鹑、鹌鹑蛋亦不宜多食。柴嵩岩教授曾治疗一例高泌乳素血症患者，通过询问病史了解到患者喜欢吃海鲜，且经常吃水产品。柴嵩岩教授认为海鲜属于"发物"，有生火之虞，过食则湿热内盛，酿成热毒，加重病情，故高泌乳素血症患者宜少食或不食，虾米也属于水产品，应慎用。羊肉、辣椒等性大热或味辛辣之品大多辛散温燥，过食容易伤阴动血，加重闭经程度，其理同前所说的"用药三禁"。

此外，柴嵩岩教授建议高泌乳素血症患者避免食用生麦芽或含生麦芽成分的食物，如麦片、麦麸饼干等。生麦芽可加重溢乳症状，不利于高泌乳素血症的治疗。

生活起居方面，患者应规律生活作息，少熬夜或不熬夜，适量安排体育锻炼，锻炼过程中不可出汗太多或运动程度太剧烈，最重要的是情绪管理。当人处于精神紧张、焦虑抑郁等应激状态时，垂体分泌泌乳素的量会增加，不利于疾病的好转。

五、验案举隅

【病案一】

撒某，女，34 岁，已婚。

初诊日期： 2014 年 10 月 25 日。

主诉： 结婚 3 年未育。

现病史： 患者平素月经 5 天 /28 天，量中。LMP：2014 年 10 月 21 日，PMP：2014 年 9 月 25 日。结婚 3 年，孕 1 产 0。2014 年 2 月自然流产，未清宫；至今未避孕未孕。既往有乳腺增生病史。舌红，脉细滑。

辅助检查： 2014 年 9 月 26 日性激素：FSH：4.02mIU/mL，LH：6.62 mIU/mL，E_2：91pg/mL，PRL：1.35ng/mL，T：<0.69ng/mL。既往 PRL：44ng/mL，予溴隐亭 1 粒，qd，近日减为 1/2 粒，qd。曾查 MRI（－）。

西医诊断： 高泌乳素血症。

中医诊断： 断续（阴虚内热，肾虚精亏证）。

立法： 滋阴清热，补肾养血。

方药：

女贞子 15g	北沙参 15g	枸杞子 15g	石斛 10g
葛根 6g	浙贝母 10g	夏枯草 12g	钩藤 15g
郁金 6g	泽兰 10g	生甘草 5g	

70 剂，每日 1 剂，水煎服。

分析：患者以不育为主诉就诊，既往有自然流产史，提示肾虚不足，肾精亏虚不能荣养胎元，肾气不足不能固护保胎。其既往月经规律，说明血海尚充，肾－天癸－冲任－胞宫生殖轴功能尚正常，虽肾虚精亏，不排除治疗后病情有转机。又因患者有乳腺增生病史，既往泌乳素高于正常值，现仍规律口服溴隐亭治疗。柴嵩岩教授认为高泌乳素血症乃局部功能亢进，属于中医"阳证""热证"，考虑该患者体内热毒浸淫，燔灼阴血，久病及肾，销铄肾精，最后导致肾虚精亏，血海不宁，影响胞胎孕育。舌红，脉细滑均为体内有热，阴血不足的征象。

首诊以女贞子、北沙参为君。女贞子味甘性凉，入肝、肾经，质润降，补益肝肾之阴，善清虚热，且无滋腻之虞；北沙参味甘、微苦，性微寒，有养阴清肺，益胃生津之效，柴嵩岩教授在此用北沙参，是取其"补肺启肾"之用。五行之中，肺金乃肾水之母，《难经》云"虚则补其母"，利用北沙参补肺养阴的功效可以间接达到滋养肾精的作用，巩固女贞子的益肾作用。以枸杞子、石斛、葛根为臣，加强两味君药补肾养阴生津之功；佐以钩藤、夏枯草、生甘草清解体内热毒，浙贝母、泽兰、郁金行气散结，畅通胞脉血络，使精血顺利下达胞宫。全方以补肾养阴为主，且此方之"补"非峻补，而是通补，方中加入通行气血之品，补而不滞。

二诊：2014 年 12 月 13 日。

LMP：2014 年 11 月 16 日，经前 BBT 近典型双相，现 BBT 有上升（图 6-1-1）。今日有少量褐色分泌物。舌暗红，脉细滑。

方药：

阿胶珠 12g	太子参 12g	牡丹皮 12g	山萸肉 10g
菟丝子 15g	熟地黄 10g	茯苓 10g	月季花 6g
白术 10g	泽兰 10g	川芎 5g	杜仲 12g
益母草 10g			

70 剂，每日 1 剂，水煎服，月经第 5 天开始服药。

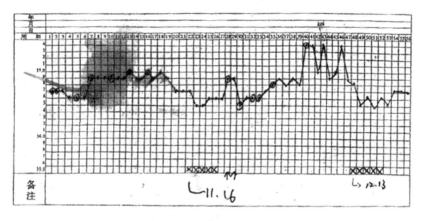

图 6-1-1　基础体温图 64

三诊：2015 年 2 月 7 日。

LMP：2015 年 2 月 2 日，经前 BBT 不典型双相（图 6-1-2）；PMP：2015 年 1 月 8 日，经量偏少。刻下症：面色萎黄。舌暗红，脉细滑。

方药：

北沙参 15g	鱼腥草 15g	枳壳 10g	荷梗 12g
佩兰 3g	荷叶 10g	丝瓜络 15g	钩藤 15g
大腹皮 10g	月季花 6g	砂仁 3g	百合 12g
川芎 5g			

70 剂，每日 1 剂，水煎服。

分析：服首诊方后患者舌象由红转暗红，说明体内热象缓解，阴血不足的本质逐渐显露。基础体温监测提示已从高温相转至低温相，且刻下有少量褐色分泌物，考虑月经来潮，此时不宜动血，恐影响本周期正常行经。嘱月经第 5 天开始服二诊方，以阿胶珠、熟地黄填补肾精，滋养阴血，菟丝子、杜仲补益肾气以固摄血海，加一味山萸肉补益肝肾之阴。山萸肉味酸涩，性微温，归肝、肾经，本品性温而不燥，补而不峻。张锡纯认为山萸肉能收敛元气，他擅长用大量山萸肉回阳固脱，治疗亡阳证效如桴鼓，此例说明山萸肉具有很强的收敛作用，本方中用此药正是取其"敛"性以加强全方固摄血海的作用。太子参、白术、茯苓暗合四君健脾益气之义，养中焦以保证气血化源。牡丹皮、月季花、泽兰、川芎、益母草一众活血补血药的运用，使全方有守有走，动静相宜，补而不滞。

三诊患者面色萎黄，提示脾虚化源不足，气血不能上荣于面；末前次月经经量偏少，说明体内阴血仍亏虚。三诊方用北沙参、百合养阴生津，津血同源，津充则血足；佩兰、荷梗、砂仁、大腹皮祛湿健脾，调理中焦；丝瓜络、荷叶、荷梗、月季花、川芎、枳壳行气通络，活血化瘀，使精血不滞，胞脉畅通。

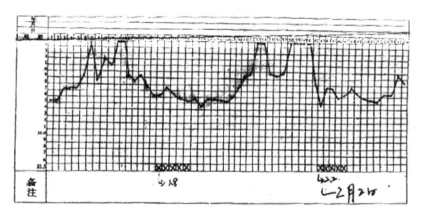

图 6-1-2　基础体温图 65

四诊：2015 年 7 月 4 日。

LMP：2015 年 6 月 15 日，经前 BBT 不典型双相（图 6-1-3），现 BBT 有上升。舌红，脉沉滑。

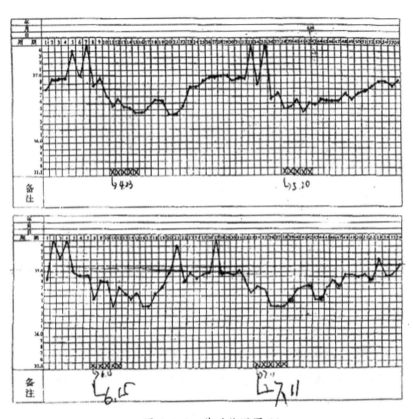

图 6-1-3　基础体温图 66

方药：

菊花 10g	钩藤 15g	白芍 10g	生甘草 6g
莲子心 3g	远志 5g	百合 12g	覆盆子 15g
青蒿 6g	山萸肉 10g	女贞子 15g	当归 10g
香附 15g			

70 剂，每日 1 剂，水煎服。

五诊：2015 年 9 月 5 日。

LMP：2015 年 8 月 31 日，经前 BBT 不典型双相（图 6-1-4）。PMP：2015 年 8 月 5 日，经量偏少。现规律口服溴隐亭 1/2 粒，qd，近日鼻炎。舌暗红，脉细滑。

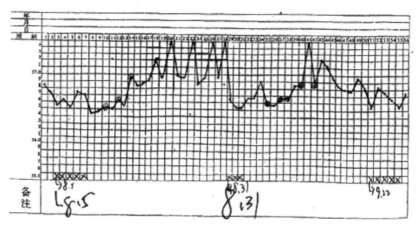

图 6-1-4　基础体温图 67

方药：

阿胶珠 12g	菊花 12g	钩藤 15g	浙贝母 10g
茵陈 10g	夏枯草 12g	丝瓜络 15g	金银花 12g
月季花 6g	百合 12g	葛根 6g	女贞子 15g
桔梗 10g	绿萼梅 6g		

70 剂，每日 1 剂，水煎服。

六诊：2015 年 10 月 17 日。

LMP：2015 年 10 月 16 日，经前 BBT 不典型双相（图 6-1-5）；PMP：2015 年 9 月 22 日。舌红，脉细滑。

辅助检查：2015 年 9 月 29 日输卵管造影提示：双侧输卵管阻塞，子宫橄榄型。

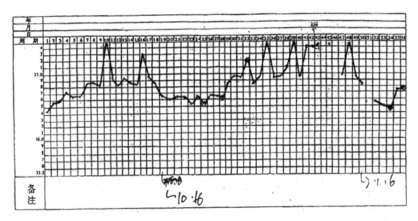

图 6-1-5　基础体温图 68

方药：

生牡蛎 15g	茜草 12g	柴胡 5g	地骨皮 10g
茅根 15g	白头翁 10g	茯苓 10g	川续断 15g
川芎 5g	薏苡仁 15g	三七粉 5g	菟丝子 15g

70 剂，每日 1 剂，水煎服。

分析：四诊患者舌色红，提示内有热象，脉沉滑，沉主里，考虑患者内热又起，肾阴亏虚，治疗应清热解毒，滋阴生津。以菊花、钩藤、莲子心、青蒿、生甘草等轻清之品清解血分热毒。本方不用三黄辈清热的原因是刻下患者基础体温已升高，提示已排卵，不宜过用苦寒药物，恐其化燥伤阴。而柴嵩岩教授在方中选用的几味药大多味甘性凉，既可入血清透血热，又不至于过寒。女贞子、百合、白芍三药集补肾精、滋阴津、敛阴液之功，山萸肉、覆盆子平补阴阳，当归、香附合用活血行血，最后用远志一味交通心肾，宁心定志。

五诊、六诊根据患者月经量和舌脉象加减。舌暗红提示阴血不足，体内有瘀，方以月季花、茜草、绿萼梅、川芎等活血化瘀，以阿胶珠、百合、女贞子、葛根等滋阴生津。舌红、月经量少提示邪热伤阴，血海不足，应清热滋阴并举。清热方面，柴嵩岩教授常用菊花、钩藤、夏枯草、茵陈等清热，佐以浙贝母、桔梗等入肺经之药，意在通过调理肺之气化功能，以推动一身气机，从而促进气血流行。川续断一味，味苦、甘、辛，性微温，入肝、肾经，是柴嵩岩教授常用的补肾药，通常与菟丝子、杜仲配伍使用。六诊方用川续断既有补肾之意，又因川续断入血分，性下行，可引药入胞，增加疗效。

七诊：2015 年 12 月 5 日。

LMP：2015 年 11 月 16 日，经前 BBT 不典型双相，现 BBT 有上升。舌暗红，脉细滑。

辅助检查：2015 年 10 月 17 日性激素：FSH：5.28mIU/mL，LH：4.4mIU/mL，E_2：84.71pg/mL，PRL：60.63ng/mL，T：0.576ng/mL。

方药：

当归 10g	茯苓 10g	白术 10g	月季花 6g
女贞子 15g	杜仲 10g	熟地黄 10g	龙眼肉 12g
茵陈 12g	桑寄生 10g	菟丝子 15g	制首乌 12g
香附 10g			

70 剂，每日 1 剂，水煎服。

八诊：2016 年 2 月 27 日。

LMP：2016 年 2 月 22 日，经前 BBT 不典型双相（图 6-1-6）；PMP：2016 年 1 月 26 日。现服溴隐亭 1/2 粒，qd。舌淡，脉细滑。

辅助检查：2016 年 2 月 3 日性激素：PRL：3.88ng/mL。2016 年 2 月 23 日性激素：FSH：4.78mIU/mL，LH：4.4mIU/mL，E_2：99.29pg/mL。

方药：

太子参 12g	熟地黄 10g	地骨皮 10g	荷叶 10g
茯苓 10g	莲子心 3g	柴胡 5g	白芍 15g
白术 12g	川续断 15g	旱莲草 15g	泽泻 10g

三棱 10g　　　　葛根 3g　　　　钩藤 10g　　　　浙贝母 10g

70 剂，每日 1 剂，水煎服。

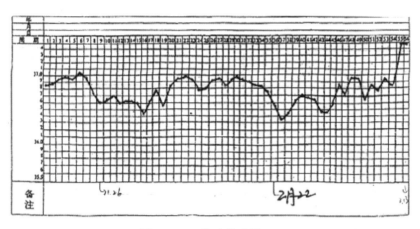

图 6-1-6　基础体温图 69

九诊：2016 年 4 月 6 日。

LMP：2016 年 3 月 18 日，现 BBT 有上升（图 6-1-7）。本周期促排，未成功。舌绛红，脉细滑。

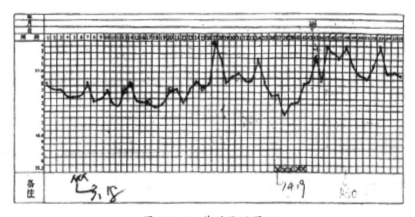

图 6-1-7　基础体温图 70

方药：

北沙参 20g	牡丹皮 10g	泽兰 10g	钩藤 15g
白芍 15g	夏枯草 12g	月季花 6g	石斛 10g
荷叶 10g	茵陈 12g	当归 15g	金银花 12g
桑寄生 15g			

70 剂，每日 1 剂，水煎服，月经第 5 天开始服药。

分析：患者拟行 IVF-ET，计划择日促排卵，故七诊以补肾填精为主，使用大量补肾养血药，如桑寄生、菟丝子、女贞子、杜仲、制首乌、当归、熟地黄，再以一味龙眼肉温动血海。全方补益力量雄厚，集中药力滋养内膜，为后续的促排及胚胎移植做准备。

八诊患者舌质淡，此为脾虚之象，故用太子参、茯苓、白术、荷叶健脾益气，其中太子参味甘、微苦，性平，归脾、肺经，为清补之品，补而不燥，善益气生津；熟地黄、旱莲草滋阴填精，加川续断补肾活血，防止熟地黄滋腻。此前患者查泌乳素高于正常值，提示体内尚有积热，虽此次就诊患者无明显热象，且复查泌乳素已恢复正常，但柴嵩岩教授仍用地骨皮、莲子心、葛根、钩藤清透内热，是中医"治未病"思想的集中体现。患者就诊间隔时间较长，不能及时复诊调方，故柴嵩岩教授综合病症特点，针对高泌乳素血症本身"热毒浸淫"的病因，在方中加入对症治疗的药物，恰恰反映了柴嵩岩教授对该病特点的全面把握程度，以及其对病情发展变化的正确判断。

九诊患者复诊，诉本周期已促排，然未成功。促排卵药物多为温肾之品，通过温动血海，促进卵泡排出，然用之不当则容易导致温阳过度，体内热盛。舌绛红，脉细滑正是阴分热盛，阴血亏虚之象，故此诊运用北沙参、石斛滋阴清热。其中石斛乃柴嵩岩教授治疗血虚闭经之常用药，其滋阴效力强，且有通痹之效。然因其滋腻之性较大，一般不轻易用之，此方用石斛 10g，说明患者经过促排后确实阴液损害较重。再用牡丹皮清血热，白芍敛阴液，钩藤、夏枯草、茵陈、金银花清热泻火，合前药标本同治。泽兰、月季花、当归活血补血，仅以桑寄生一味补肾通络。

十诊：2016 年 6 月 18 日。

LMP：2016 年 6 月 12 日，经前 BBT 不典型双相（图 6-1-8）。舌苔黄薄，脉细滑。

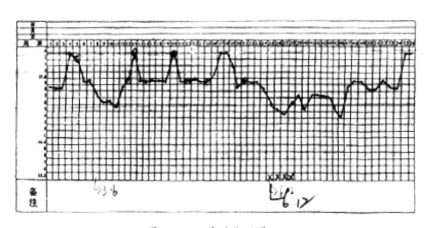

图 6-1-8　基础体温图 71

辅助检查：2016 年 4 月 20 日性激素（月经第 2 天）：LH：2.42mIU/mL，FSH：4.22mIU/mL，E_2：113.92pg/mL。

方药：

柴胡 3g	莲子心 3g	旱莲草 10g	茯苓 10g
生甘草 5g	女贞子 15g	益母草 10g	当归 10g
地骨皮 10g	菟丝子 15g		

5 剂，每日 1 剂，水煎服。

十一诊：2016 年 8 月 6 日。

LMP：2016 年 7 月 29 日，经前 BBT 近典型双相（图 6-1-9）。上一周期自然周期取卵。舌淡红，脉沉滑。

方药：

阿胶珠 12g	当归 10g	茵陈 10g	白术 10g
夏枯草 12g	熟地黄 10g	黄精 10g	川续断 15g
川芎 5g	丝瓜络 15g	杜仲 15g	菟丝子 15g
茜草 12g	生甘草 6g		

70 剂，每日 1 剂，水煎服。

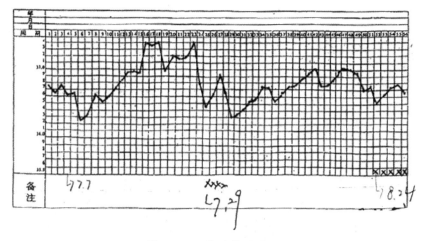

图 6-1-9　基础体温图 72

十二诊：2016 年 10 月 15 日。

2016 年 9 月、10 月服妈富隆，LMP：2016 年 9 月 24 日。BBT 见图 6-1-10。舌暗红，苔黄，脉细滑。

方药：

柴胡 3g	青蒿 6g	地骨皮 10g	白芍 10g
生麦芽 12g	钩藤 10g	葛根 3g	百合 10g
益母草 10g			

7 剂，每日 1 剂，水煎服。

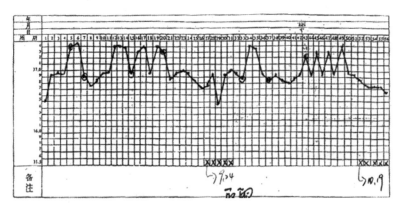

图 6-1-10　基础体温图 73

十三诊：2016 年 11 月 26 日。

2016 年 10 月 31 日取卵 9 个，配成 2 个，2016 年 11 月 3 日移植，失败。LMP：2016 年 11 月 16 日，经期 5 天。BBT 见图 6-1-11。舌暗红，脉细滑。

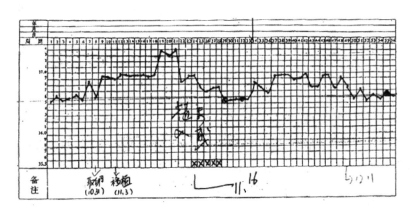

图 6-1-11　基础体温图 74

辅助检查：2016 年 10 月 21 日性激素（月经第 2 天）：FSH：10.8mIU/mL，LH：2.8mIU/mL，E_2：60.56pg/mL，T：0.28ng/mL，PRL：4.35ng/mL。

方药：

柴胡 3g　　　　　熟地黄 10g　　　　阿胶珠 12g　　　　北沙参 15g

| 当归 10g | 生甘草 5g | 生麦芽 12g | 月季花 6g |
| 地骨皮 10g | 青蒿 6g | 白芍 10g | 郁金 6g |

20 剂，每日 1 剂，水煎服。

分析：十诊至十二诊，患者继续促排卵计划，查性激素显示 FSH/LH ＞ 2，提示卵巢储备功能不足，可能对促排反应不佳，因此该阶段治疗侧重于调整卵巢功能，并结合患者每次就诊时的症状、舌脉调整方药。

十三诊患者诉 IVF-ET 失败。多次行人工生殖技术失败，患者难免心情抑郁，故本方加柴胡 3g 疏肝解郁，佐以当归养血和血，白芍柔肝敛阴，生麦芽、月季花、郁金均为疏肝理气开郁之药，如此组方颇有逍遥散之意，肝气调畅则全身气机正常，有助于气血运行。胚胎移植失败可能提示肾气不足无法固摄胎元，血海不充不能荣养胞胎，以熟地黄、阿胶珠填精养阴，生麦芽消食化滞，防止补益药过于滋腻。肝为阳脏，肝气郁滞亦化火生热，用生甘草、地骨皮、青蒿清热，防患于未然。

十四诊：2017 年 3 月 17 日。

LMP：2017 年 2 月 19 日。BBT 见图 6-1-12。舌苔黄，脉细滑。

辅助检查：2017 年 3 月 17 日激素：HCG：387.47IU/L，P：38.34ng/mL。

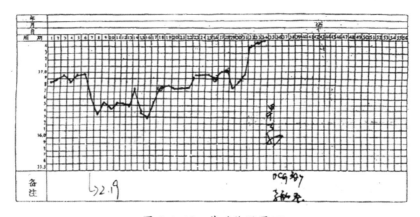

图 6-1-12　基础体温图 75

方药：

菟丝子 15g	金银花 10g	北沙参 15g	苎麻根 10g
白术 10g	川续断 15g	莲子心 3g	侧柏炭 15g
山药 10g	荷叶 10g		

14 剂，每日 1 剂，水煎服。

分析：此次就诊患者基础体温呈持续高温相，查 HCG：387.47IU/L，P：38.34ng/mL，提示早孕，故本次治疗以保胎为要。柴嵩岩教授保胎常以菟丝子补肾填精；北沙参滋阴，补肺启肾，金水相生，加强益肾之力；白术、山药健脾益气，镇守中州则后续妊娠无气血化源不足之虞；苎麻根、侧柏炭凉血止血，且无凉遏之弊，可安定血海，防止血海过沸动摇胎元。患者舌苔黄，说明内有热邪，用金银花、莲子心清热祛火。两味药均入心经，心主血脉，心神不宁则血脉躁动，亦不利于养胎。

纵观本案，该病案为典型的高泌乳素血症导致不育症病例，患者既往有不良孕史。泌乳素升高可抑制下丘脑－垂体－性腺轴的正常功能，抑制排卵，影响卵泡的正常发育，从而降低受孕概率。该患者中医辨证为阴虚内热，肾虚精亏，治疗时一方面紧扣高泌乳素血症"热毒浸淫，冲任失调"的病机给予清热解毒药；另一方面，结合患者每次就诊的刻下症调整方药。此外患者求医的根本目的为治疗不育症，因此每次遣方用药时都应谨记调理冲任，补肾益精，使阴血充，胞宫养，精卵成。

值得一说的是，柴嵩岩教授根据多年经验总结高泌乳素血症的发病与热邪导致下丘脑－垂体－性腺轴功能紊乱有密切关系，然临床中以肝郁气滞为病因病机的患者亦不少见。肝郁日久加之体内毒热郁结导致耗伤阴血，血海不足，冲任失调，胞宫失养，进而闭经、不孕。这类患者大多因月经长期不正常，或不孕不育导致心理承受过多压力，而情绪紧张、焦虑抑郁，这正是加重病情的重要因素，因此临床中常用合欢皮、合欢花、郁金、月季花、柴胡、绿萼梅、百合等疏肝解郁的药，调畅气机，使心情放松，肝气条畅，增加受孕概率。

【病案二】

顾某，女，34 岁，已婚。

初诊日期：2012 年 3 月 24 日。

主诉：未避孕未孕 2 年。

现病史：患者初潮 15 岁，既往周期规律，28 天一行，4～5 天血净，量中，痛经（＋），近 1 年月经量减少 1/2。已婚 6 年，孕 0，婚后工具避孕 4 年，解除避孕 2 年至今未孕。患者 2011 年 1 月于中日友好医院查 PRL 升高，予服溴隐亭至今，1/2 粒，qd，现 PRL 正常。LMP：2012 年 3 月 9 日，PMP：2012 年 2 月 13 日。现左下腹隐痛，经期加重，二便调，带下少，脱发。舌暗，脉细滑。

辅助检查：2012 年 2 月 15 日性激素：FSH：10.99mIU/mL，LH：3.57 mIU/mL，E_2：18.39pg/mL，PRL：11.15ng/mL。B 超正常。自诉男方精液 2 年前正常。

西医诊断：高泌乳素血症，不孕症。

中医诊断：月经不调（阴虚内热，肾虚血瘀证）。

立法：滋阴清热，补肾活血。

方药：

菟丝子 10g	紫花地丁 10g	当归 10g	荷梗 10g
川楝子 6g	蒲公英 6g	薏苡仁 20g	广木香 3g
荔枝核 10g	杜仲 10g	夏枯草 12g	川芎 5g
三七粉 3g			

50 剂，每日 1 剂，水煎服。

分析：热毒内盛是高泌乳素血症的主要病因，故君药紫花地丁清热解毒，凉血消肿；菟丝子味甘、辛，性平无毒，入肾经，《雷公炮制药性解》

记载"菟丝子禀受中和，凝正阳气，故宜入补少阴，温而不燥，不助相火，至和至美之剂，宜常用之"，用菟丝子平补阴阳，补益肝肾，以期重建肾–天癸–冲任–胞宫生殖轴功能。臣药用蒲公英、夏枯草加强清肝泄热，解毒散结之效；当归、杜仲加强补肾补血活血之功。佐药用荷梗、川楝子、广木香、荔枝核、三七粉、川芎行气活血，调理冲任二脉，使之恢复通畅，经血得下；借薏苡仁清利湿热之功，增强全方清热之效。

二诊：2012年5月26日。

LMP：2012年5月2日，经前BBT不典型双相，现有上升（图6-2-1），PMP：2012年4月4日。腰酸明显改善，脱发减轻。舌嫩暗，脉细滑。

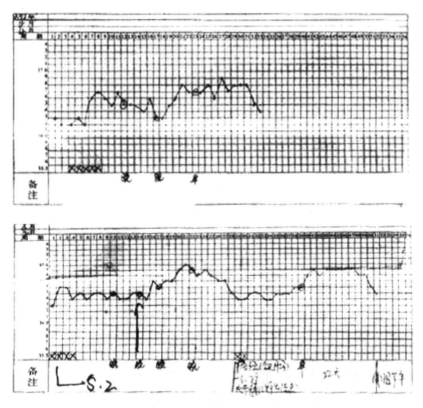

图6-2-1　基础体温图76

方药：

柴胡 5g	野菊花 10g	益母草 10g	川楝子 6g
合欢皮 10g	夏枯草 10g	百合 12g	制首乌 10g
桑寄生 10g	川芎 5g	枳壳 10g	薏苡仁 15g
菟丝子 15g	知母 5g	香附 10g	

20 剂，每日 1 剂，水煎服，月经第 5 天服。

三诊：2012 年 7 月 14 日。

LMP：2012 年 6 月 21 日，经前 BBT 不典型双相，现典型上升（图 6-2-2）。舌淡暗，脉细滑。

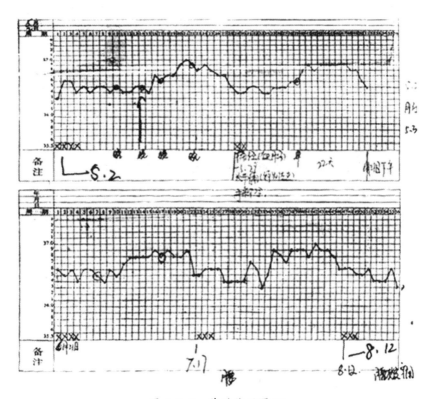

图 6-2-2　基础体温图 77

辅助检查：2012 年 6 月 22 日性激素：FSH：13.1mIU/mL，LH：3.83 mIU/mL，E$_2$：36.03pg/mL。2012 年 6 月 14 日 B 超：子宫 4.9cm×4.2cm× 4.4cm，宫底部内膜增厚约 1.6cm，双附件未见明显异常。

方药：

北沙参 15g	女贞子 15g	石斛 10g	月季花 6g
茜草 12g	当归 10g	莲须 5g	生牡蛎 20g
绿萼梅 6g	百合 12g	丹参 10g	柴胡 5g
生甘草 5g	川续断 15g	益母草 10g	香附 10g

20 剂，每日 1 剂，水煎服，月经第 5 天服。

分析：患者月经周期 26～27 天，经前基础体温不典型双相，提示有排卵月经，说明患者卵巢功能尚正常，血海未亏。二诊舌嫩暗说明内热稍退，仍有瘀血，继续沿用前方"清热解毒，补肾养阴"之法，用野菊花、夏枯草、知母清热泻火，制首乌补肝肾，益精血，菟丝子、桑寄生相须为用，益肾强腰，再以川芎上行行气，引药入胞。三诊患者就诊时基础体温上升，提示已排卵，可乘势再予养血药治疗一段时间，有助于基础体温持续上升至黄体期，使血海充实有续。用北沙参、女贞子、石斛、百合滋阴生血；当归补血养血；川续断补肾走下；莲须固冲任敛精血。

四诊：2012 年 8 月 18 日。

LMP：2012 年 8 月 12 日，经前 BBT 不典型双相（图 6-2-3）。腰痛明显改善，仍脱发，大便干。舌暗红，脉细滑。

方药：

太子参 15g	当归 10g	川芎 5g	冬瓜皮 15g
阿胶珠 12g	车前子 15g	三棱 10g	月季花 6g
路路通 10g	覆盆子 15g	女贞子 15g	柴胡 5g
香附 10g	玉竹 10g	莲须 5g	

20 剂，每日 1 剂，水煎服。

分析：患者 2012 年 8 月 12 日月经来潮，现月经第 7 天，正是血海空虚之时，故内热症状较前加重，阴血不荣则脱发，肠燥津亏则大便干，舌暗红提示内有瘀热，遣方用药时应加重补血活血、清热养阴之力。太子参味甘、微苦，性平，归脾、肺经，为清补之品，补而不燥，滋阴生津，尤宜于阴虚内热患者。当归、川芎共用，既补血又活血，一方面防止养血之品滋腻碍胃，另一方面所养之血亦需流动方有生机。阿胶味甘，性平，入肝、心、肺、肾经，为血肉有情之品，既可补血，又具有滋阴润燥之效，选用蛤粉炒制的阿胶珠可减少滋腻之性。覆盆子、女贞子、车前子同用有仿五子衍宗丸补肾益精之意。另外，用柴胡、香附、三棱、月季花等行气活血，气机通畅则冲任脉通，肠腑亦通；瘀血散则郁热亦散，标本同治。

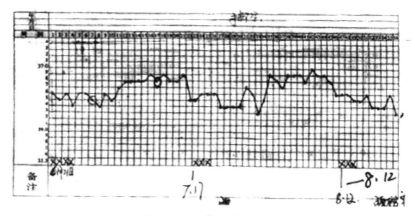

图 6-2-3　基础体温图 78

五诊：2012 年 12 月 8 日。

LMP：2012 年 11 月 23 日，经前 BBT 不典型双相；PMP：2012 年 10 月 28 日，现 BBT 低温相（图 6-2-4）。现服溴隐亭 1/2 粒，qd。舌淡，脉细滑。

辅助检查：2012 年 11 月 24 日性激素：FSH：17.2mIU/mL，LH：2.99 mIU/mL，E_2:29.66pg/mL，PRL:22.22ng/mL，P:0.72ng/mL，T:0.31ng/mL。

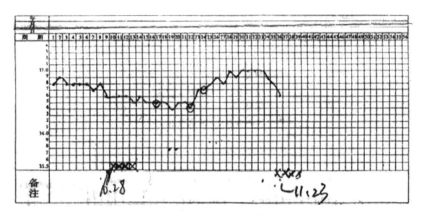

图 6-2-4　基础体温图 79

方药：

菊花 12g	葛根 6g	钩藤 15g	桔梗 10g
浙贝母 10g	夏枯草 10g	月季花 6g	白术 10g
车前子 10g	三棱 10g	川芎 5g	杜仲 10g

20 剂，每日 1 剂，水煎服。

分析：患者复查 PRL 较前升高，考虑体内热毒加重。足厥阴肝经上行颠顶，若肝经有热，则热邪上扰头窍（垂体），垂体功能亢进，PRL 升高。本方重用菊花、葛根、钩藤、夏枯草清肝泄热，桔梗、浙贝母清热散结消肿。柴嵩岩教授认为垂体微腺瘤属于病理性"肿、结"，宜散宜消。桔梗、川芎载药上行，引药上颠顶。车前子走下，引热从小便而出。三棱活血力强，通行血脉，助经血下行胞宫。患者舌淡，提示脾虚，在大力祛邪外出之际，也不能忽视体虚的问题，用白术、杜仲补脾益肾。

六诊：2013 年 1 月 12 日。

LMP：2012 年 12 月 20 日，经前 BBT 不典型双相，现 BBT 有上升（图 6-2-5）；PMP：2012 年 11 月 23 日。现服溴隐亭 3/4 粒，qd。舌暗，脉细滑。

辅助检查：2012 年 12 月 22 日性激素：FSH：8.6mIU/mL，LH：2.53

mIU/mL，E$_2$：37.06pg/mL，PRL：22.3ng/mL。复查：PRL：17.14ng/mL。

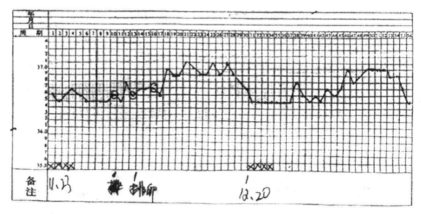

图 6-2-5　基础体温图 80

方药：

钩藤 10g	菊花 10g	夏枯草 12g	浙贝母 10g
丹参 10g	女贞子 15g	月季花 6g	桃仁 10g
川芎 5g	萆薢 10g	茵陈 12g	薏苡仁 15g
杜仲 10g	菟丝子 15g	百合 12g	北沙参 15g

20 剂，每日 1 剂，水煎服，月经第 5 天服。

分析：患者服前方后复查 PRL 较前下降，说明前方思路符合病机。本方继续用钩藤、菊花、夏枯草清肝泻火，浙贝母、夏枯草散结消肿；茵陈、萆薢、薏苡仁清热利湿，引热下行，从小便而出；菟丝子、杜仲配合百合、北沙参肺肾同补，顾护肾精肾气，保持血海充盈。患者舌质暗，故用丹参、月季花、桃仁、川芎活血化瘀。丹参味苦，性微寒，归心、肝经，苦能降泻，寒能清热，与该患者的病情正好吻合。纵观全方，清热、散结、利湿、活血、补肺、益肾共铸一炉，标本同治。

七诊：2013 年 3 月 2 日。

LMP：2013 年 2 月 11 日，量少，经期腰痛，潮热汗出改善；PMP：

2013 年 1 月 16 日，现 BBT 高温相（图 6-2-6）。舌嫩暗，舌心黄小，脉沉细滑。

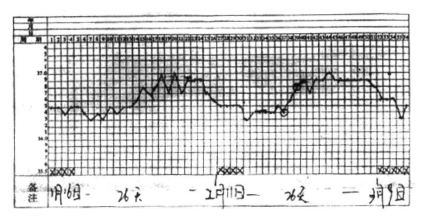

图 6-2-6　基础体温图 81

方药：

阿胶珠 12g	枸杞子 15g	菟丝子 15g	白术 10g
龙眼肉 12g	川芎 5g	泽兰 10g	薏苡仁 20g
茜草 12g	当归 10g	香附 10g	红花 5g

20 剂，每日 1 剂，水煎服，月经第 5 天服。

分析：此前患者月经量少、经期腰痛，说明内热灼阴之甚，经过一个月经周期的调理后，现患者舌质转嫩，内热稍缓，但脉象沉细滑是阴血不足的征象，因此本次方药加大了滋阴补血的力度，如用阿胶珠、枸杞子、龙眼肉、当归等；方中加入龙眼肉能促进血海满溢，使月经顺利来潮；为避免补益药滋腻，以川芎、红花、香附、茜草等活血行气，通利血脉。

八诊：2013 年 4 月 6 日。

LMP：2013 年 4 月 1 日，经前 BBT 不典型双相（图 6-2-7），PMP：2013 年 3 月 9 日。舌绛，脉细滑。

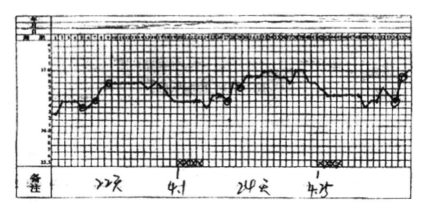

图 6-2-7　基础体温图 82

方药：

菊花 10g	钩藤 15g	葛根 6g	茯苓 10g
月季花 6g	薏苡仁 15g	茜草 12g	桃仁 10g
郁金 6g	百合 12g	桔梗 10g	丝瓜络 15g
杜仲 10g	菟丝子 15g	三棱 10g	浙贝母 10g

20 剂，每日 1 剂，水煎服。

分析：患者舌质绛，说明内热炽盛，且邪入营分，热已伤阴。考虑前方温补之品过多，故这次方药减去大量补血药，仅留下菟丝子、杜仲两味补益肝肾，平补阴阳，温而不燥，佐以百合滋阴润燥，以生肾水。同时用菊花、钩藤、葛根清泻肝热，浙贝母、桔梗消肿散结。

九诊：2013 年 5 月 25 日。

LMP：2013 年 5 月 21 日，经前 BBT 不典型双相（图 6-2-8）；PMP：2013 年 4 月 25 日。现服溴隐亭 0.5 片，Bid。舌暗红，脉细滑。

辅助检查：2013 年 5 月 22 日女性激素：FSH：13.3mIU/mL，LH：3.68 mIU/mL，E_2：28.69pg/mL，PRL：41.88ng/mL。

方药：

鱼腥草 15g	菊花 10g	葛根 6g	钩藤 10g

百合 12g	金银花 10g	浙贝母 10g	桔梗 10g
夏枯草 12g	山萸肉 10g	桃仁 10g	瞿麦 6g
茵陈 10g	川芎 5g		

20 剂，每日 1 剂，水煎服。

分析：服八诊方后，患者舌质由绛转暗红，说明阴分热邪渐退，但仍有郁热。本方继续沿用经典药物组合"菊花、夏枯草、葛根、钩藤"和"桔梗、浙贝母"清热泻火，散结消肿。为加大清热力度，还加入了鱼腥草、茵陈、金银花。滋阴养血方面则选用百合补肺生水，山萸肉敛阴生津，补益肝肾。方中瞿麦一味，可入血分，清血热，具有活血祛瘀功效，改善血液循环，使经血顺利下行。

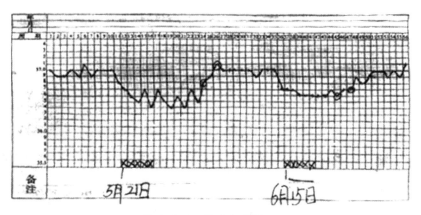

图 6-2-8　基础体温图 83

十诊：2014 年 1 月 11 日。

LMP：2013 年 12 月 26 日，经前 BBT 不典型双相，后促排卵，现BBT 已上升（图 6-2-9，图 6-2-10）。舌暗，脉细滑。

方药：

菟丝子 15g	枸杞子 15g	旱莲草 15g	当归 10g
远志 5g	阿胶珠 12g	百合 12g	地骨皮 10g

何首乌 10g　　　广木香 3g　　　香附 10g　　　柴胡 5g

20 剂，每日 1 剂，水煎服，月经第 5 天服。

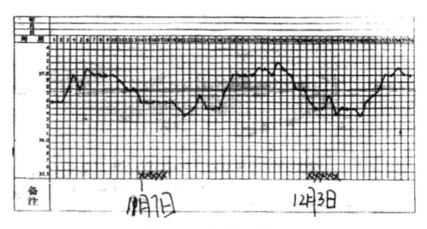

图 6-2-9　基础体温图 84

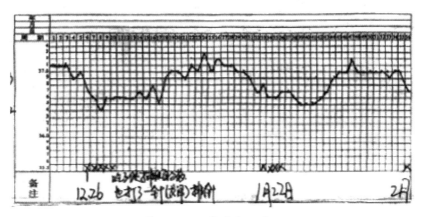

图 6-2-10　基础体温图 85

十一诊：2014 年 2 月 15 日。

LMP：2014 年 1 月 22 日，经前 BBT 不典型双相。舌淡，脉细滑。

方药：

生牡蛎 15g　　　旱莲草 15g　　　枸杞子 15g　　　覆盆子 15g

月季花 6g	白术 10g	当归 10g	砂仁 3g
大腹皮 10g	槐花 6g	女贞子 15g	荷叶 10g
椿皮 5g			

20 剂，每日 1 剂，水煎服，月经第 5 天服。

十二诊：2014 年 3 月 25 日。

LMP：2014 年 3 月 12 日，经前 BBT 不典型双相（图 6-2-11）；PMP：2014 年 2 月 15 日。舌淡，脉细滑。

辅助检查：2014 年 3 月 13 日性激素：E_2：31.59pg/mL，FSH：9.96mIU/mL，LH：2.38mIU/mL，PRL：14.21ng/mL。

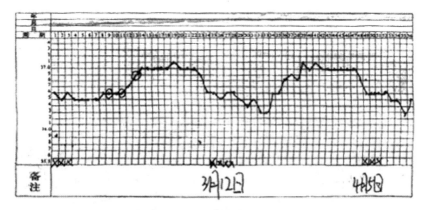

图 6-2-11 基础体温图 86

方药：

当归 10g	太子参 10g	桔梗 10g	川续断 15g
白术 10g	茯苓 10g	菟丝子 15g	三棱 10g
龙眼肉 10g	车前子 10g	月季花 6g	巴戟天 3g

20 剂，每日 1 剂，水煎服。

分析：患者有行 IVF-ET 计划，已于 2013 年 12 月 26 日开始的月经周期中打针促排，故方药宜加强补肾固冲，填精补血的效力，为接下来的胚胎移植创造良好的宫内环境。十诊用菟丝子、枸杞子补肾中阴阳，当归、阿胶珠、何首乌补益精血，旱莲草、百合滋阴，佐以香附、广木香理气行滞，用地骨皮、远志清内热以治本。十一诊患者舌质转淡，提示脾虚，故加白术健脾，砂仁、大腹皮、荷叶、椿皮利湿，防止因脾虚不能运化而产生的湿浊之邪阻滞血脉。十二诊复查 PRL 已回落至正常值，说明治疗思路与病机相符，继续以补肾健脾，理气通滞为主，方中加入龙眼肉、巴戟天温煦肾阳，温动血脉，改善黄体功能，维持基础体温高温相。

十三诊：2014 年 5 月 17 日。

LMP：2014 年 5 月 1 日，现 BBT 已上升（图 6-2-12）。舌暗苔白，脉细滑。

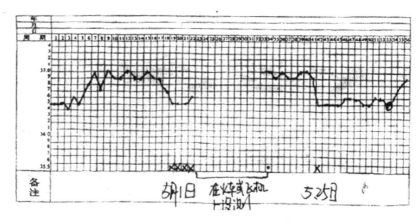

图 6-2-12　基础体温图 87

方药：

当归 10g	川续断 15g	白芍 10g	山药 15g
白术 10g	枸杞子 15g	阿胶珠 12g	青蒿 6g
月季花 6g	益母草 10g	地骨皮 10g	椿皮 6g
香附 10g	浙贝母 10g	远志 5g	

20 剂，每日 1 剂，水煎服，月经第 5 天服。

十四诊：2014 年 6 月 14 日。

LMP：2014 年 5 月 25 日，经前 BBT 典型双相，现 BBT 典型上升。舌淡，脉细滑。

方药：

当归 10g	制首乌 10g	川续断 15g	桃仁 10g
蛇床子 3g	旱莲草 12g	白芍 10g	阿胶珠 12g
月季花 6g	熟地黄 10g	女贞子 15g	枳壳 10g
砂仁 5g	香附 10g		

20 剂，每日 1 剂，水煎服。

十五诊：2014 年 8 月 2 日。

LMP：2014 年 7 月 14 日，现 BBT 典型上升（图 6-2-13）。舌淡暗，脉沉滑。

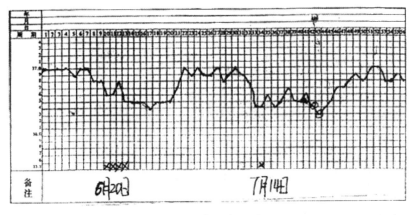

图 6-2-13　基础体温图 88

方药：

阿胶珠 12g	太子参 15g	黄精 10g	茯苓 10g
白术 15g	川续断 15g	夏枯草 12g	旱莲草 12g
枸杞子 15g	百合 10g	龙眼肉 12g	当归 10g

20 剂，每日 1 剂，水煎服，月经第 5 天服。

分析：现患者 BBT 呈典型双相，继续以补肾益精，补气养血为主要思路指导方药，少佐行气药防止补益药滋腻碍胃，阻塞血脉。此外，方中加入一味温肾药，如蛇床子、龙眼肉，以温煦胞宫，为宫内胚胎移植创造条件。

十六诊： 2014 年 10 月 25 日。

患者于 2014 年 10 月 4 日行 IVF–ET，移植后，配 5 个成胚 5 个，移植 2 个胚胎，养囊均成功。BBT 高温稳定，移植 11 天后查血 HCG（＋），孕酮 18.2IU/L。舌嫩暗，脉细滑。

方药：

覆盆子 15g	白术 15g	荷叶 10g	苎麻根 10g
侧柏炭 10g	枸杞子 10g	菟丝子 10g	茯苓 10g
山药 15g	莲须 5g	百合 10g	

14 剂，每日 1 剂，水煎服。

十七诊： 2014 年 11 月 8 日。

胚胎移植后 35 天。复查 B 超提示：未见胚芽，胚囊 1.3cm×1.0cm。舌苔薄白，脉细滑。

方药：

覆盆子 10g	菟丝子 10g	苎麻根 10g	白术 10g
茯苓 10g	川续断 15g	百合 12g	山药 15g
荷叶 10g	枸杞子 5g	太子参 12g	地骨皮 10g

7 剂，每日 1 剂，水煎服。

分析：患者于 2014 年 10 月 4 日行 IVF–ET，胚胎移植后基础体温高温相稳定，养囊成功，移植 11 天血 HCG（＋），孕酮 18.2IU/L，移植 14 天血 HCG52IU/L。当前治疗思路以补肾安胎为主。十六诊方用覆盆子补肾益精，菟丝子平补阴阳，温而不燥，枸杞子滋补肝肾。妊娠期间气血聚于胞宫养胎，易生郁热，故用苎麻根、侧柏炭凉血，荷叶清利血络之热，百合滋养阴津以收敛阳热。十七诊患者复查 B 超提示胚胎发育欠佳，未见胚芽，沿用前方补肾固冲之法，补益肾精肾气、固冲任、保胎元，去侧柏炭，仅留苎麻根凉血安胎，加一味地骨皮清阴分虚热，同时加川续断、太子参以补脾益肾，强壮根本。

十八诊：2014 年 11 月 22 日。

2014 年 11 月 12 日自然流产，未清宫，BBT 有下降趋势（图 6-2-14），阴道出血已净。舌淡暗，苔白厚，脉弦滑。

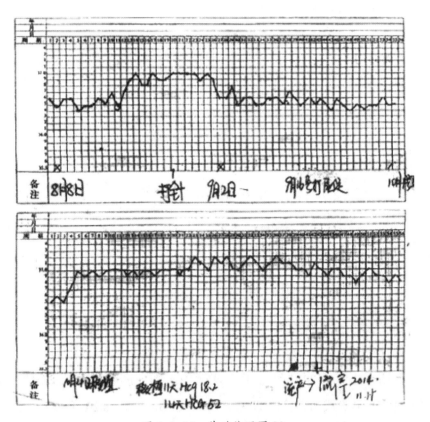

图 6-2-14　基础体温图 89

方药：

冬瓜皮 25g	佩兰 3g	茵陈 10g	土茯苓 10g
桃仁 10g	泽泻 10g	桂枝 12g	百合 12g
菟丝子 15g	当归 10g	远志 5g	黄精 10g
川芎 5g			

70 剂，每日 1 剂，水煎服。

分析：患者行 IVF-ET 后，因肾气不固、冲任不摄，导致胎元不稳，故自然流产。流产后未清宫，而患者阴道出血已净，提示宫内残留不严重。舌淡暗、苔白厚说明湿浊内生，与瘀血互结，湿盛日久则伤脾胃；脉弦滑为痰湿内盛之象。方用冬瓜皮、佩兰、茵陈、泽泻祛湿化浊，桃仁、桂枝活血通脉，土茯苓解毒，菟丝子、黄精补肾健脾，当归补血活血，再用百合滋阴，远志宁心安神，心神安则血脉和。

十九诊：2015 年 4 月 4 日。

LMP：2015 年 3 月 19 日，PMP：2015 年 2 月 13 日，经前 BBT 不典型双相，现又有上升（图 6-2-15）。舌暗，脉细滑。

方药：

当归 10g	白术 10g	川芎 5g	旱莲草 15g
川续断 15g	杜仲 10g	菟丝子 15g	广木香 3g
黄精 10g	月季花 6g	百合 12g	荷叶 10g
益母草 10g			

70 剂，每日 1 剂，水煎服。

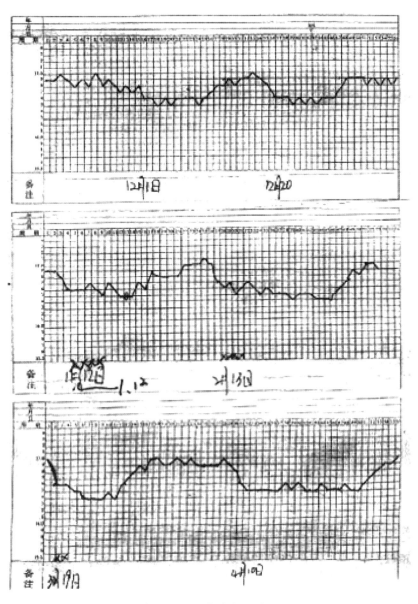

图 6-2-15　基础体温图 90

二十诊：2015 年 6 月 13 日。

2015 年 4 月行胚胎移植未成功，LMP：2015 年 6 月 10 日，PMP：

2015 年 5 月 13 日，经前 BBT 不典型双相（图 6-2-16）。舌暗，脉细滑。

方药：

当归 10g	川芎 5g	香附 10g	杜仲 10g
夏枯草 12g	瞿麦 6g	荔枝核 10g	桃仁 10g
槐花 6g	仙鹤草 5g	黄精 10g	三七粉 3g

70 剂，每日 1 剂，水煎服。

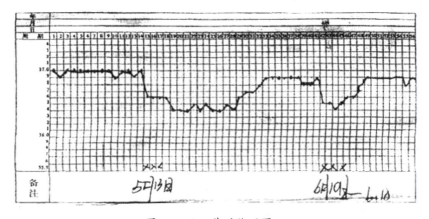

图 6-2-16　基础体温图 91

分析：患者流产后气血大亏、脾肾两虚，又有湿瘀互结胞宫，本虚标实。十八诊以祛邪为主，方用大量活血化瘀、利湿祛浊之品，共 70 剂。邪去后法当补益，故十九诊方以杜仲、川续断、菟丝子、旱莲草补益肾精，温而不燥，以白术、黄精健脾，当归补阴血，川芎活血补血，防止补药滋腻，百合滋阴宁心之余尚有补肺启肾之用。由此可见，十九诊柴嵩岩教授治疗思路以补虚为主，但仍加入广木香、荷叶行气利湿，月季花、益母草活血，使全方补而不滞。

舌暗提示内有瘀血，故二十诊中柴嵩岩教授以活血化瘀为主要组方思路，方用桃仁、川芎、三七粉、瞿麦入血脉化瘀血，予当归、杜仲、黄精补肾健脾，益精血，标本兼治。

二十一诊：2015 年 8 月 1 日。

现胚胎移植后第 21 天。舌淡暗，脉沉滑。

辅助检查：移植后 14 天查血 HCG：528IU/L。移植后 17 天（2015 年 7 月 28 日）查血 HCG：1605IU/L，E_2：2062.79pmol/L，P：> 127.21mmol/L。

方药：

覆盆子 15g	荷叶 10g	芦根 10g	莲须 6g
侧柏炭 15g	白术 10g	苎麻根 10g	北沙参 12g
莲子心 3g	菟丝子 15g	山药 10g	茯苓 10g

14 剂，每日 1 剂，水煎服。

二十二诊：2015 年 8 月 15 日。

IVF-ET 后 BBT 上升后稳定，无腹痛及阴道出血。舌淡暗，脉细滑无力。

辅助检查：2015 年 8 月 10 日 B 超：宫内可见胚芽 0.6cm，可见胎心。

方药：

覆盆子 15g	山药 15g	白术 10g	茯苓 12g
旱莲草 15g	莲须 5g	枸杞子 15g	菟丝子 15g
侧柏炭 15g	椿皮 3g	生甘草 6g	地骨皮 10g
太子参 10g			

14 剂，每日 1 剂，水煎服。

二十三诊：2015 年 8 月 29 日。

孕 9 周。LMP:2015 年 6 月 26 日，现阴道有少量褐色分泌物，无腹痛。舌暗，脉沉滑。

方药：

覆盆子 15g	侧柏炭 15g	苎麻根 10g	菟丝子 15g
黄芩炭 10g	白术 10g	茯苓 10g	莲须 5g
地骨皮 10g	山药 12g		

14 剂，每日 1 剂，水煎服。

二十四诊：2015 年 9 月 12 日。

孕 11 周。现阴道无褐色分泌物，无明显恶心。舌淡暗，脉沉滑。

方药：

菟丝子 15g	山药 15g	白术 10g	荷叶 10g
苎麻根 10g	枸杞子 12g	茯苓 10g	覆盆子 15g
生甘草 5g	莲子心 3g		

14 剂，每日 1 剂，水煎服。

二十五诊：2015 年 9 月 26 日。

孕 13 周。现 BBT 高温相稳定（图 6-2-17）。舌淡暗，脉沉滑。

辅助检查：2015 年 9 月 24 日 B 超：头臀长 7.05cm，胎心、胎动可见。

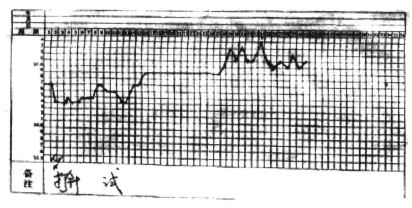

图 6-2-17　基础体温图 92

方药：

北沙参 15g	浙贝母 10g	茯苓皮 10g	菟丝子 15g
白术 10g	苎麻根 10g	荷叶 10g	泽泻 10g
桑叶 10g	芦根 12g		

14 剂，每日 1 剂，水煎服。

分析：患者于2015年6月26日促排，7月再次胚胎移植，移植后分别于第14天、第17天抽血检查，提示HCG稳步翻倍，此时应以固冲保胎为治疗原则。二十一诊方以菟丝子补肾填精，覆盆子补肾之余还有敛涩之效，可顾护冲任血海，北沙参滋阴，补肺启肾，金水相生，加强益肾之力；白术、山药、茯苓共用，参四君之义以健脾益气；苎麻根、侧柏炭凉血止血。

二十二诊患者复查B超可见胎芽、胎心，提示胚胎发育良好。舌淡暗，脉细滑无力为脾肾两虚，气血不足之象。故前方去荷叶、芦根、莲子心、苎麻根等凉血之品，加生甘草、地骨皮以清虚热，加枸杞子、旱莲草、太子参以增健脾益肾之功，再用椿皮清热固冲。

胞宫内有瘀血，血不循经，溢于脉外故见阴道有褐色分泌物，舌暗亦是瘀血之象，因此二十三诊方在前方基础上加苎麻根、黄芩炭以化瘀止血。随后两诊患者妊娠情况良好，胎儿发育正常，方以菟丝子、覆盆子、白术、山药、茯苓等补益脾肾，同时以莲子心、苎麻根、芦根、荷叶等轻清之品清内热，标本兼治，顾护胎元。

纵观本案，患者既往月经周期规律，说明肾－天癸－冲任－胞宫生殖轴功能正常，血海充盈有序。1年前查PRL升高，且月经量减少1/2，可诊断为高泌乳素血症。首诊用紫花地丁、蒲公英、夏枯草等清热之品治本，佐以菟丝子、杜仲等补肾调经药物，符合柴嵩岩教授治疗高泌乳素血症的基本思路。

二、三诊均以阴虚内热，肾虚血瘀为主要表现，故方以滋阴清热，益肾活血为法，随患者症状体征加减。二、三诊患者内热稍退，故柴嵩岩教授加重滋阴补血力度，重用百合、北沙参、石斛等滋阴药。这类药多性寒凉，入肺经，有养阴润肺之效。柴嵩岩教授在妇科，十分重视肺主一身气化之生理功能，肺主一身气机，气机通畅则血脉流通，经血得下。又因为肺为肾之母，虚则补其母，补肺金以启肾水，养阴增液，故用补肺阴之品可加强全方补肾之功。

四诊后患者症状反复，PRL 再次升高，考虑患者体内热毒加重，故重用菊花、葛根、钩藤、夏枯草清肝泄热，桔梗、浙贝母清热散结消肿，以上两组药为柴嵩岩教授治疗高泌乳素血症常用药组，前者上行头目以清泻内热，后者消肿散结以治疗垂体微腺瘤导致的病理性"肿、结"。随后一年患者病情较平稳，不同时期病症表现侧重不同。如瘀血偏重、舌质较暗则增强活血化瘀之力，柴嵩岩教授喜用桃仁配伍丹参，桃仁味苦、甘，性平，入心、肝经，又因为桃仁油脂含量丰富，中医学认为其"润"之效力很强，与丹参配合，一个清热活血，一个润燥活血，一攻一守，相得益彰。此外，活血药的选择与用量也很有讲究，柴嵩岩教授认为活血不宜过早，应在脉见滑象、冲任血海充盈时用，不然有竭泽而渔之弊。若血虚较甚，或基础体温正在上升，则加大补血力度，以维持基础体温高温相，可用阿胶珠、当归。现代药理研究显示，当归具有改善子宫局部血流的作用，阿胶可促进造血功能。另外根据月经周期不同时段，方中酌情加入龙眼肉，除了辅佐一众补血药以增强补益之功外，因其药性温热，有温动血脉的作用，还可促进经血下行。

在整个治疗过程中，柴嵩岩教授时刻谨记患者高泌乳素血症的病因之本，根据舌脉象、辅助检查等综合考虑，灵活应用清热之品。除上述介绍的"钩藤、葛根、夏枯草"与"桔梗、浙贝母"经典药组外，金银花也是柴嵩岩教授喜用的药。金银花味甘、微苦，性寒，有清热透表解毒之效，《药义明辨》称金银花"凡肝家血虚有热以为病者，或脏腑、经络，或肉里，皆可用以撤其壅热，散其聚毒"，柴嵩岩教授在治疗高泌乳素血症中应用此药，颇有温病大家用轻清之品以凉血分之意。说到温病，柴嵩岩教授在八诊方中用了丝瓜络 15g，轻灵之品善入经络，其甘寒之性可清利血络之热邪，亦是借用了温病学派治疗"温病热入营血"的思路，中医各家理论的融会贯通在此尽显。

患者既往月经规律，均为有排卵月经，然经前基础体温不典型双相，说明卵巢功能较差。而患者有行人工授精 – 胚胎移植技术的计划，故治疗宜分阶段有侧重地开展。从首诊到九诊，柴嵩岩教授的治疗重点为"清热、活血、调冲任"，从十诊开始，患者开始行 IVF–ET，打针促排，故此阶段治疗方向应调整为"补肾填精固冲任，兼清内热"，方用菟丝子、枸杞子、川续断、当归、阿胶、何首乌补肾气，补精血，巧用百合、玉竹、石斛等入肺经滋肺阴的药物以补肺启肾，以白术、茯苓、山药等健脾养胃之品辅助补益药的吸收，促进气血生化。除了以上大补之品，柴嵩岩教授用药强调"动静皆宜"，方药中调补药物与行气活血药物比例可达 1∶1 或 1∶2，如月季花与茜草同用以活血化瘀行气，枳壳、香附共用调畅气机，荷叶、青蒿、地骨皮等轻清之品泄内热而无伤胃之虞等，使全方补而不滞，气机调畅，血脉通利。另外，在基础体温上升之际，加入温肾药蛇床子、龙眼肉以温煦胞宫，改善宫内环境。

患者于 2014 年 10 月 4 日行 IVF–ET，胚胎移植后基础体温高温相稳定，当前治疗思路以补肾安胎为主。十六诊方用覆盆子、菟丝子、枸杞子，暗合五子衍宗丸方义。覆盆子补肾益精，菟丝子平补阴阳，温而不燥，枸杞子滋补肝肾。常言道"产前一盆火"，妊娠期间气血聚于胞宫养胎，易生郁热，故用苎麻根、侧柏炭凉血，荷叶清利血络之热，百合滋养阴津以收敛阳热。此处不用安胎圣药黄芩，乃因为黄芩药性寒凉，易伤胃阳，患者舌嫩暗，已有脾虚之象，不可再用苦寒药。而苎麻根、侧柏炭入血分，直清血中邪热，且炭类药有收敛作用，可顾护冲任。白术、茯苓、山药健脾益气，加强气血生化以养胞胎。莲须有涩性，可助侧柏炭、覆盆子固涩精血，保护胎元。十七诊患者复查 B 超提示胚胎发育欠佳，未见胚芽，沿用前方补肾固冲之法，补益肾精肾气、固冲任、保胎元，去侧柏炭，仅留苎麻根凉血安胎，加一味地骨皮清阴分虚热，同时加川续断、太子参以补脾益肾，强壮根本。

因患者本身体质欠佳，肾气不固，冲任不摄，导致妊娠失败、自然流产，十八诊柴嵩岩教授治疗侧重祛邪，用大量化湿祛浊药除去宫内浊邪；以桃仁、桂枝合用，有经方桃核承气汤通利血脉之意，用川芎5g引药入胞，盘活全方。土茯苓味甘、淡，性平，有解毒利湿之效，可增强方中化湿之力，又可防止流产后正气大虚，外毒侵袭，防患于未然。随后两诊以调理体质为重，流产对女性而言伤害极大，患者舌脉象已有气血大亏，脾肾两虚，兼杂湿瘀互结胞宫等虚实夹杂的表现，因此治疗上也应治标治本同行，柴嵩岩教授补肾喜好菟丝子、川续断、杜仲连用，性走胞宫，温而不燥；补脾多以白术、茯苓、黄精同行；再以木香、桃仁、槐花、荷叶、益母草等通利之品，以行药力，盘活全方。二十诊方用香附行气，夏枯草、荔枝核行气散结，清肝郁，缓解患者因胚胎移植失败导致的情绪抑郁，同时对高泌乳素血症本身也是一种对症治疗。

患者2015年7月再次行胚胎移植，移植后复查各项指标，提示胚胎发育良好，此时应双补脾肾，清热固冲，全力保胎。常用药有覆盆子、菟丝子、杜仲、白术、山药、茯苓、侧柏炭、苎麻根、荷叶、莲子心、莲须等，融补肾健脾、清热固冲于一方。其中侧柏炭、苎麻根为柴嵩岩教授喜用的保胎药对，可入血分凉血热，防止血海积热扰动胞胎，又无寒凉伤胃之虞。此外，柴嵩岩教授十分善用"莲"，如用莲子心以清心泻火，心主血脉，心火不盛则血海不沸；利用莲须的收敛特性固肾敛精，保护胎元；用荷叶轻清之气，清内热而不伤中阳。从二十一诊开始服用保胎药，10周左右，疗效卓然。

此患者治疗时间长达3年半，首诊因高泌乳素血症就诊，后历经多次IVF-ET，症状已非单一的高泌乳素血症表现，总体而言可分为4个阶段：

（1）首诊至九诊：以治疗高泌乳素血症为主，方药侧重清内热、活血化瘀，兼补益肾气。

（2）十诊至十五诊：治疗以补肾固冲、填精补血为主，为行IVF-ET

做准备。

（3）十六诊至二十诊：患者胚胎移植失败，自然流产，本阶段治疗重点为清除胞宫内的湿瘀之邪，扶助正气，为下次胚胎移植创造较好的宫内条件。

（4）二十一诊至二十五诊：患者再次胚胎移植，成功妊娠，此阶段治疗重点为保胎。

以上 4 个阶段治疗各有特色，仔细品味可窥探柴嵩岩教授治疗妇科疾病的主要思想，如"五脏六腑功能正常、关系协调，乃阴血充盛所需之大环境"，故方中除补肾药之外，也有补脾益肺之品；又如"肾气盛，地道通"，在基础体温上升之际，方中常加入鼓动肾气、温煦血海之药。

【病案三】

尤某，女，38 岁。

初诊日期： 2018 年 11 月 17 日。

主诉：闭经 4 年。

现病史：月经初潮 13 岁，月经 7 天 /30 天，量色质可。2011 年于外院诊断为先天性幻想，服用阿立哌唑，2014 年改为氨磺必利（0.2g，qd）及富马酸喹硫平片（0.2g，qd）后闭经，中间曾停服氨磺必利 2 个月，其中月经来潮 1 次，至今闭经 4 年余。现自觉脱发严重，纳眠可，二便调，少量溢乳。否认过敏史。舌肥淡暗，脉细滑。

婚育史：离异，孕 2 产 0，2006 年、2008 年人工流产史。计划冻卵。

辅助检查：2018 年 11 月 13 日性激素：PRL：256.3ng/mL（23.3），T：0.295ng/mL，E_2：17.09pg/mL，COR：14.85g/dL。2018 年 11 月 12 日阴道 B 超：子宫 3.6cm×3.4cm×2.8cm，内膜 0.5cm，左卵巢 3.1cm×1.9cm，右卵巢 2.5cm×1.6cm。

西医诊断：高泌乳素血症，先天性幻想。

中医诊断：闭经（药毒侵袭，肝郁血虚证）。

立法：疏肝行气，养血通络。

方药：

当归 10g	枸杞子 12g	钩藤 10g	玫瑰花 6g
郁金 6g	广木香 3g	砂仁 5g	杜仲 10g
川续断 15g	葛根 3g	川芎 6g	桃仁 6g
莲子心 3g	百合 10g		

20 剂，每日 1 剂，水煎服。

分析：此案为典型的药物致病案例。患者情志长期处于抑郁状态，肝气不舒，气机升降失常，日久脉络受损，气血运行不利，易积聚阻络，加之为寻求治疗长期服用精神类药物而生药毒，药毒上侵头面，垂体功能受损，此为病因。肝脏疏泄失常，复感药毒，气血上行，垂体功能亢进，郁积于乳房而见溢乳；患者有两次人流史，阴血本就耗伤，气机升降不利，导致中焦化生之精微气血不降反升，如此则胞宫血海无源荣养，下焦血海空虚，无经可行则成闭经；肝病日久伤脾，气血化生不利，血虚无以滋养毛发，致患者脱发严重。综上所述，患者辨证当为药毒侵袭，肝郁血虚证，舌肥淡暗，脉细滑也与辨证相符。首诊，当以疏肝行气，养血通络为法。用药上柴嵩岩教授重在引经入肝，调畅气机为主。

方药中当归补血调经，枸杞子滋肾补肝，《本草述》评其"疗肝风血虚"此二药共奏补血养血之效。钩藤平肝泄热，此药也为柴嵩岩教授治疗高泌乳素血症经验用药。玫瑰花行气解郁，《本草再新》言其"疏肝胆之郁气，健脾降火"，配以郁金行气活血，治疗气血逆行之溢乳。《金匮要略·脏腑经络先后病脉证》言"见肝之病，知肝传脾，当先实脾"，肝病日久损伤脾胃气机升降，方药中加广木香、砂仁调理中焦气机，健脾行气。患者 4 年月经不至，结合辅助检查，可知患者下焦胞脉受损较重，久无排卵，故选用杜仲、川续断温补肾气，促进排卵，调理月经。葛根载药上行、直达颠顶，川芎"上行头目，下行血海，中开郁结"，此二药共同作为引经药，引药直达病所。结合"二阳致病"理论，方中加用莲子心、百合清心火，桃仁润肠通便。全方结构工整，以调理气机为主，兼顾养血通络。

二诊：2019 年 1 月 12 日。

月经未至，自诉脱发明显，追溯病史，患者既往嗜食鸽子，每月1 ～ 2 只鸽子。舌肥嫩，淡暗，无苔，舌面多出不平，脉细滑无力。

辅助检查：2019 年 1 月 10 日性激素：PRL：＞ 200ng/mL，FSH：4.87 mIU/mL，LH：4.17mIU/mL，E$_2$：8pg/mL，T：0.25ng/mL。

方药：

太子参 12g	葛根 3g	桔梗 10g	浙贝母 10g
冬瓜皮 10g	薏苡仁 15g	泽泻 10g	车前子 10g
菟丝子 15g	川贝母 6g	莲子心 3g	芦根 10g
月季花 6g	川芎 5g		

30 剂，每日 1 剂，水煎服。

分析：患者本次就诊，透露既往嗜食鸽子，受鸽子"兴阳"作用，机体垂体功能亢进，泌乳素增多。将舌脉与首诊对比可知，患者肝气郁结改善后，气血逆行缓解，然肝病日久伤脾，脾胃功能尚未恢复，中焦运化失司而生湿浊，故本次就诊，思路上重理上焦、中焦之气，健脾利水兼散结。

组方上面，太子参健脾益气，冬瓜皮、薏苡仁、泽泻健脾利水，车前子利尿渗湿，给湿邪以出路。桔梗行上焦之气，配以浙贝母、川贝母共奏消肿散结之效。患者脉细滑无力，证明患者血海空虚，虽月经未行，此时仍不宜活血行血，予菟丝子平补肝肾，其还可防止利尿太过而伤肾，配以月季花疏肝解郁，活血调经。高泌乳素血症患者病久多生热，故加用莲子心清心火，芦根清肺热。

三诊：2019 年 3 月 23 日。

月经未至，今日感冒停药。舌肥嫩淡，苔少，脉细滑。

辅助检查：2019 年 3 月 19 日性激素：PRL：182.13ng/mL，FSH：6.36 mIU/mL，LH：3.79mIU/mL，E_2：43.6pg/mL，T：0.41ng/mL。

方药：

冬瓜皮 15g	钩藤 10g	桔梗 10g	桂枝 3g
当归 10g	川芎 5g	茯苓 10g	百合 10g
生甘草 5g	杜仲 10g	茜草 12g	砂仁 5g
郁金 6g	桃仁 6g		

20 剂，每日 1 剂，水煎服。

分析：患者本次就诊，性激素检查提示，泌乳素有所降低，可见治疗有效。观察舌苔，患者三诊时湿浊明显减轻。虽月经仍未至，但脉象较二诊而言相对有力，可知血海渐复，胞宫有血可动。此方中加入茜草、桃仁、当归等活血药物，配以杜仲温阳补肾，旨在调经促排。

四诊：2019 年 5 月 18 日。

月经未至，近日咳嗽 1 个多月，无痰。BBT 见图 6-3-1。舌肥嫩，淡暗，脉细滑，沉细。

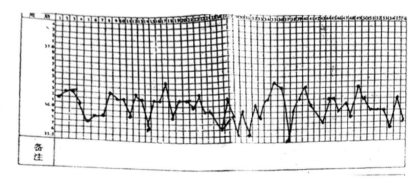

图 6-3-1　基础体温图 93

辅助检查：2019 年 5 月 10 日性激素：PRL：138.46ng/mL，FSH：6.25 mIU/mL，LH：7.19mIU/mL，E$_2$：8.1pg/mL，P：0.35ng/mL，T：0.294ng/mL。

方药：

菟丝子 15g	鱼腥草 10g	浙贝母 10g	百合 10g
野菊花 10g	蒲公英 10g	川续断 15g	桔梗 10g
芦根 10g	茜草 10g	杜仲 10g	郁金 6g

20 剂，每日 1 剂，水煎服。

分析：患者本次就诊，性激素检查提示，泌乳素持续降低。且 BBT 呈波动性，就诊时有转向高温相的趋势，故方药中仍旧以益肾养血为主，同时加用茜草、郁金活血行血，促进卵泡排出。因患者近日咳嗽，方中加用鱼腥草、浙贝母、百合清肺中热痰，野菊花、蒲公英清热解毒的同时，也有助于高泌乳素血症患者体内热毒的排出。

五诊：2019 年 7 月 20 日。

2019 年 7 月 11 日月经来潮，BBT 不典型双相（图 6-3-2）。精神病类药改为喹硫平联合阿立哌唑。舌淡，脉细滑无力。

辅助检查：2019 年 7 月 12 日性激素：PRL：7.64ng/mL，FSH：7.42 mIU/mL，LH：6.22mIU/mL，E$_2$：20.4pg/mL，P：0.36ng/mL，T：0.187ng/mL。

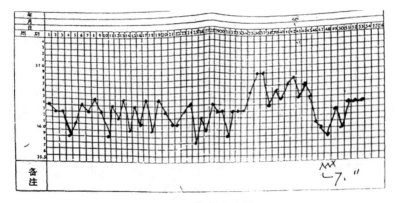

图 6-3-2　基础体温图 94

方药：

菊花 10g	女贞子 15g	旱莲草 12g	当归 10g
杜仲 10g	菟丝子 15g	补骨脂 10g	莲子心 3g
荷叶 10g	青蒿 6g	桔梗 10g	茜草 10g
郁金 6g	生甘草 5g		

20 剂，每日 1 剂，水煎服。

分析：本次就诊，患者泌乳素已恢复至正常水平，同时有月经来潮，经前基础体温呈双相改变，可知患者恢复排卵，治疗效果显著。就诊时患者处于卵泡期，组方用药应顺应月经周期。除以女贞子、旱莲草滋阴养血之外，加用杜仲、菟丝子补肾温阳，配以茜草、郁金两药以活血，促进卵泡发育及排出。时值夏季，柴嵩岩教授将前方中健脾清热药物替换为可解暑热的荷叶、青蒿，此举遵循"因时制宜"的原则。

在治疗本患者的全过程中，重在调理气机的运行，以气滞为本，湿困、血虚为标，标本兼顾，因时制宜。虽同一患者，但每个方药疏肝行气药物选择均有所差异。柴嵩岩教授用药之考究，我辈当终身向之学习。

【参考文献】

［1］杨冬梓.生殖内分泌疾病检查项目选择及应用［M］.北京：人民卫生出版社，2016.

［2］李淑玲，庞保珍.中西医临床生殖医学［M］.北京：中医古籍出版社，2013.

［3］陈剑馨.乳泣证治刍议［J］.浙江中医学院学报，1989（5）：12-13.

［4］刘爱如，庄立品.麦芽对哺乳期母鼠乳腺的作用［J］.山东中医学院学报，1991（15）：41-42.

［5］滕秀香，濮凌云.柴嵩岩"二阳致病"学术思想及临床经验解析［J］.中医药信息，2015（1）：65-66.

［6］黄华，丁伯平.钩藤生物碱对中枢神经系统的药理作用研究进展［J］.现代药物与临床，2013，28（5）：806-810.

第七章

子宫内膜异位症

7

一、概述

子宫内膜异位症（endometriosis，EMS）是指具有生长功能的子宫内膜组织出现在子宫以外的部位，是妇科常见的疑难病症。

子宫内膜异位症发病机制有很多种说法，其中被普遍认可的是Sampson的经血逆流种植学说，他认为子宫内膜异位症是由于子宫内膜组织经输卵管异常蠕动逆流入盆腹腔形成，然后种植在卵巢、骶韧带、子宫后壁及浆膜层、子宫直肠陷凹等部位。因异位的子宫内膜对性激素的刺激敏感，会伴随着月经周期而出现周期性的出血，在对应部位形成病灶。如果异位内膜出现在卵巢，随着内膜周期性出血，卵巢表面或内部会出现包裹有陈旧性血液的囊肿，因陈旧性血液外观和质地与热巧克力极其相似，所以又名巧克力囊肿。

子宫内膜异位症最常见的表现是痛症，以痛经居多，除了痛经以外还有慢性盆腔痛等。疼痛一部分原因是病灶内部出血刺激局部组织引起了炎性反应，另一部分原因是病灶分泌前列腺素增加，导致子宫肌肉痉挛，如果在经期，这种痉挛可促成经血逆流，促进内膜细胞的种植，可谓是恶性循环。除了疼痛外，子宫内膜异位症还可以造成月经不调和不孕等。子宫内膜异位症患者中不孕症发生率高达30%～40%，不孕症患者中子宫内膜异位症的发生率则有25%～40%。导致不孕症的病因复杂，比如盆腔微环境改变影响精卵结合和运送；异位内膜导致免疫功能异常，进而导致抗子宫内膜抗体增加而破坏子宫内膜正常代谢及生理功能；卵巢功能异常导致排卵障碍和黄体功能不良。

二、西医诊断标准及治疗进展

（一）诊断标准

生育期女性有继发性痛经，且进行性加重，不孕或慢性盆腔痛，在妇科检查时可触及与子宫相连的囊性包块或盆腔内有触痛结节即可初步诊断为子宫内膜异位症，但确诊还需要借助一些辅助检查手段，比如 B 型超声检查：出现直肠子宫内膜异位症症状和体征的患者，通过阴道超声（TVS）可识别和排除直肠子宫内膜异位症；可以诊断或排除卵巢子宫内膜异位囊肿，囊肿壁通常厚而粗糙，其内通常为星点样强回声，但回声缺乏特异性，不能单纯依靠 B 型超声图像确诊。子宫内膜异位症患者的 CA125 浓度可有升高，与月经周期密切相关，可与其他妇科疾病鉴别，因此监测 CA125 浓度应在月经期的同一时期进行。此外，子宫内膜异位症患者血清 CA125 浓度通常不会升至正常值的几百甚至上千倍，可与恶性肿瘤相鉴别。血清 CA125 的测定多用在怀疑有深部子宫内膜异位病灶或Ⅲ、Ⅳ期的子宫内膜异位症。腹腔镜检查是目前公认的确诊子宫内膜异位症的最佳方法，但腹腔镜下未见到典型病灶并不能排除子宫内膜异位症。

（二）治疗进展

子宫内膜异位症治疗的根本目的是"缩短和去除病灶，减轻和控制疼痛，治疗和促进生育，预防和减少复发"。药物治疗可分为以下几种：

1. 对症治疗

对症治疗适用于病变局限在Ⅰ～Ⅱ期，慢性盆腔疼痛，无生育要求者，对症治疗期间病情可能发展或导致不孕。所以有妊娠需求的患者通常不会采取这种治疗方式。

2. 雌激素 / 孕激素诱发假孕疗法

同样适用于无生育要求且不耐受手术的患者。使用短效口服避孕药或单一孕激素抑制垂体促性腺激素的分泌，使内源性雌 / 孕激素失去正常的周期性改变，形成类似妊娠的人工闭经；同时外源性的雌 / 孕激素与子宫内膜及异位内膜上的受体结合，导致内膜萎缩，血管充血，水肿和蜕膜化等，继而使病灶发生坏死和吸收。存在恶心、体重增加等副作用及停药后病情复发的缺点。

3. 达那唑

适用于轻度及中度子宫内膜异位症疼痛明显的患者，通过抑制 FSH、LH 峰，抑制卵巢甾体激素生成并增加雌、孕激素代谢等机制最终导致子宫内膜萎缩，出现闭经，称假绝经疗法。存在潮热、阴道干涩等低雌激素症状。

4. 促性腺激素释放激素类似物（GnRHa）

治疗原理是通过抑制垂体分泌促性腺激素，导致卵巢激素水平明显下降，出现暂时性闭经，又称药物性卵巢切除。用药后会出现潮热、阴道干涩等绝经症状，临床上通常在用药的 3 ～ 6 个月时酌情反向添加雌激素，预防低雌激素状态相关的症状及骨质丢失的发生。

5. 米非司酮

米非司酮具有抗孕激素作用，用药后造成闭经，使病灶萎缩，疼痛缓解。不良反应轻，是一种有希望的治疗方法。

6. 来曲唑

近年来发现异位内膜病灶的间质细胞表达高芳香化酶活性，局部合成雌激素，通过自／旁分泌作用发挥雌激素作用，促成病灶生长。芳香化酶抑制剂来曲唑通过阻断芳香化酶活性，抑制病灶的发展，为进一步预防和治疗子宫内膜异位症提供一个新思路，但目前临床数据较少。

可见，药物治疗通常是针对子宫内膜异位症所致的疼痛进行治疗，通过对下丘脑－垂体－卵巢轴的调节及与子宫内膜上的特异性受体结合，使内源性雌、孕激素失去正常的周期性或难以作用于子宫内膜，虽与患者希望妊娠的愿望相悖，但部分患者为了后续治疗更有效，仍可首先采用药物治疗。但大多数药物治疗过程中有一定的副作用，大多数药物用药期间无法怀孕且存在停药后复发率高的现象。

药物治疗后症状不缓解、局部病变加剧或生育功能未恢复、有较大的卵巢内膜异位囊肿患者可以考虑通过手术治疗。腹腔镜手术是首选方法，目前认为腹腔镜确诊、手术＋药物为子宫内膜异位症的金标准治疗。手术方式主要包括保留生育功能手术、保留卵巢功能手术及根治性手术。保留生育功能手术旨在切除病灶恢复解剖结构，但有研究显示，存在术后卵巢功能损害及卵巢储备功能低下（DOR）的风险。

三、中医学对子宫内膜异位症的认识

中医学虽无子宫内膜异位症的病名，但根据其症状及体征可归属于中医痛经、月经病、癥瘕、不孕症等范畴。

《素问·骨空论》谓"任脉为病……女子带下瘕聚"，据此推论，子宫内膜异位症的发病原因可能与任脉为病有关。

《诸病源候论》论述癥瘕积聚，容易引致不孕，曰："……血瘕之聚，

令人腰痛不可以俯仰，横骨下有积气，牢如石，小腹里急苦痛，背膂疼，深达腰腹下挛，阴里若生风冷，子门僻，月水不时，乍来乍不来，此病令人无子。疗之，瘕当下，即愈。"

《景岳全书》云："妇人久癥宿痞，脾肾必亏，邪正相搏，牢固不动，气联子脏则不孕；气联冲任则月水不通。"他认为癥瘕导致肾虚及冲任受损，影响生育功能和月事。《景岳全书》记载："其证则或由经期，或由产后，凡内伤生冷，或外受风寒，或恚怒伤肝，气逆而血留，或忧思伤脾，气虚而血滞，或积劳成弱，气弱而不行，总由血动之时，余血未尽，而一有所逆，则留滞日积而渐以成癥矣。"说明张景岳已经认识到生活方式与子宫内膜异位症的形成密切相关。《证治准绳》对子宫内膜异位症所致盆腔疼痛及不孕症有精辟的论述，曰："血瘕之聚，以腰痛不可仰俯，小腹内急苦痛，脊膂疼深达腰腹……此病令人无子。"

清代《柳选四家医案》谓："痛经数年，不得孕育，经水日前必腹痛，腹中有块凝滞……询之闺阁之时无是病，既嫁之后有是疾。"这是对子宫内膜异位症所致继发性痛经并伴不孕临床症状的描述。

可见，古代医家多认为癥瘕导致不孕多与肾虚及冲任受损有关，明清时期就已认识到子宫内膜异位症相关症状，但缺乏单独的系统论述。现代医家根据古代医家对本病的认识结合现代研究，认为瘀血阻滞是子宫内膜异位症形成的基本病机。异位内膜存在周期性出血，即中医所谓离经之血，血聚为瘀，瘀聚日久便成为癥瘕。瘀血阻滞胞宫胞脉，冲任不通，精卵不易结合，或运输障碍，则导致不孕。

四、柴嵩岩治疗子宫内膜异位症经验总结

子宫内膜异位症发病率为10%～15%，是目前常见的妇科疑难病，特别是随着剖宫产、人工流产等妇科手术及宫腔操作率升高，其发病率呈上升趋势。柴嵩岩教授在临床中对本病极为重视，据多年的临床实践和潜心研究，对子宫内膜异位症从病因病机、辨病辨证、方药用药等方面形成了较为成熟的认识及治疗思路，且临床疗效显著，使月经失调者月经正常，痛经者解除疼痛，不孕者成功受孕，癥瘕消退，挽救了无数身陷困境的患者和家庭。现分述如下：

（一）子宫内膜异位症的病因病机

子宫内膜异位症虽然是一种妇科良性疾病，却具有浸润生长的特点。相对于传统的"血瘀证"为主要病机的认知，柴嵩岩教授根据子宫内膜异位症发病特点、病机转化规律、临床表现，认为子宫内膜异位症从本质上来说是一种阳证、热证、实证，基本病因病机为湿热毒邪侵袭冲任血海致病。因其导致的疼痛较为剧烈、进行性加重、经期加重且病灶持续增长，病灶活跃，故属阳证；因其病因病机多为人工流产、宫腔手术、经期不节、不洁性交、生殖器官感染等导致湿热毒邪侵袭冲任血海所致，所以属于热证；因其存在固定不移的异位病灶，病灶内含离经之血，瘀阻冲任，日久集聚成癥，所以属实证。当外感的湿热毒邪或自身湿热之邪与血搏结，伏于下焦，每逢经期，冲任血海涌动之时，伺机为虐，血海受扰，冲任受损则发为月经失调；毒邪不断结聚，阻遏冲任、胞脉，不通则痛，发为痛经；湿热毒邪阻滞胞宫、胞脉，日久结聚于特定部位，发为癥瘕；湿热毒邪阻滞胞宫、胞络，不能授精成孕，发为不孕。

（二）子宫内膜异位症所致不孕症的病因病机

柴嵩岩教授认为子宫内膜异位症导致的不孕症的患者盆腔环境差，多有炎症及粘连，输卵管不通或形态异常，大多数患者有人工流产、宫腔镜等手术史，提示有外邪侵袭冲任血海，导致瘀滞形成，根据患者不同体质，或化热成为热结，或从寒凝结成血瘀，阻滞胞宫、胞络，不能授精成孕，发为不孕。《妇人大全良方》中述："妇人病有三十六种，皆由冲任劳损所致也。"冲为血海，任主胞胎，与女性受孕息息相关，瘀血阻滞冲任，胞宫气血失调，或形成盆腔粘连，或令精卵难以结合，不能摄精成孕。此外，柴嵩岩教授通过大量临床观察发现子宫内膜异位症患者 BBT 基线大多抬高，有的患者虽有排卵，但波动较大，可见子宫内膜异位症的患者育卵和排卵功能通常不好，卵巢储备功能也有一定程度的下降，这也是患者不易怀孕的原因之一。

（三）子宫内膜异位症的治疗

在子宫内膜异位症的治疗过程中，传统的辨证论治体系是基于四诊的信息采集之上，但四诊具有一定的主观性，而西医学的辅助检查结果相对客观。柴嵩岩教授很好地将其应用在诊病过程中，通过阴道彩超、女性激素检查等手段，延伸中医"四诊"范围，并结合基础体温图，准确把握当下患者的卵巢功能、排卵情况、内膜情况等。同时，她对子宫内膜异位症的西医学观点及治疗方法认识透彻，结合西医学检查结果，阐述疾病的病因病机，中医为体、西医为用，制定治则治法。对于因子宫内膜异位症导致不孕症的患者，柴嵩岩教授根据其病理特点，结合"解热毒、化湿浊、祛瘀滞、散结聚"的基本治疗法则，总结出"益肾安冲，稳定血海"的基本治疗思路，治疗重点不在于消除癥瘕本身，而在于通过调整盆腔的环境，让患者排出优质的卵子，使其受孕。现将其治疗方式分述如下：

1.辨证论治

（1）湿热瘀阻

主要表现：经前或经行下腹疼痛，有灼热感，拒按，月经量多或经期长，色暗红，质黏腻，平素带下量多，色黄质稠，有异味，小便黄赤。舌红，苔黄腻，脉滑数。

因湿热之邪盘踞子宫，阻碍气机，气血运行失常，停滞生瘀，湿热与瘀血互结于冲任；或有喜食甜腻食物等饮食偏嗜伤脾，脾不能运化水湿，水湿内停，郁而化热，煎熬精血，瘀从中生，湿热瘀结，阻滞冲任，而致不孕。治疗时应清热化湿，除瘀消癥。

（2）气滞血瘀

主要表现：经前或经期小腹胀痛，月经量少，血色紫暗，有血块，块下痛减，常伴有乳房胀痛。舌质紫暗或有瘀点，脉弦。

因情志抑郁，或恚怒伤肝，使肝气郁结，气机不畅，因气为血之帅，血为气之母，气滞则血瘀，胞脉瘀阻，冲任气血郁滞，胞宫难以正常地摄精成孕。治疗时应理气散瘀，消癥散结。

（3）肾虚血瘀

主要表现：经期小腹刺痛，月经量少，血色暗，有血块，常伴腰膝酸软、性欲淡漠、耳鸣。舌淡紫，脉细涩。

因病程较长，久病伤肾，或禀赋素虚，或有多次人工流产、不良孕史、房劳损伤，肾气不足，冲任、胞脉失于濡养，且冲任气血运行乏力、流通不畅，导致冲任失司，气血瘀阻，冲任、胞宫气血瘀阻，脉络阻滞，影响两精相搏，或胎元不能内居胞宫着床，而致不孕。治疗时应补肾填精，化瘀消癥。

（4）气虚血瘀

主要表现：经期小腹刺痛，月经量少色淡，有血块，面色无华，神疲乏力。舌淡暗，脉细涩。

脾胃素虚，气血不足，不能正常推动精血运行。此外，脾有统摄血液的作用，使经血循经而泻。若脾气受损，气虚无力摄血，血逸脉外，离经而泻，离经之血停聚冲任、胞宫，日久发为癥瘕，阻滞胞宫气血运行，同时胞宫失去气血濡养，影响精卵结合及运输。治疗时应益气健脾，化瘀消癥。

2. 分期论治

除辨证论治外，柴嵩岩教授还特别注意"因时制宜"。女子有特殊的生理节律——月经。随着体内的阴阳转化及气血盈亏的变化规律，不断循环往复，形成周而复始的月经周期，"顺应周期"是中医"天人合一"思想在妇科临床中的具体体现。对于治疗子宫内膜异位症，柴嵩岩教授顺应月经周期气血盈亏、冲任虚实的变化，将治疗分为经期和非经期，根据分期采取不同的治疗原则，遣方用药。

在经期，气血变化较甚，血海由满而溢，由盛实而骤虚。子宫内膜异位症患者通常会有较为剧烈的下腹痛，此时应遵循"急则治其标"的原则，以止痛为主，以解热毒、化湿浊、祛瘀滞、散结聚为治法。但因异位内膜在经期也会发生出血，柴嵩岩教授认为针对"瘀"如果贸用活血止痛药，会使病灶出血量增多，因离经之血并无出路，反而会加重病情，所以不主张应用大剂量的活血药，取而代之的是应用化瘀止痛的药物，如三七粉、蒲黄炭、茜草炭等，化瘀而不伤正，止痛而不破血。先暂时缓解患者经期盆腔痛。

非经期由于冲任气血较为平和，病情较缓，此期气血下聚于冲任、胞宫，藏而不泻，血海逐渐充盈，气血下聚，使瘀滞更甚。此时期以"治本"为主，因瘀血是本病的主要病理基础，故在治疗中化瘀贯穿始终，根据不同的辨证采取不同的方法，如补肾化瘀、清热化湿除瘀等。《素问·六节藏象论》曰："肾者主蛰，封藏之本，精之处也。"《灵枢·邪气脏腑病形》曰："肾脉……微涩为不月。"同样说明"经水出诸肾"。历代医家一直认为肾在生殖功能中占主导地位：肾为"五脏阴阳之本"，藏精，主生殖，为人体生命之本源，故又称"先天之本"，柴嵩岩教授在遣方用药中也格外注意滋养肾精，补益肾气。在各证型的子宫内膜异位症遣方中，外邪已去后都不忘加入滋肾的药物。除了注重对肾的固护外，柴嵩岩教授还特别注重肺气的调护，从肺而治，补肺启肾是柴嵩岩教授学术理论之一。她认为肺与女性生理功能密切相关，肺主一身之气，人体的日常活动都需要肺气的推动。《素问·灵兰秘典论》有云："肺者，相傅之官，治节出焉。"肺朝百脉而输精微，如雾露之盖，下达胞宫参与月经的生理活动。女子以血为根本，血源于水谷精微，《脾胃论》中述："饮食入胃，游溢精气，上输于脾；脾气散精，上归于肺。"水谷精微需要上输至肺才能奉心化赤为血。可见，血的生化与肺气密切相关，肺的功能失调，会造成女性一系列的病理改变。柴嵩岩教授喜用北沙参、玉竹等归肺经又具有益气滋阴作用的药物，调补肺肾，稳定血海，调节患者的排卵功能和盆腔环境，达到受孕的目的。

　　受孕必须要有正常的月经及排卵。柴嵩岩教授认为子宫内膜异位症的患者排卵障碍的具体原因通常有以下几点：累及卵巢的病灶本身破坏了卵巢组织，使其激素的分泌和卵巢储备功能都受到了影响；未累及卵巢的病灶发动了体内的免疫反应，使盆腔的微环境中有高浓度的炎性因子，造成了卵巢储备功能的下降；对于卵巢巧克力囊肿剔除术后的患者，因术中切去了正常的卵巢组织、术中电凝对卵巢血供产生了影响等因素都造成了卵巢储备功能下降，不能正常排卵。这类患者常阴血不足，脉络瘀阻，治疗以滋肾养阴、活血通络为主，同时兼顾肝、心、脾。补肾喜用女贞子、旱莲草、菟丝子、杜仲、川续断等性较平和、无温燥助热之弊，且有走动之性的药物，少用或不用覆盆子、枸杞子等滋腻之品，亦不用淫羊藿、仙茅、巴戟天等虽补肾但温燥之品。有正常的排卵后，在经后期可加大通络活血之力，促进卵子的排出，帮助患者受孕。

　　3. 分年龄论治

　　《素问·上古天真论》曰："女子七岁，肾气盛，齿更发长；二七而天癸至，任脉通，太冲脉盛，月事以时下，故有子；三七，肾气平均……

七七，任脉虚，太冲脉衰少，天癸竭，地道不通，故形坏而无子……"除了点明肾在女子生长、发育、生殖中的重要作用外，更说明了女子年龄阶段不同，生理状态截然不同。柴嵩岩教授谨遵人体年龄的自然法则，对不同年龄、不同情况的子宫内膜异位症患者给予不同的治则治法。

没有生育要求的未婚子宫内膜异位症患者，柴嵩岩教授不主张首先考虑手术治疗，应先考虑药物治疗，维护盆腔正常的生理结构，控制病情发展，解决盆腔的疼痛症状，此时采用中医中药治疗可谓是最佳选择。与部分中医家不同，对于抗拒服用中药或久服中药导致胃肠道不适的患者，柴嵩岩教授并不排斥利用口服避孕药等西医方式方法缓解慢性盆腔痛、痛经等症状。对于近绝经期且无生育要求的患者，柴嵩岩教授主张"消癥、止痛、调经"，顺势而为，无需维持其生殖生理。

对于有生育要求的子宫内膜异位症患者，帮助其受孕是治疗重点。20～35岁是女性的最佳生育期，35～37岁，女性生育能力会出现明显的折棍现象，37岁后，随着女性年龄的增长，卵泡的数目逐渐减少，性腺激素也变得不敏感，卵巢储备功能下降，可能会导致卵母细胞和胚胎质量下降及子宫内膜容受性降低等，这些因素都可能影响妊娠结局。

对于年轻的子宫内膜异位症患者，因其卵巢功能通常并未受损并且能耐受手术，柴嵩岩教授不排斥通过手术剔除盆腔的病灶后再尽快受孕的方法。因为，不可否认的是，中医无法彻底根治子宫内膜异位症，治疗重点也不是通过活血化瘀消癥的方法去除异位病灶，而是通过化瘀、鼓舞肾气、滋养肾精等方法调节盆腔环境，并促使子宫内膜异位症患者排出合格的卵子，以达到精卵结合并能在宫内顺利发育的目的。对于排斥手术的患者，柴嵩岩教授会通过中医的辨证论治等方法，耐心地调整患者的整体情况，直至其顺利怀孕。总之，对于年轻的患者，柴嵩岩教授考虑较为长远，除顾及患者的生殖愿望外，更依据患者病情，借助不同的方式"标本兼治"，尽量提高患者生活质量，满足其生育诉求。

对于年龄较大的患者，因其卵巢功能下降，本身不耐受手术，柴嵩岩教授抓住主诉，满足其生育诉求，利用中医中药，采用补益肾精、激发肾气等方法，调整内膜、促进优质卵子的发育，将"瘪瓜子"变为饱满的、合格的优质卵子，为辅助生殖打基础。柴嵩岩教授不排斥辅助生殖技术，因为对于年龄较大的患者，在自身有合格卵子的情况下，辅助生殖技术能明显缩短其受孕时间，让患者尽快受孕，避免出现在自然受孕过程中，或因同房时间把握不准确或因其他原因而浪费优质卵子的情况。

除了辨证论治、因时制宜、因年龄制宜外，柴嵩岩教授还"因人制宜"。对于能及时复诊的患者，根据月经周期用药。对于复诊不方便的患者，如果按照刻下所处时期，不更方、持续用药就达不到理想的目的。这时就要提到一味不得不说的柴嵩岩教授常用药了——三七粉。三七又名田七、参三七，为五加科植物三七的干燥根和根茎洗净干燥后碾成粉所制，归肝、胃经，具有散瘀止血、消肿定痛的作用。《本草从新》曰："散血定痛。治吐血衄血、血痢血崩、目赤痈肿。"《本草纲目拾遗》云："人参补气第一，三七补血第一，味同而功亦等，故称人参三七，为中药之最珍贵者。"三七粉止血不留瘀，化瘀而不伤正。因治疗重点在经后期，所以对于路远的患者，柴嵩岩教授通常会嘱咐她经期停药，单味三七粉早晚温水冲服，月经第5天之后再用方药。通常三七的药量在3g左右。三七不仅能有效缓解痛经，更能疏肝行气、散结止痛，在缓解疼痛的同时避免病灶的进一步增长。当然，三七虽然好处很多，但并不适用于所有的子宫内膜异位症患者，还是需要辨证，对于虚性的出血，三七的止血效果就不尽如人意。

因子宫内膜异位症会影响整个盆腔的微环境，故患者常合并输卵管炎，造成输卵管的迂曲甚至不通。拾卵的通道不通、受精的场所出现了问题，即使有正常的排卵仍然会造成不孕。所以对于子宫内膜异位症合并输卵管不通的患者，柴嵩岩教授通常会先对盆腔的环境进行调整，让"道

路"先通畅，防止输卵管异位妊娠等危险的情况发生。《黄帝内经》有云
"湿浊伤下""伤于湿者，下先受之"，输卵管积液常合并盆腔积液，是湿
邪停聚于输卵管和盆腔所致。湿邪阻滞气机，加重湿困，湿气困脾，运化
失常，气机不畅，血行失常，留于盆腔，发为癥瘕。此外，下焦为肝肾之
府，湿邪侵袭肝经，肝肾对经血的藏泻功能失常，发为月经不调。湿浊阻
滞胞脉而影响卵子排出，没有良好的盆腔环境及规律的排卵，发为不孕。
可见湿是根本原因，在湿邪未去之前不可妄加补益之品，应以行气除湿为
主，气血行则水湿自去。输卵管通畅，再通过辨证论治调经助孕，往往能
达到良好的效果。

柴嵩岩教授以"解毒热、化湿浊、祛瘀滞、散结聚"的基本治疗法
则，并结合具体情况、患者的年龄、病情制订个性化治疗方案。此外，她
还特别重视患者基础体温图在治疗中的参考作用，嘱患者监测基础体温，
以指导用药及同房、估计病程、判断疗效等。

（四）用药总结

（1）清热解毒药

金银花：味甘，性寒；入肺、胃经。

柴嵩岩教授指出，金银花入血分，善解血中之毒热，是妇科清热解毒
第一药。其常作为君药组于方中。金银花清热解毒，直接作用于子宫内膜
异位症的根本病因"湿热毒邪"，常用量为 10 ～ 15g。

野菊花：味苦、辛，性凉，无毒；入肺、肝经。

野菊花疏风清热，消肿解毒。柴嵩岩教授取其苦降、辛散、寒凉之
性，以清解下焦之湿热毒邪，疏散冲任胞宫之结聚。野菊花无毒，慢性给
药亦无蓄积现象。柴嵩岩教授用药非常注意其毒性问题，尤其是妇科用
药，用于慢性病的多，长期用药的多，而且涉及女性生理、生育和生殖。
她常说，对于《中华人民共和国药典》说明有毒性的药要慎之又慎，勿超

剂量用药，勿长期用药。野菊花的常用量为 6 ～ 12g。

鱼腥草：味辛，性寒，无毒；入肝、肺经。

鱼腥草清热解毒，利尿消肿，与金银花搭配使用，用于热毒盛者。常用量为 10 ～ 15g。

萹蓄：味苦，性寒，无毒；入胃、膀胱经。

萹蓄清热，利尿。柴嵩岩教授用之取其走下焦，使湿热毒邪自小便出。因其苦寒亦不多用，常用量为 6 ～ 10g。

（2）利湿化浊药

薏苡仁：味甘、淡，性凉，无毒；入脾、肺、肾经。

薏苡仁健脾，补肾，清热，利湿。柴嵩岩教授常用炒薏苡仁，少用生薏苡仁，意在健脾化湿，消肿块。常用量为 15 ～ 20g。

茵陈：味苦、辛，性凉，无毒；入肝、脾、膀胱经。

茵陈为除湿散热结之要药。柴嵩岩教授取其清热、除湿、散结之功效。常用量为 10 ～ 15g。

土茯苓：味甘、淡，性平，无毒；入肝、胃经。

土茯苓利湿祛热，入络，搜剔湿热之蕴毒。柴嵩岩教授取其解毒、化浊、除湿之效。常用量为 15 ～ 30g。

川贝母：味苦、甘，性凉，无毒；入肺经。

川贝母能调理气机，开郁下气，降浊散结。此药苦而不辛，凉而不寒，甘可存阴，无毒，是一味非常好的调理气机的良药，因药价较贵柴嵩岩教授常斟酌使用。常用量为 6 ～ 10g。

（3）活血祛瘀药

茜草：味苦，性寒，无毒；入心、肝经。

茜草行血止血，通经活络。柴嵩岩教授常用之祛瘀滞，针对癥瘕病灶。柴嵩岩教授认为，茜草炭比茜草的活血力量要弱，对于外地患者及近期无法复诊的患者更加稳妥。常用量为 6 ～ 10g。

益母草：味辛、苦，性凉，无毒；入心包、肝经。

益母草消水行血，祛瘀生新，调经解毒。柴嵩岩教授用之意在活血化瘀，经期增加子宫收缩排出瘀滞。常用量为 6～10g。

赤芍：味酸、苦，性凉，无毒；入肝、脾经。

赤芍具有止痛、凉血、消肿的功效。赤芍虽是一味治疗子宫内膜异位症的良药，但因具有酸性，柴嵩岩教授常阶段性、针对性地配伍使用。常用量为 6～10g。

三七粉：味甘、微苦，性温，无毒；入肝、胃、大肠经。

三七粉止血不留瘀，祛瘀不伤正，能消肿、定痛，是柴嵩岩教授治疗子宫内膜异位症所致痛症之首选药物。通常为月经期温水冲服，常用量为 3g。

（4）消肿散结药

牡蛎：味咸、涩，性凉，无毒；入肝、肾经。

牡蛎能化痰软坚，清热除湿。柴嵩岩教授取其软坚散结之效，且可防止化瘀药力太过，是一味调整月经周期、经期、经量的良药。常用量为 12～30g。

夏枯草：味苦、辛，性寒，无毒；入肝、胆经。

夏枯草可清肝散结。柴嵩岩教授用之行滞散结，清热解毒。常用量为 6～12g。

连翘：味苦，性凉，无毒；入心、肝、胆经。

连翘具有清热、解毒、散结、消肿之效。柴嵩岩教授认为，连翘入血分，可清下焦血分之毒热，散下焦血分之结聚。常用量为 10～15g。

五、验案举隅

【病案一】

赵某，女，36 岁，已婚。

初诊日期： 2014 年 11 月 29 日。

主诉：未避孕未孕 3 年。

现病史：患者结婚 8 年，孕 2 产 0，药流 2 次，末次药流 2007 年。2013 年 5 月 HGS：双侧输卵管不通。2013 年 11 月行腹腔镜下盆腔子宫内膜异位病灶切除术 + 输卵管通液术。手术后双侧输卵管通畅。出院诊断为"继发性不孕症，子宫内膜息肉，子宫内膜异位症 I 期"，至今未避孕未孕。LMP：2014 年 11 月 13 日，PMP：2014 年 10 月 9 日。现未诉不适，纳可，眠浅，二便调。舌绛，苔白黄干，脉细滑。

月经史：月经 7 天 /30 天，量中。现 BBT 有上升。

辅助检查：2014 年 8 月 3 日性激素：FSH：4.41mIU/mL，LH：4.46mIU/mL，E_2：32.31pg/mL，T：0.41ng/mL，PRL：10.48ng/mL。2014 年 7 月 3 日 B 超：子宫 4.2cm×3.8cm×3.9cm，内膜 0.9cm，LOV2.5cm×2.1cm，ROV2.6cm×2.0cm。

西医诊断：子宫内膜异位症，继发性不孕症。

中医诊断：断续（肾虚血热证）。

立法：补肾养阴，清热散结。

方药：

北沙参 15g	玉竹 10g	地骨皮 10g	远志 5g
覆盆子 15g	川续断 15g	白术 10g	石斛 10g
夏枯草 12g	柴胡 3g	荷叶 10g	

20 剂，每日 1 剂，水煎服。

分析：患者以不孕为主诉就诊，既往有两次药物流产史。肾主生殖，多次行药物流产，损伤肾精，同时使湿热毒邪乘虚而入，侵入胞宫日久成瘀，形成癥瘕。患者虽行子宫内膜异位病灶切除术，但保守性手术难以根治，湿热毒邪在内不去，依旧会聚于胞宫，阻滞胞宫胞脉，影响精卵的正常结合，从而导致不孕。根据患者性激素检查结果可获知其卵巢功能并无明显异常，就诊时舌苔白黄干是内热之象，脉细滑也为体内有热、肾阴不足的征象。

首诊以覆盆子、北沙参为君。覆盆子味甘、酸，性温，能滋肾益精，北沙参味甘、微苦，性微寒，有养阴清热、益胃生津之效，柴嵩岩教授在此用北沙参，是取其"补肺启肾"之用，利用北沙参补肺养阴的功效可以间接达到滋养肾精的作用，加强覆盆子的补肾之力，同时覆盆子得北沙参相配伍，使其补而不燥。以玉竹、地骨皮、石斛、川续断、白术为臣，玉竹、石斛清热生津，地骨皮清虚热，白术健脾益气，佐以荷叶清解体内热毒，夏枯草清热散结，柴胡疏肝行气，胞宫瘀滞得气以散，最后用远志一味交通心肾，宁心定志。全方以补肾养阴为主，且此方之"补"非峻补，而是通补，方中加入通行气血之品，补而不滞。

二诊：2014 年 12 月 20 日。

LMP：2014 年 12 月 9 日，经前 BBT 近典型双相（图 7-1-1），经量少，PMP：2014 年 11 月 13 日。舌淡红，脉细滑。

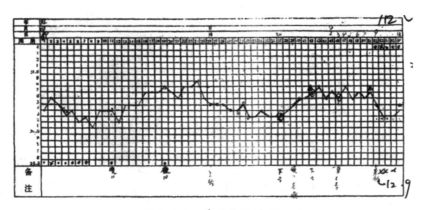

图 7-1-1　基础体温图 95

方药：

菟丝子 15g　　　当归 10g　　　地骨皮 15g　　　远志 15g

钩藤 3g	桂枝 3g	泽兰 12g	茯苓 10g
杜仲 10g	炒白芍 10g	广木香 3g	柴胡 10g
天冬 10g			

20 剂，每日 1 剂，水煎服。

分析：二诊患者舌色淡红，提示患者热象较上次好转，脉细滑、月经量少乃是阴血不足之象，BBT 呈不典型双相，提示患者已有排卵，治疗以滋补肾阴，提高卵子质量为要。菟丝子补肾填精，平补肝肾，杜仲质重，走下，补肾阳，当归补血养血，加炒白芍起收敛之功，泽兰活血调经，尚可利水，钩藤清热平肝，清解体内余热，佐以少量桂枝助阳化气，加强患者育卵能力，为受孕做好准备工作。同时桂枝、柴胡等通经药，引药入胞，去除胞宫瘀滞，进一步从病因上治疗子宫内膜异位病灶。

三诊：2015 年 1 月 17 日。

LMP：2015 年 1 月 4 日，经前 BBT 不典型双相，PMP：2014 年 12 月 9 日。舌淡红，脉细滑。

辅助检查：2015 年 1 月 17 日性激素：FSH：5.69mIU/mL，LH：6.52 mIU/mL，E_2：86.87pg/mL，T：0.35ng/mL。

方药：

阿胶珠 10g	川续断 15g	赤芍 10g	桂枝 3g
当归 10g	远志 5g	茜草 10g	覆盆子 10g
生牡蛎 15g	玉竹 10g	夏枯草 12g	丝瓜络 15g
柴胡 5g			

40 剂，每日 1 剂，水煎服，月经第 5 天开始服药。

四诊：2015 年 3 月 14 日。

LMP：2015 年 2 月 28 日，经前 BBT 不典型双相，现又有上升（图 7-1-2）。舌暗红，脉沉细滑。

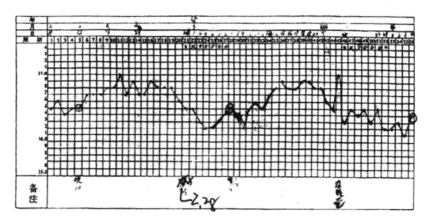

图 7-1-2 基础体温图 96

方药：

阿胶珠 12g	白芍 10g	旱莲草 15g	天冬 15g
荷叶 10g	砂仁 3g	大腹皮 15g	茯苓 10g
月季花 6g	菟丝子 15g	白术 10g	川续断 15g
柴胡 5g

70 剂，每日 1 剂，水煎服，月经第 5 天开始服药。

分析：四诊患者舌象由淡红转为暗红，瘀的本质渐显，脉沉细滑是肾气不足，无力鼓动气血所致，治以滋肾益精为主，肾气盛则血瘀自去。

阿胶珠滋阴养血，使精血化生有源，配合白芍敛阴养血。长久使用滋阴药，为防过于滋腻，加砂仁、大腹皮、茯苓、荷叶等利水渗湿，同时对于子宫内膜异位症患者，荷叶可清体内毒邪。菟丝子、旱莲草、天冬等增强补肾滋阴之力。佐以柴胡、月季花，调畅全身气机，使全方补而不滞。全方以阿胶珠、白芍为主，体现了柴嵩岩教授重视"养护阴血"的思想，"养护阴血"思想发源于朱丹溪《格致余论》中"阳常有余，阴常不足"的理论。柴嵩岩教授重视阴血的亏虚，在治疗中着重阴血的养护，关注火毒对阴血的烁伤，慎用耗血破血、避免温燥扰动，嘱患者杜绝熬夜等损耗阴血的不良习惯。值得一提的是，患者现 BBT 呈不典型双相，且就诊时处高温相，为排除患者怀孕的可能，柴嵩岩教授特嘱咐患者月经第 5 天再开始服药，反映了柴嵩岩教授用药特别重视因时制宜的特点。

五诊：2015 年 5 月 9 日。

LMP：2015 年 3 月 25 日，现 BBT 上升 24 天（图 7-1-3），昨日阴道有少量出血。舌暗，脉沉滑。

辅助检查：2015 年 5 月 2 日激素：P：97.26nmol/L，β-HCG：15021 IU/L。2015 年 5 月 2 日 B 超：宫内见胎囊 1.2cm×1.0cm。

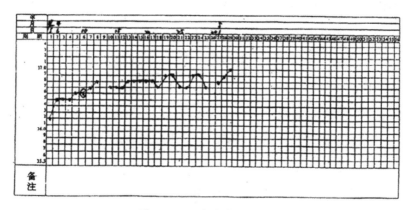

图 7-1-3　基础体温图 97

方药：

菟丝子 15g	侧柏炭 15g	莲子心 3g	荷叶 10g
苎麻根 10g	椿皮 5g	莲须 5g	钩藤 15g
旱莲草 10g	百合 12g	白术 10g	地骨皮 15g

14 剂，每日 1 剂，水煎服。

分析：此次就诊患者基础体温呈持续高温相，查 P：97.26nmol/L，β-HCG：15021IU/L，B 超提示早孕。患者现阴道有少量出血且脉为沉脉，故本次治疗以保胎为要。虽舌暗为瘀之象，但患者已孕，慎用祛瘀的药物。以菟丝子补肾益精，濡养冲任血海，为君药；旱莲草助君药滋肾之功；莲须味甘、涩，性平，具有固肾涩精之效，因患者出现少量阴道出血，故用之以固护胎元；白术健脾益气，脾气充，能为胎儿生长提供源源不断的营养；苎麻根、侧柏炭凉血止血，且无凉遏之弊，可安定血海，防止血海过沸动摇胎元，两味药均入心经，心主血脉，心神不宁则血脉躁动，亦不利于养胎。妊娠期间，气血聚于胞宫以养胎，胞宫气血旺盛，少以莲子心清热养心，地骨皮清虚热，有助于维持孕妇情绪稳定。

纵观此案，此病案为典型的子宫内膜异位症导致不孕症病例。患者既往有数次药物流产史，行子宫内膜异位病灶切除术后，由于热毒壅盛的病理因素未去，所以患者并未在术后受孕。因盆腔存在固定不移的子宫内膜异位症病灶，胞宫环境不能使精卵正常结合，故紧扣"热毒浸淫，冲任失调"的病因病机给予清热解毒药的同时，还要扶助肾气，滋肾益精，以调节胞宫内环境。柴嵩岩教授结合患者每次就诊的刻下症及基础体温的情况调整方药，并根据基础体温的趋势，指导患者适时进行同房，最大限度地解决了患者主诉的不孕之苦。

【病案二】

李某，女，31岁，已婚。

初诊日期： 2017年4月1日。

主诉： 未避孕未孕1年。

现病史： 患者结婚5年，孕0，近1年未避孕未孕。LMP：2017年3月23日，PMP：2017年2月20日。现未诉不适，纳眠可，二便调。舌肥暗，苔干，脉沉滑。

月经史： 月经初潮12岁，（6～7）天/（30～35）天，量可，色略暗，有血块，痛经，经前及经期腰痛。

辅助检查： 2016年12月5日HSG：双侧输卵管通畅。2017年1月6

日性激素：FSH：4.63IU/L，LH：9.03IU/L，E$_2$：48.52pg/mL，PRL：360.1μIU/mL，T：0.05ng/mL。甲状腺功能五项：TSH：1.98mU/L，T$_3$：1.81nmol/L，T$_4$：95.98nmol/L，FT$_3$：4.62pmol/L，FT$_4$：15.75pmol/L。

西医诊断：原发性不孕症。

中医诊断：无子（气滞血瘀兼有内热证）。

立法：行气活血，化瘀清热。

方药：

金银花 12g	石斛 10g	竹叶 6g	女贞子 15g
熟地黄 10g	茵陈 12g	莲子心 3g	绿萼梅 6g
丹参 10g	茜草 12g	柴胡 5g	月季花 6g

40剂，每日1剂，水煎服。

医嘱：行阴道彩超检查，监测基础体温。

分析：患者以不孕为主诉就诊，既往无妊娠史，平素月经规律，但痛经明显，为排除器质性疾病，嘱患者行阴道彩超检查。现患者舌肥暗，脉沉滑，经血色暗、有血块，提示有瘀，血瘀则气滞，气血运行不畅，不通则痛，故经期腹痛、经前及经期腰痛。瘀血日久，蕴而化热，故舌苔干，提示有毒热病机存在，瘀结日久影响水液输布，故舌肥。此外肝郁可致冲任不能相滋，不能摄精成孕。本案辨证为气滞血瘀兼有内热，治以行气活血，化瘀清热。

首诊以金银花、丹参为君。金银花甘寒清热而不伤胃，清热解毒，用以解瘀久所化之热毒；丹参，味苦，性微寒，具有活血祛瘀、通经止痛之用，能化瘀通滞。臣以熟地黄、女贞子、石斛补肾滋阴清热，竹叶、茵陈清热祛湿，茜草凉血祛瘀，柴胡、月季花、绿萼梅疏肝理气化瘀。全方共奏行气活血、化瘀清热之效。

二诊：2017年6月3日。

LMP：2017年5月29日，PMP：2017年4月27日，BBT单相（图

7-2-1）。舌绛红干，脉细滑。

辅助检查：2017 年 5 月 22 日 B 超：子宫 4.4cm×4.5 cm×3.9cm，内膜 0.1cm。ROV2.4cm×1.0cm，右附件区囊性结节 3.8cm×2.4cm，2.4 cm×2.0cm（疑似巧克力囊肿）；LOV4.0cm×3.0cm，内可见多个囊性结节，较大者 1.4cm×1.3cm。

补充西医诊断：子宫内膜异位症，卵巢子宫内膜异位囊肿。

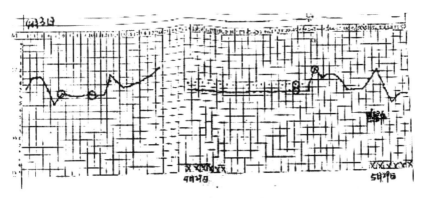

图 7-2-1　基础体温图 98

方药：

北沙参 10g	生牡蛎 10g	地骨皮 10g	桑叶 10g
浙贝母 10g	丝瓜络 10g	石斛 12g	丹参 10g
川芎 6g	瞿麦 12g	太子参 12g	金银花 12g

20 剂，每日 1 剂，水煎服。

分析：根据 B 超检查结果，本案可初步诊断为子宫内膜异位症。现患者舌绛红干，提示内热较盛且有伤阴之象。柴嵩岩教授认为瘀血要除，需有气的推动，而瘀血日久易生热邪。二诊在首诊行气、清热的基础上，加滋阴、通络散结之品。北沙参味甘、微苦，性微寒，补肺启肾。生牡蛎、浙贝母软坚散结消癥，针对异位子宫内膜导致的卵巢囊肿。桑叶清热散结，消瘀滞。丝瓜络通络。川芎行气以解气滞、化瘀。太子参益气而不生热，气行则血行。地骨皮清解虚热，增加北沙参滋阴之效。

三诊：2017 年 9 月 23 日。

LMP：2017 年 9 月 2 日，PMP：2017 年 7 月 6 日，BBT 单相。舌暗，脉细滑。

方药：

当归 10g	川续断 10g	菟丝子 15g	杜仲 10g
茜草 10g	枸杞子 15g	白术 10g	炒白芍 6g
夏枯草 10g	阿胶珠 10g	广木香 3g	

20 剂，每日 1 剂，水煎服。

分析：患者现舌质转为暗，表明热邪已减。此外，患者本次月经错后，脉象为细滑，舌暗，均提示阴血不足。方以当归、阿胶珠滋补阴血；菟丝子、杜仲、川续断、枸杞子补肾填精，柔肝；夏枯草、茜草化瘀散结，而夏枯草又有清热之功，可防离经之瘀血生热；炒白芍可佐茜草之动性，防止茜草活血之性促进异位内膜出血；广木香行气止痛，为使药。

四诊：2017 年 12 月 2 日。

LMP：2017 年 11 月 3 日。未诉不适，现 BBT 单相但有小幅度波动。舌淡暗，脉细滑。

方药：

当归 10g	白术 10g	茯苓 10g	桔梗 10g
川续断 15g	浙贝母 10g	益母草 10g	茜草炭 10g
太子参 10g	杜仲 10g	远志 5g	三七粉 3g

20 剂，每日 1 剂，水煎服，月经第 5 天服。

分析：现患者气色较前明显好转，脉细滑，刻下血海尚充盈，基础体温较前有波动，但并无明显双相，柴嵩岩教授认为这是患者渐趋好转的征象。因患者就诊不便，故处方药 20 剂，但考虑患者有恢复排卵的可能，且患者输卵管通畅，故嘱患者经期第 5 天服药，一则避免患者在未知状态下恢复排卵未避孕而怀孕，药物对胚胎造成影响；二则一个生理周期停药5天，为中药代谢提供时间。

患者舌淡暗，脉细滑，方药以益气养血，活血化瘀为法。方以当归、白术为君，养血益气，当归补血滋阴，调养冲任，白术益气健脾，强健气血生化之源；浙贝母清热散结，茜草炭、三七粉活血化瘀，针对病灶本身；茯苓、太子参益气健脾，川续断、杜仲补益肾气；桔梗上行，使全方补而不守。

五诊：2018年2月3日。

LMP：2018年1月4日。未诉不适，BBT不典型上升9天。舌暗，脉沉细滑。

辅助检查：2018年1月10日B超：子宫4.0cm×4.0cm×3.7cm，内膜0.6cm。双附件未及明显异常。2018年1月6日性激素：FSH：5.96mIU/mL，LH：5.78mIU/mL，E_2：37.7pg/mL，T：0.51ng/mL，AMH：8.99ng/mL。

医嘱：复诊前在月经第15天查阴道彩超。

方药：

太子参10g	阿胶珠12g	牡丹皮10g	青蒿6g
女贞子15g	生麦芽12g	茜草炭12g	玉竹10g
石斛10g	熟地黄10g	香附10g	广木香3g
杜仲10g	益母草10g	瞿麦6g	桑叶10g

20剂，每日1剂，水煎服，月经第5天开始服。

分析：经上述四诊治疗，现患者BBT不典型上升9天，提示已有排卵，卵巢排卵功能恢复。复查B超，卵巢未见明显囊肿病灶，判定疗效显著。因患者舌暗，脉沉细滑，提示体内仍有瘀，故以补肾益精，理气化瘀之法巩固疗效。太子参、阿胶珠益气养血滋阴；熟地黄、杜仲、女贞子、石斛滋阴益肾；牡丹皮、茜草炭、益母草活血化瘀；青蒿、玉竹、桑叶清利湿热；瞿麦化瘀散结；佐以香附、广木香理气散结；用生麦芽激活下丘

脑 – 垂体 – 卵巢轴，促进卵巢的排卵功能。全方动静结合，紧扣病机。

柴嵩岩教授嘱患者下次复诊前在月经第 15 天复查阴道彩超，目的是在排卵期看患者的卵泡情况及内膜血流状况，因部分子宫内膜异位症患者内膜容受性存在问题，这也是导致不孕的因素之一。扎实和不断更新的西医知识让柴嵩岩教授在诊病时能更了解患者情况，遣方用药更有针对性。

六诊：2018 年 4 月 21 日。

LMP：2018 年 4 月 6 日，BBT 典型双相。近几个月进食辛辣。舌暗红，苔白干，脉细滑。

辅助检查：2018 年 3 月 21 日 B 超：子宫 4.5cm×4.2cm×3.5cm，内膜 1.0cm，内膜及内膜下可见少量血流信号。左卵巢卵泡 1.5cm×1.0cm，右附件未及明显异常。

方药：

北沙参 10g	茯苓 10g	陈皮 6g	川芎 5g
浙贝母 10g	扁豆 10g	夏枯草 10g	砂仁 3g
菟丝子 15g	月季花 6g	丝瓜络 10g	

20 剂，每日 1 剂，水煎服，月经第 5 天服。

分析：患者近几个月进食辛辣，舌暗红、苔白干乃辛辣刺激食物耗伤阴血之象，嘱患者忌辛辣刺激食物。方中以北沙参为君，滋阴益气，补肺启肾，佐以菟丝子滋补肾阴；茯苓、陈皮、扁豆健脾，调节水液运化功能，使津液得布；川芎、月季花、砂仁理气散结。全方共奏补肾滋阴，理气散结之效。

纵观此案，此病案为较典型的子宫内膜异位症病案。经中药治疗，患者卵巢囊肿病灶消除并恢复排卵，证明治疗有效。先前行子宫输卵管造影术提示双侧输卵管通畅，现 B 超提示内膜及内膜下可见血流信号，初步证明患者子宫内膜情况具备受孕的条件，在最后一次就诊时柴嵩岩教授为患者讲解根据基础体温及借助排卵试纸指导同房的方法，嘱患者根据排卵情况同房，假以时日定能顺利受孕。

【病案三】

刘某，女，33岁，已婚。

初诊日期： 2009年10月21日。

主诉： 发现"左卵巢囊肿"1年，未避孕未孕1年。

现病史： 2008年6月因"胚胎停育（孕8周）"行清宫术，清宫术后，痛经加重。2008年10月B超提示"左卵巢囊肿"，遂B超监测下行左卵巢囊肿穿刺术，诊断为卵巢巧克力囊肿。现未避孕未孕1年余。LMP：2009年10月16日，量中，色暗，有较多血块，痛经明显。偶有腰酸，纳眠可，二便调。舌暗，脉细滑。

月经史： 月经初潮13岁，既往月经周期规律，5天/25天，量中，色暗红，有血块，轻微痛经；2008年6月清宫术后痛经进行性加重。

婚育史： 已婚，孕1产0。2007年7月1日拟行IVF取卵1个，未配成；2007年8月9日取卵4个，均未配成。

辅助检查： 2007年HSG：左侧输卵管伞端积水，右侧输卵管不通。2008年10月性激素：FSH：8.73mIU/mL，LH：5.43mIU/mL，E_2：36pg/mL。2009年9月B超：左侧卵巢囊肿1.6cm×3.2cm。

西医诊断： 继发性不孕症，子宫内膜异位症，左卵巢囊肿（巧克力囊肿）。

中医诊断： 断续，痛经（肾虚血瘀证）。

立法： 补肾活血化瘀。

方药：

当归 10g	川芎 3g	阿胶珠 10g	川续断 15g
月季花 5g	生甘草 3g	鸡内金 6g	枳壳 10g
合欢皮 10g	金银花 12g	瞿麦 6g	桑寄生 12g

20 剂，每日 1 剂，水煎服。

分析：患者以"发现卵巢囊肿 1 年余，未避孕未孕 1 年"为主诉就诊，既往有清宫术史，清宫术后痛经进行性加重，又 B 超监测下卵巢囊肿穿刺结果为"巧克力囊肿"，符合子宫内膜异位症、卵巢子宫内膜异位囊肿的诊断。肾主生殖，患者有清宫术史，且两次辅助生殖取卵，损伤肾精，同时使湿热毒邪乘虚而入，侵入胞宫日久成瘀，形成癥瘕，即卵巢子宫内膜异位囊肿。患者虽 B 超监测下行卵巢囊肿穿刺术，使卵巢囊肿得到暂时的缩小，但异位病灶无法根除，瘀热之邪在内不去，依旧会聚于胞宫，阻滞胞宫胞脉，不通则痛，随着阻滞的加重，造成痛经的进行性加重。胞脉阻滞，也会影响精卵的正常结合，且患者本身输卵管情况不佳，"左侧伞端积水，右侧不通"，综合作用，最终导致不孕。根据患者性激素检查结果可获知其卵巢功能并无明显异常，但试管取卵情况不佳，证明卵巢功能受到了一定程度的损害。首诊患者月经色暗，有血块，刻下舌暗，脉细滑，均为血瘀之象；偶有腰酸，腰为肾之府，是肾精不足之象，故辨证为肾虚血瘀。

首诊方以当归、川续断为君，当归活血养血，祛瘀不伤正，针对内膜异位病灶，起到减缓病灶增长，同时缓解胞脉瘀阻导致的痛经的作用；川续断入肾经，补肝肾，调血脉，对子宫有一定的兴奋作用，为妇科补肾良药。阿胶珠、桑寄生为臣，助君药养血、补肾。金银花为解毒要药，枳壳散结，二药为伍，解毒散结，针对阻滞胞宫之瘀毒。月季花、合欢皮疏肝理气散结，一方面针对结聚的病灶及输卵管伞端积水，另一方面考虑患者近几年求子心切，求子之路波折，难免肝气不舒，女子以肝为先天，肝肾同源，疏肝以益肾。川芎、瞿麦走下，引药直达胞宫。全方活血不破血，养血不滋腻，补肾与疏肝相辅相成。嘱患者月经第 5 天用药，因患者有规律月经，首诊患者排卵情况未明，且患者未避孕，故需排除患者怀孕可能后再用药。

二诊：2010 年 1 月 13 日。

LMP：2009 年 12 月 30 日，行经 5 日，量少，色暗红，痛经。未诉特殊不适，纳眠可，二便调。现 BBT 单相。舌暗苔白，脉细滑。

方药：

车前子 10g	龙眼肉 15g	丝瓜络 12g	川芎 5g
薏苡仁 12g	百合 10g	泽兰 10g	川续断 15g
菟丝子 15g	淫羊藿 10g	红花 6g	

20 剂，每日 1 剂，水煎服。

分析：现患者 BBT 为单相，证明无排卵，是肾精不足，胞脉空虚之象。本方以菟丝子、淫羊藿、川续断补肾益精，充养胞脉；龙眼肉健脾养心安神，百合补肺益肾宁心，二药合用，补肺健脾补肾，宁心安神；薏苡仁、泽兰、车前子、丝瓜络利水渗湿；红花活血通经；配合川芎走下，引药入胞宫，直达病灶。

三诊：2010 年 3 月 24 日。

LMP：2010 年 3 月 13 日，行经 5 日，量中，色暗红，无血块，痛经难忍。纳眠可，二便调。BBT 单相平稳。舌嫩淡，脉细滑。

方药：

制首乌 10g	阿胶珠 12g	川芎 5g	桑寄生 20g
女贞子 20g	莱菔子 10g	茯苓 10g	月季花 6g
车前子 10g	金银花 10g	茵陈 12g	延胡索 10g

14 剂，每日 1 剂，水煎服。

三七粉 3g，10 包，经期早晚各 1.5g 冲服。

分析：患者舌嫩淡，脉细滑，是脾虚湿盛之象，故方中除按原思路应用制首乌、桑寄生、女贞子等益肾填精药外，以茯苓健脾利水，茵陈、车前子化湿利水。患者本次月经痛经难忍，加用延胡索、莱菔子、月季花理气疏肝止痛，同时经期冲服三七粉，化瘀止痛，解决患者最痛苦的症状。

四诊：2010 年 4 月 14 日。

LMP：2010 年 4 月 10 日，行经 4 日，量色同前，痛经较前好转。纳眠可，二便调。BBT 单相。舌暗苔白，脉细滑有力。

方药：

太子参 10g	枸杞子 15g	山药 10g	地骨皮 10g
香附 10g	旱莲草 15g	川芎 5g	郁金 6g
菟丝子 12g	车前子 10g	三棱 10g	巴戟天 3g

30 剂，每日 1 剂，水煎服。

分析：本次就诊，患者 BBT 虽仍为单相，但脉象细滑有力，证明血海渐充，前方辨证论治思路正确。本次方药以太子参滋阴补肺益气；枸杞子、菟丝子、旱莲草、巴戟天补肾益精；山药健脾益肾；现患者血海渐充，故以车前子祛湿走下，配合三棱活血，以激发卵巢功能，促进排卵功能的恢复；香附、郁金疏肝解郁，川芎行气活血，使全方补而不腻；地骨皮入肾经，清虚热，避免补药滋腻，内生虚热。

五诊：2010 年 5 月 19 日。

LMP：2010 年 5 月 1 日，量色同前，轻微痛经。纳眠及二便如常。BBT 有上升。舌暗红，脉细滑。

方药：

阿胶珠 10g	川芎 5g	香附 10g	生白芍 10g
夏枯草 10g	益母草 10g	制首乌 10g	女贞子 15g
远志 5g	杜仲 10g	乌药 6g	桑寄生 15g

20 剂，每日 1 剂，水煎服，月经第 5 天始服。

分析：BBT 现有上升，说明已有排卵，故本次以温肾益精、理气养血为组方原则，以继续充胞脉、血海，助卵巢功能的恢复。

六诊：2010 年 6 月 23 日。

LMP：2010 年 6 月 17 日，量中，色暗红，无血块，轻微痛经。纳眠可，二便调。经前 BBT 不典型双相。舌暗红，脉细滑。

方药：

车前子 10g	石斛 10g	天冬 10g	金银花 10g
阿胶珠 10g	枳壳 10g	茵陈 10g	扁豆 10g
女贞子 20g	川芎 5g	玉竹 10g	木蝴蝶 3g
三棱 10g	瞿麦 6g		

40 剂，每日 1 剂，水煎服，月经第 5 天始服。

分析：本次就诊，患者月经颜色、质地及痛经情况较前好转，预示胞宫、胞脉瘀阻较前减轻，但患者舌质仍为暗红，表明体内仍有瘀热毒邪内阻。现 BBT 不典型双相，证明患者排卵功能初步恢复。以车前子、三棱药对刺激卵巢排卵；以石斛、天冬、玉竹、女贞子滋养肺肾之阴；阿胶珠养血；金银花、枳壳解毒散结，木蝴蝶清热，针对体内病灶之瘀毒；茵陈、扁豆清热利湿健脾；川芎、瞿麦引药走下，针对输卵管伞端积水。全方以补肾滋阴，清热化瘀为法，为患者受孕做准备。

七诊：2010 年 8 月 25 日。

PMP：2010 年 6 月 17 日，LMP：2010 年 8 月 24 日。近日情绪不佳，纳眠可，二便调。经前 BBT 不典型双相。舌暗红，脉细滑。

方药：

北沙参 15g	丹参 10g	地骨皮 10g	玉竹 10g
夏枯草 10g	绿萼梅 10g	旱莲草 10g	柴胡 5g
月季花 6g	女贞子 20g	桑椹子 15g	桃仁 10g

20 剂，每日 1 剂，水煎服，月经第 5 天服。

分析：患者近日情绪不佳，加用绿萼梅、柴胡、月季花疏肝理气解郁。

八诊：2010 年 12 月 18 日。

家属代诉：LMP：2010 年 11 月 2 日，量色同前。2010 年 12 月 2 日

自测尿 HCG（＋）。现停经 47 天，无腹痛及阴道出血，纳眠可，二便调。BBT 平稳上升 28 天。舌红苔白，脉滑。

辅助检查：2010 年 12 月 15 日 B 超：宫内早孕（胎囊 2.0cm×1.5cm×2.0cm）。

方药：

菟丝子 20g	黄芩 10g	旱莲草 12g	苎麻根 6g
侧柏炭 12g	山药 12g	白术 10g	覆盆子 12g
莲须 15g	莲子心 3g		

14 剂，每日 1 剂，水煎服。

分析：本次为家属代诉，B 超提示宫内早孕，故本次以益肾安胎为法。覆盆子、苎麻根、侧柏炭、莲须、黄芩固肾安胎；菟丝子、旱莲草、山药、白术补肾健脾养胎；莲子心润肺清心。全方共奏固肾安胎之功。

患者经中医药治疗，恢复排卵功能，自然受孕，后期回访结局良好，足月顺产诞下 1 女婴。回顾诊治过程，不难发现：在每一诊中，柴嵩岩教授均针对湿热毒邪内阻的子宫内膜异位症病机，并佐以利水通经的治则顾及输卵管伞端积水，同时根据患者的刻下症及舌脉灵活组方；后虽未行子宫输卵管造影复查及 B 超卵巢囊肿复查，但患者自然受孕，且受孕后 B 超未提示卵巢有囊肿病灶，证明该治则治法有效。

【参考文献】

［1］Ola B，Ledger W L.Endometriosis and infertility［J］.Women's Health Medicine，2005，2（1）：15-17.

［2］濮凌云，柴嵩岩.柴嵩岩治疗子宫内膜异位症病机理论及遣方用药［J］.北京中医药，2018，37（4）：300-301.

第八章

输卵管性不孕症

8

一、概述

由于各种原因导致，输卵管表现出粘连、堵塞及通而不畅等异常情况而导致妇女不能生育的，统称为输卵管性不孕症（tubal factor infertility，TFI）。输卵管性不孕症占女性不孕症的 20% ～ 40%，目前已经成为女性不孕症的重要原因。临床常见的导致输卵管性不孕症的病因主要有输卵管炎、输卵管周围病变、宫外孕术后、输卵管结扎或化学药物粘堵、输卵管发育不良等。急、慢性输卵管炎症是引起输卵管病变的主要病理改变。炎症还会引起周围病变，造成盆腔粘连，影响输卵管走行，使输卵管出现牵拉、扭曲，改变了其与卵巢的相对位置，影响拾卵。根据流行病学调查研究显示其危险因素有盆腔感染、盆腔结核、人工流产史、异位妊娠史、阑尾炎病史等。

二、引起输卵管性不孕症的相关疾病

（1）输卵管积液

输卵管积液为病原体感染了输卵管以后，输卵管在白细胞的浸润作用下会形成肿胀的内膜，间质出现水肿，黏膜细胞的分泌液积存于管腔内，形成输卵管积脓。炎症消退以后，腔内的积液渐渐由脓性转变为浆液性，即为输卵管积液。或因输卵管炎症发生峡部及伞端粘连，阻塞后形成输卵管积脓。输卵管积液除引起不孕之外，临床还常伴有腹痛、月经失调、痛经、性交疼痛、白带增多等症状。

（2）输卵管阻塞

输卵管阻塞一般可分为原发性和继发性两种。原发性非常少见。继发性又进一步分为机械性和病理性。输卵管阻塞后由于输卵管壁被淋巴细胞浸润，黏膜的上皮细胞也变得肥大，使组织发生纤维化，输卵管增粗或者蜷曲。

（3）输卵管炎

输卵管的管腔比较狭窄，最窄部分的管腔直径只有 1 ～ 2mm，当发生输卵管炎或盆腔炎时，输卵管的最狭窄部分及伞端很容易发生粘连或完全闭锁，这样，阻碍了精卵结合，而造成不孕。有些情况下，炎症虽未造成输卵管管腔堵塞，但内膜被炎症破坏而影响了纤毛运动，或由于瘢痕形成使输卵管管壁僵硬，影响输卵管蠕动，亦会影响精子和卵子的相遇和运送而致不孕。输卵管炎还可由于输卵管周围器官或组织炎症而继发，尤其是在输卵管伞部或卵巢周围形成炎症粘连，使输卵管伞部不能将排出的卵子吸入卵管内，与精子相遇，如化脓性阑尾炎、结核性腹膜炎。

（4）输卵管粘连

输卵管粘连的常见病因有产后或流产后感染、妇科手术后感染、月经期不注意卫生、邻近器官的炎症蔓延等，输卵管粘连最常见的病因是炎症感染，是炎症留下的后遗症。女性的输卵管发生粘连会导致输卵管不通，引起不孕。

（5）输卵管畸形

输卵管是由两个副中肾管上端各自分离的一段发育而成，因而，其较子宫、宫颈及阴道发生畸形的概率小得多。尽管如此，输卵管畸形在临床上偶尔也能见到。输卵管畸形可分为发育障碍导致的畸形（缺如或发育不全）和重复畸形（副输卵管等）两大类。

三、西医诊断标准及治疗进展

1. 临床症状及体征

罹患此类疾病的患者常有不同程度的下腹疼痛、腰背酸痛、月经失调、尿急、腰骶部胀痛感等症状。因患者病情程度不同，有些患者并无典型症状。部分患者妇科检查时可有下腹压痛，双合诊见子宫后倾、活动性差，重则完全固定，移动宫颈或宫体有疼痛，宫旁可扪及增粗的输卵管或包块，有压痛。若患者伴有输卵管积液可触及囊性肿物。

2. 诊断标准

因输卵管性不孕症患者，临床常无典型症状或体征，故参照国际辅助生殖技术监督委员会、世界卫生组织、《妇产科学》、《中华妇产科学》等书中有关不孕症的诊断标准作为输卵管性不孕症的诊断依据。

（1）不孕：有规律的无保护性生活长达 12 个月或更长时间，未能实现临床妊娠。

（2）经子宫输卵管造影或腹腔镜检查证实输卵管不通、扭曲或上举。

3. 辅助检查

输卵管性不孕症可通过子宫输卵管造影、输卵管通液、腹腔镜、输卵管镜等手段检查。目前子宫输卵管造影因其无创性，且可以清晰显示宫腔及输卵管走向，形态、淋巴、静脉逆流情况，并对输卵管具有一定的疏通作用，在临床被广泛采用。

4. 治疗进展

输卵管性不孕症的治疗以恢复输卵管正常形态和生理功能，最终成功妊娠为目的。目前治疗输卵管性不孕症的方法很多，主要为手术方法，以宫、腹腔镜联合手术为最有效的治疗方法。对于输卵管通而不畅者，可采用输卵管镜或介入等方法。对于输卵管阻塞不通的患者，根据病情，如手术效果不佳，可转为辅助生殖技术。

四、中医学对输卵管性不孕症的认识

输卵管性不孕症患者除不孕外，多数无典型临床表现，部分患者表现为小腹或腰骶疼痛、带下异常、经前乳胀，妇科检查部分患者可触及附件区包块等。中医学对于输卵管性不孕症无对症病名，亦无明确的描述。根据输卵管性不孕症的症状表现，本病散见于断续、无子、带下、癥瘕、腹痛、月经失调等描述中。

不孕描述首见于《黄帝内经》，散在于不同篇章之中。《黄帝内经》中认为"胞宫""两精""督阳""肾阴阳"为孕育基础，而"肾虚""督脉损伤"为不孕的主要原因，当然人体生理变化也是重要原因。如《素问·奇病论》中指出胞脉起于肾，肾之阴阳的充盛与胞宫的孕育之能密切相关。《素问·骨空论》有言："督脉者，起于少腹以下骨中央，女子入系廷孔，其孔，溺孔之端也，其络循阴器，合篡间，绕篡后……此生病……其女子不孕，癃痔遗溺嗌干。"督脉为阳脉之海，阳气可温煦四肢，推动脏腑气机，督脉虚损，阳气失司，胞宫必会受损，以至于影响孕育。而《素问·上古天真论》云："女子二七而天癸至，任脉通，太冲脉盛，月事以时下，故有子……地道不通，故形坏而无子也。"指出女性机体的生理变化也会不同程度地影响孕育。

不孕的病机多以血瘀立论，如西晋《针灸甲乙经·妇人杂病》指出"女子绝子，衃血在内不下，关元主之"，清代张璐所著《张氏医通》中亦提到"因瘀积胞中，子宫不净"，皆是指女子瘀血内结，阻于胞脉，而致绝子不孕。隋·巢元方的《诸病源候论》引养生方说"月水未绝，以合阴阳，精气入内，令月水不节，内生积聚，令绝子"，指出经水未净，阴阳交合，外邪乘虚入侵，酿生积聚，可令无子，与西医学经期不洁性交致盆腔感染、炎性包块形成、输卵管阻塞相似。

清代傅山所写《傅青主女科》中有云"妇人有怀抱素恶，不能生子者，人以为天心厌之也，谁知是肝气郁结乎……以肝木不舒，必下克脾土而致塞。脾土之气塞，则腰脐之气必不利；腰脐之气不利，必不能通任脉而达带脉，则带脉之气亦塞矣。带脉之气既塞，则胞胎之门必闭，精即到门，亦不得其门而入矣"。由此观之，女性情绪不畅，肝气不舒可以使任脉、带脉闭塞不通，以致精道不通造成不孕。此种认知与输卵管阻塞阻碍精卵结合的西医学原理极其相似。由此可见，古代医家对输卵管性不孕症的认识以与血瘀、外邪、肝郁的关系最为密切。

五、柴嵩岩治疗输卵管性不孕症经验总结

柴嵩岩教授结合多年临床经验及现代社会生活规律，对输卵管性不孕症的病因病机及治疗有了重新认识。

（一）辨病求因

在治疗前，柴嵩岩教授一再强调，要首先明确何种治疗方式对于患者的损伤是最小的，参西学中，结合现代先进的科学技术及检查结果，辨病求因，结合患者输卵管相关检查的影像结果及其他检查报告，确定患者输卵管的病变性质及病变部位，针对不同的情况，治疗有不同的侧重点，不可做井底之蛙，拖延了患者的病情。

1.输卵管伞端闭锁或通而不畅

若输卵管堵塞部位位于伞端，影像学结果显示堵塞并不严重，或输卵管通液结果显示通而不畅，柴嵩岩教授认为此种情况下可以考虑用中药治疗。若患者合并有卵巢排卵功能异常者，治疗目的在于恢复卵巢排卵功能的同时改善输卵管的通畅情况和盆腔的环境。若排卵状况和内膜检查均为

正常，仅输卵管因素的影响而不孕，也可考虑手术或辅助生殖技术的方法，缩短疗程。此类输卵管病变病机以有形邪实为多，但有内外之分，内邪主要为湿浊、瘀血，体内邪实壅塞胞脉，胞脉气机阻滞，精卵相遇而不得，故不孕；外邪则多因房事不洁或经水未净时同房，或经腹手术后，外界邪气乘虚而入，邪毒与水湿、瘀血交结积聚，而无子。

　　无论内邪或外邪，病理因素多为湿浊和瘀血，此二者经常合并交结，不单独存在。那么湿浊与瘀血从何而来？

　　湿邪分为内湿与外湿。外湿之邪多为外感湿浊而直接发生，如淋雨涉水、久居湿地、环境潮湿等；内湿之邪多责之于肺、脾、肾三脏。《素问·经脉别论》云："饮入于胃，游溢精气，上输于脾，脾气散精，上归于肺，通调水道，下输膀胱，水精四布，五经并行。"可见肺为调节一身水液代谢之上源，朝百脉而输精微，如雾露之溉，润泽脏腑。因此肺气宣发与内湿息息相关。肾属水，肺金为肾水之母，可补其不足。肾内舍元阳，若元阳受损，失于温化，则水湿内生。故内湿之邪，又与肾阳温化与金水相生密不可分。脾为中州之官，主运化，包括运化水谷和运化水液两个方面。运化水液是指脾对水液有吸收、转输、布散的作用，即将饮食物中的水液上输于肺，通过肺下达于肾和膀胱，然后排出体外。若脾失健运，则水湿内停，湿浊内生，进一步可聚而成痰、成饮。湿浊既生，脉道为有形之邪阻滞，不能摄精成孕。且湿浊已成，日久积而生热，湿热易黏滞于下焦，加重脉道阻滞。

　　血瘀之邪，多种病因均可导致。病因不外乎外感或内伤。外感六淫中寒、湿、燥、火均可导致瘀血内阻于胞脉胞络。寒邪凝滞则血凝；湿浊阻滞气机则血闭；感受燥邪伤阴而致阴血亏虚，血脉瘀滞；火邪客于胞脉，导致火邪郁闭而血脉不通……如此诸多原因，均导致外感之邪入里而使血脉瘀滞。现代社会中，环境、竞争带来的各种压力充斥，使得人们生活节奏日益加快，加之女性的社会责任已从相夫教子扩展到方方面面，更多的社会角色带来更多的责任和义务，因此心理压力增大，必然使情志不遂，肝气郁闭而导致瘀血内停。

因此，治疗输卵管性不孕症，必先明确病因病机、病变的位置，再行论治，才能有的放矢。临床常见证候有：

（1）湿浊积聚

湿浊结聚的患者，常由水湿停聚日久衍变而来，输卵管积液的患者常属此类。因肺、脾、肾三脏运化水液失调，而致水湿停滞，日久而生湿浊，流注下焦，积于胞脉胞络。《素问·阴阳别论》曰："二阳之病发心脾，有不得隐曲，女子不月。""二阳"即手足阳明，因胃与大肠同属阳明，手足阳明经脉一气贯通，故胃的受纳与大肠的传导共同发挥生理作用，病理过程亦互相影响。在水湿停聚的治疗中，柴嵩岩教授更重视脾胃的顾护。因脾胃居于中焦，运化水谷精微，为后天气血之本源。因此二者的功能对于气血的充盈与畅达尤为重要。同时胃与大肠一可受纳，一可传导，关系密切。结合现代女性的生活，她们常常进食膏粱厚味之品，胃肠受纳、传导功能失司。受纳失司，脾运不济，水湿内停，凝聚成痰，阻滞于胞脉，则胞脉不通，故致不孕。治疗之时，柴嵩岩教授善于在用浙贝母、夏枯草、冬瓜皮、车前子、土茯苓等祛痰湿化瘀阻的同时，再加荔枝核、桂枝等药物温化水饮，还要配伍白术、薏苡仁、茯苓等健脾之品，标本兼顾，邪实去而脾胃健，则胞脉通利而可顺利妊娠。

在湿浊结聚的治疗中，祛除邪实的同时柴嵩岩教授十分注意对肾的顾护。常用菟丝子、女贞子等药物益肾阴，使任通充盛，血海满溢；温肾阳则促进水湿气化，胞脉通利。

（2）湿热阻络

此类患者在湿浊结聚的基础上兼有热象，或因湿浊积聚日久生热，或因水湿内停，复感外邪，而生毒热，湿热之邪聚于下焦又灼伤阴津，炼液成痰，黏腻难除，阻滞脉络，使精卵无法结合，而致不孕。临床中常见于慢性盆腔炎，或急、慢性输卵管炎患者，常伴带下色黄、质黏，下腹坠痛等症状，舌色可淡红或暗红，质嫩，苔多白或黄腻，脉细滑。柴嵩岩教授发前人所知，拓今之认识，提出阳明热毒，入侵血海冲任，热邪燔灼阴血，血海不宁，故发生月经失调等多种病症。柴嵩岩教授在多年临证基础上，将血海胞宫、冲任二脉的妇科疾病与阳明病机相联系，发展出清解阳明之法。治疗中除常用泽泻、泽兰、冬瓜皮、荷叶等祛痰除湿之品以外，还常用鱼腥草、紫花地丁、连翘、茵陈、地骨皮等药物加重清热解毒之力，同时配伍玉竹、北沙参等濡养津液。因湿热灼阴津，质黏易结难除，故配伍夏枯草、浙贝母等清热散结药物，以及车前子、瞿麦等利尿通淋药引邪从下焦而出。

同时柴嵩岩教授表示治疗中应明确患者何时重在清热，何时重在散结，何时重在养阴，做到有顺序的标本同治。盆腔炎性疾病属热毒壅盛证，中医治疗原则应以清热解毒、化瘀止痛为主，若此时发生输卵管的粘连，应以清热解毒散结为主；湿热之邪渐轻之后，呈现一派正气虚弱，气滞血瘀之象，此时辨明瘀、虚哪个更重，对症治疗；后程疾病迁延不愈，或治疗不当，逐渐发展为盆腔炎性疾病后遗症，此时在清湿热的基础上应注意扶正护本。

（3）瘀阻胞脉或湿瘀互结

在妇人病的治疗中，柴嵩岩教授首重"血"，重视"女子以血为用"的学术思想。这一学术思想源远流长，早在《灵枢·五音五味》中就有"今妇人之生，有余于气，不足于血，以其数脱血也"。这一内容揭示了"女子以血为用"的本源及女性易发生气有余而血不足的情况。女子以血为用正式提出于朱丹溪《格致余论》，书中有"女子阳常有余，阴常不足"之论。柴嵩岩教授除了继承这一理论并应用于临床之外，还经过对现代女性生活方方面面的长期观察研究，发扬并扩展了这一理论，提出了更与时俱进的"阴血暗耗"病因病机。在这种辨证思想指导下，柴嵩岩教授在治疗不孕症时对于血脉通畅、血海充盈、血海清平尤为重视。对于输卵管性不孕症，因其往往为有形邪实阻滞，或为瘀血，或为痰浊，或为二者博结相兼致病，患者舌象常有瘀象，或呈暗红舌，脉发紧，伴有月经的异常。临床中常见于腹部手术后或子宫内膜异位症的患者，治疗之时柴嵩岩教授多用化瘀养血之品，如当归、川芎、三七粉等，或配伍祛痰除湿散结之品，如夏枯草、泽泻、泽兰、冬瓜皮、荷叶等。

现代诸多医家认为输卵管因素导致的不孕症应归为络病的范畴。对于有形之邪除"正面打击"外，柴嵩岩教授还善于以温通经络之品对其"旁敲侧击"，如用桑枝、荷梗、丝瓜络等的同时，配伍桂枝、荔枝核、瞿麦、川芎等药物助气化，增强药物通络之功。通络则余邪尽去，水湿尽除，瘀血尽化，而邪去正自安。

2. 输卵管闭塞不通或梗阻

若患者输卵管影像结果表示，患者从近端开始就已堵塞，堵塞粘连程度较重，且患者同时有其他影响排卵的疾病，如卵巢早衰、黄体功能不足等，或影响受精卵着床的疾病，如子宫内膜异位症及诸多内膜病变，则应把中药治疗重点放在调整卵泡和内膜上，选择性放弃输卵管的治疗，为辅助生殖争取时间。但若患者伴有输卵管积液，则仍应先消水饮，否则积液容易逆行，影响受精卵着床和卵泡的发育。

柴嵩岩教授经过数十年的临床摸索与总结，提出了"妇人三论"，即"水库论""土地论""种子论"，通俗易懂地解释了妇人生理功能的运转。在输卵管堵塞较重，需要借助辅助生殖技术来怀孕的情况下，土地和种子就变得至关重要。

将好的种子种在肥沃的土壤里，再从水库引来水液灌溉，才可孕育出娇艳的花朵。若使用中药改善输卵管的通畅程度已经较难或需要较长的时间，对于临床中已经不再年轻且迫切希望怀孕的患者来讲，一味地用中药治疗，时间成本过大，反倒会延误内膜和卵泡情况较好的患者的辅助生殖黄金时期，对患者不利，还不如像挑选种子一样，选出优质卵泡，直接种植到打理好的土壤中。

（1）改善输卵管性不孕症患者的"土地"

输卵管性不孕症的患者，大多数体内都存在湿浊、瘀血这两种病理因素，湿浊、瘀血存于胞宫，就好比一片沼泽，毫无生机可言。对待沼泽，要么放出多余的水，要么添加更多的土，使土地中的水分配比适中。临床中对待这样的内膜环境，一方面要利湿化浊，活血祛瘀；另一方面要养血健脾，补肾填精。治疗主要从脾肾入手，柴嵩岩教授常用菟丝子、杜仲、淫羊藿、桑寄生等补肾之品，同时配伍枸杞子、鸡血藤、女贞子等滋阴养血，还需白术、山药、太子参等药健脾，以后天养先天。对于渗水利湿药物，柴嵩岩教授常用茯苓、泽泻、薏苡仁、瞿麦、冬瓜皮、荔枝核等药物。若存有瘀滞，重用当归、三七、益母草、川芎等活血化瘀药，配以荷梗、丝瓜络等通络药，与此同时，再加少量桂枝或葛根助药物气化，同时防止补益类药物过于滋腻。若合并肝郁，则可配伍郁金、川楝子、合欢花等疏肝理气。但万万不可祛邪过度或补益过度，使得土壤过于单薄或过于厚重，过于单薄不利于种子生根发芽，过于厚重又容易被雨水冲走。补益中有祛邪，养血中注重活血，改善内膜血供，使受精卵更易着床。

（2）养输卵管性不孕症患者的"种子"

临床中，许多输卵管堵塞或畸形或粘连严重的患者，转而选择了辅助生殖的方式，可是很多情况下，促排后出现空泡，无法配成，或配成移植后未着床而失败，或者移植成功后出现胚胎停育或自然流产，除了内膜的因素之外，受精卵质量的因素占比很重。

输卵管性不孕症患者可合并诸多其他疾病，如卵巢早衰、黄体功能不足、LUFS等，共同导致不孕。但万变不离其宗，总归于肾。柴嵩岩教授认为此类患者治疗时以平衡肾之阴阳为主，辅以疏肝解郁理气药。常用补肾阳药物如山药、补骨脂、杜仲、巴戟天等，配合枸杞子、黄精、石斛、女贞子等滋补肾阴的药物，以求同补阴阳，阴中求阳，阳中求阴。同时配伍太子参、茯苓、白术等健脾药以后天濡养先天。柴嵩岩教授还喜遵从脏腑子母表里的关系，常用北沙参、玉竹、百合等补肺气而启肾精。在疏肝类药物的使用中，柴嵩岩教授善用花类中药，如绿萼梅、玫瑰花、合欢花、月季花等，既走血分，又可疏理气机；但柴嵩岩教授此时不喜用柴胡、香附、陈皮等辛燥药物，恐再伤阴血。

（二）柴嵩岩教授治疗输卵管性不孕症特色用药总结

柴嵩岩教授对于治疗输卵管性不孕症的特色中药，总结而言，分为通络、祛湿、化瘀、散结四类。

1.通络

对于络病而言，引药入络方可使药物直达病灶，增强疗效。柴嵩岩教授喜用丝瓜络、荷梗等引药下行至胞络。

丝瓜络，即植物丝瓜干燥果实的维管束，其味甘，性平，归肺、胃、肝经，具有理气通络、止血凉血、解毒消肿、通乳下乳等功效。取类比象，丝瓜络千丝万缕的维管束就如疏通脉络的导丝般，具有通络功能。

荷梗味苦，性平，归脾、膀胱经，具有清热解暑、通气行水之效。清代很多名家如叶天士、吴鞠通等都对荷梗情有独钟，主要用于清暑透热。王孟英制清暑益气汤，治伤暑后肢倦神差、身热心烦、口渴尿黄等症，方中即选用荷梗。夏月暑发疮痛疔毒和下肢湿疹多用荷梗。另外荷梗中空而通，既能清解暑邪，又能宣畅胸脘气机，以其轻宣伏邪。在治疗输卵管性不孕症中，柴嵩岩教授很重视荷梗的应用，其质轻而性灵动，其长而空、顶端连接荷花的结构与输卵管形态何其相似。因此对于输卵管积液，且属湿瘀之证或湿浊内阻之证的患者，最适于在方药中选取荷梗。对于不孕症患者，除输卵管因素外，还有一大部分患者合并有多囊卵巢综合征，排卵障碍，且因其湿浊内阻，形体肥胖。荷叶、荷梗均有降血脂作用，在方药中适当加入，亦可以减肥清脂而利湿浊。

2. 祛湿

祛湿之品，除荷梗外，柴嵩岩教授较多选取的就是瞿麦。瞿麦味苦，性寒，归心、小肠、膀胱经，可清热、利尿，又具有破血通经的功能。瞿麦因其走下焦而善利水湿，使湿热之邪从下焦得解，故临床多用于治疗泌尿生殖道疾病。有研究表明，瞿麦对于衣原体具有抑制作用。而输卵管炎（包括输卵管积液、输卵管粘连等）有一部分发病即由衣原体感染导致，因此瞿麦在治疗输卵管性不孕症时有特别的价值。此药常与川芎相配，川芎走而不守，引药下行，化血中瘀滞。但瞿麦有滑利之性，易造成滑胎，故当月计划妊娠者排卵以后当慎用。

3. 化瘀

输卵管性不孕症，有形邪实阻于胞脉，其病理变化是输卵管伞端包裹、粘连、积水，或输卵管管腔堵塞，因此在利水湿的同时，柴嵩岩教授多配伍化瘀之品，如川芎、三七粉等。

川芎，味辛、微苦，性温，具有活血行气、祛风止痛的功效。主治血瘀气滞所致月经不调、痛经经闭、肝郁气滞而致血行不畅的胸胁疼痛、头痛、风寒湿痹、跌打肿痛等疾病。在治疗输卵管性不孕症时，往往川芎配伍当归，又名佛手散，养血而化瘀，通络而和营，补而不滞，活而不破。胞脉瘀阻，心血不生，正需养血与活血兼备，川芎为首推之品。

三七，味甘、微苦，性温，归肝、胃经，具有化瘀止血、消肿定痛的功效。李时珍在《本草纲目》中记载三七"乃阳明厥阴血分之药，故能治一切血病"。在数百年的临床实践中，三七也被医家认定为"伤科之圣药、止血之神药、理血之妙品"。输卵管性不孕症患者多有血瘀之证，化瘀之品在方剂构成中非常重要，但是化瘀之品往往易动血，而导致阴血耗伤，又需配伍养血和营之品方可无虞。而三七却既能活血化瘀，又可止血，不致动血太过而致异常出血，一物两功。

4. 散结

对于有形邪实，加入散结之品，则化瘀祛湿效果更佳。如浙贝母、荔枝核等。

浙贝母，味苦，性寒，归肺、心经，具有清热化瘀、散结消肿的功效。《名医别录》记载浙贝母"疗腹中结实，心下满，皆指邪热窒塞之证，苦泄散结，皆能主之"。《景岳全书》指出浙贝母"气味俱轻，功力颇缓，用须加倍，善解肝脏郁愁"。浙贝母，善于化痰湿之结，痰结化，则湿邪方易祛除。柴嵩岩教授认为，治疗时本应用川贝母更佳，川贝母在宣肺化痰的同时，可调气机，推动水液的了输布，但因川贝母价格昂贵，不能多用，故非必需者，以浙贝母代之。

荔枝核，味甘、微苦，性温，归肝、肾经，具有行气散结、祛寒止痛的功效。柴嵩岩教授在对于月经病的治疗中，非常重视气化的作用，气机通达宣畅，方可行使其气化即温煦的功能，从而进一步化气而行水，温煦而化饮。因此对于湿邪瘀滞，荔枝核可谓专药而专用。柴嵩岩教授最喜用桂枝配伍荔枝核，桂枝助阳化气，荔枝核行气散结，二者配伍，在治疗输卵管积液患者的时候，起到温化水饮、化气行水的作用。

六、验案举隅

【病案一】

李某，女，34岁，已婚。

初诊日期：2016年6月18日。

主诉：未避孕未孕 3 年，胎停育清宫术后半个月。

现病史：患者 2008 年结婚，2013 年开始计划妊娠，至 2015 年未孕。2015 年 5 月至 12 月行促排卵治疗，未受孕。遂至北京妇产医院就诊，于 2016 年 4 月行 IVF-ET，短方案取卵 12 个，成胚 10 个，2016 年 4 月 18 日胚胎移植。2016 年 6 月 3 日因胎停育行清宫术。既往月经规律，13 岁月经初潮，6 天 /30 天，量中，色暗红，有少量血块，轻度痛经。现无阴道出血及腹痛，偶有腰酸。患者平素纳稍差，眠安，小便可，大便偶溏。舌胖色暗，苔白微腻，脉细滑。

辅助检查：2015 年 4 月 22 日性激素：FSH：6.64mIU/mL，LH：4.15 mIU/mL，E_2：11.62pg/mL，P：0.062ng/mL，PRL：12.06ng/mL，T：14.45ng/mL。2015 年 5 月 29 日子宫输卵管造影：左侧输卵管阻塞（宫角处）；右侧输卵管迂曲，通而不畅。妇科检查：左侧附件区轻压痛。

西医诊断：继发性不孕症。

中医诊断：断续（脾肾亏虚，湿瘀内阻证）。

立法：益肾健脾，化瘀除湿。

方药：

阿胶珠 12g	川续断 15g	白术 10g	桑寄生 15g
泽泻 10g	荷叶 10g	冬瓜皮 15g	扁豆 10g
砂仁 5g	益母草 10g	白头翁 10g	广木香 3g

7 剂，每日 1 剂，水煎服。

分析：患者 2013～2016 年未避孕未孕，子宫输卵管造影显示左侧输卵管不通，右侧输卵管迂曲，妇科检查左侧附件区轻压痛，属阻塞性不孕症、盆腔炎性疾病后遗症。

初诊之时患者舌质胖，舌色暗，苔白微腻，提示禀赋不足，脾虚运化不利，痰湿内停，湿瘀互结。湿瘀为有形之邪，阻滞于胞脉冲任之中，故无法自然摄精成孕。虽依靠现代辅助生殖技术帮助，摒除了输卵管因素对妊娠的影响，但待胚胎发育之时，因冲任胞脉失于通畅，脉络不通，导致孕卵失于所养，造成堕胎的结局。患者腰酸，腰为肾府，提示肾精亏虚。纳差、大便溏均为脾虚而湿浊内阻之象。结合患者病史及症状，中医辨证为脾肾亏虚，湿瘀内阻。治以益肾健脾，化瘀除湿。

全方以益肾健脾，养血化瘀，祛湿通络为主。方中以桑寄生、川续断、阿胶珠益肾养血填精。白术、扁豆、砂仁健脾化湿。泽泻、冬瓜皮渗利水湿。益母草又名益母草，为妇科血证要药，此方中选用益母草又可以一物两用，一则养血化瘀，二则利水消肿，取其渗利湿邪之效。白头翁有清热解毒的功效，用于此，考虑患者湿瘀有形之邪郁而化热，用白头翁清利下焦湿热。现代药理研究表明，白头翁具有抗炎抑菌作用，对于此患者盆腔环境的改善有一定影响。以广木香3g行气，使全方补而不滞。

二诊：2016年8月13日。

LMP：2016年7月20日，经量、色、质同以往。经前基础体温不典型双相，现有所上升。舌胖暗淡，苔薄黄，脉细滑。

方药：

阿胶珠12g	川续断15g	益母草10g	鱼腥草15g
青蒿6g	钩藤15g	葛根6g	百合12g
菟丝子12g	女贞子15g	旱莲草15g	菊花6g

70剂，每日1剂，水煎服，月经第5天开始服药。

分析：二诊时患者月经已来潮，且基础体温出现上升趋势，舌苔薄黄，提示湿浊已减，而湿瘀阻滞气机，日久化热。治以益肾养阴，养血化瘀，兼以清虚热。方中以益肾养阴之菟丝子、女贞子、旱莲草配合养血化瘀之阿胶珠、川续断、益母草，益肾养血填精，促进卵泡发育，提升卵泡质量，并促进卵泡排出。青蒿清血分虚热。钩藤舒筋除眩，下气宽中；葛根可解表邪之头项强痛，因此对于输卵管阻塞性不孕症，亦可取类比象，以经脉拘挛不舒考虑，取二者舒筋活络之用。此处并未用破血化瘀之品，以无伤于阴血之故；且患者计划妊娠，需防止妊娠而损伤胎元。

三诊：2016 年 11 月 5 日。

已孕。患者无阴道出血及腹痛，纳差，干呕，二便调。舌胖，苔白腻，脉滑。

辅助检查：2016 年 11 月 2 日 B 超：宫内早孕（宫内可见胎囊，大小 3.1cm×2.5cm×1.2cm，胎芽 0.6cm，可见胎心）。

方药：

覆盆子 15g	侧柏炭 15g	茯苓 10g	荷叶 10g
白术 10g	青蒿 6g	地骨皮 10g	苎麻根 10g
椿皮 5g	菟丝子 15g		

14 剂，每日 1 剂，水煎服。

四诊：2017 年 3 月 11 日。

孕 24 周，B 超提示胎盘位置低，位于后壁，下缘超过宫颈内口约 2cm。纳眠差多梦，偶有大便秘结。舌胖大色绛红，苔微黄，脉滑数。

方药：

覆盆子 15g	莲须 6g	荷叶 10g	柴胡 2g
椿皮 6g	玉竹 10g	侧柏炭 15g	苎麻根 10g
旱莲草 12g	青蒿 6g		

20 剂，每日 1 剂，水煎服。

分析：三诊时患者经柴嵩岩教授近 5 个月的中医治疗，已成功妊娠，B 超可见胎芽、胎心，故此阶段以益肾健脾、固冲安胎为主。方中以覆盆子、菟丝子、白术、茯苓益肾健脾；青蒿、地骨皮、苎麻根均可清血分之虚热，虚热内扰冲任，易导致胎元不固，因此以此三者清冲任虚热，无热扰之虞，血海清平，则胎元可安。

四诊患者妊娠至此，胎元较为稳固，然因孕期阴血聚于下焦以滋养胎元，易致上焦虚火内扰，以心肾不能水火相济之故。继续以覆盆子、旱莲草益肾养阴，使肾水充足以济心火。以青蒿、苎麻根、侧柏炭清虚热及血分之热，防虚热搅动血海而致出血，亦是未雨绸缪之意。莲须有收涩之性，又可助侧柏炭、覆盆子固涩精血，固护胎元。此处柴胡仅 2g，但意义非常。柴胡一具有升举之力，对症用药；二可以疏肝解郁，不孕多年的患者，往往多有肝郁之证，虽已妊娠，但情绪易紧张，因此调畅情志尤为重要。柴胡味苦、辛，辛则能散，苦则燥，燥易伤阴，又恐其启动相火，因此在这里用量少，但能起到升提及疏肝解郁之力。

【病案二】

杨某，女，34 岁，已婚。

初诊日期：2015 年 9 月 12 日。

主诉：未避孕未孕 3 年。

现病史：月经初潮 12 岁，既往月经紊乱，（4 ～ 5）天 /（20 ～ 40）天，量少，色暗，有少许血块，无明显痛经，经前轻微乳房胀痛。适龄结婚，未避孕未孕 3 年，PMP：2015 年 8 月 10 日，LMP：2015 年 9 月 5 日。2014 年 4 月子宫输卵管造影提示双侧输卵管积液。2014 年至 2015 年 8 月促排卵 4 次（具体方案不详）。2014 年 7 月、2014 年 9 月、2015 年 6 月分别行 IVF-ET，移植胚胎均未着床。患者平素喜嗳气，偶有乏力，纳眠可，便调。舌暗，苔黄而干，脉弦滑。

婚育史：孕 1 产 0，2007 年药物流产。

辅助检查：2015 年 8 月 12 日性激素：FSH：21.8mIU/mL，LH：2.13mIU/mL，E_2：23.6pg/mL。

西医诊断：继发性不孕症。

中医诊断：断续（肝郁脾虚，湿热瘀结证）。

立法：疏肝解郁，健脾除湿，清热化瘀。

方药：

北沙参 15g	桔梗 12g	瞿麦 6g	杜仲 10g
川芎 5g	夏枯草 10g	桑枝 10g	茵陈 10g
紫花地丁 10g	冬瓜皮 15g	三七粉 3g	郁金 6g

20 剂，每日 1 剂，水煎服。

分析：患者以不孕为主诉，子宫输卵管造影提示双侧输卵管积液，符合输卵管性不孕症的诊断。另外，性激素检查显示 FSH：21.8mIU/mL，LH：2.13mIU/mL，E_2：23.6pg/mL，符合卵巢储备功能低下的诊断。此患者不孕主要的两大病因，一为卵巢储备功能低下，影响卵子质量，二为输卵管积液，阻碍精卵结合，亦会影响胚胎着床。此二者皆为 IVF-ET 失败的主要原因，均应作为治疗重点。

患者舌暗，苔黄而干，脉弦滑。脉弦，提示患者有肝气郁结。患者 3 年不孕，难免情志抑郁，日久则肝气郁滞，故见嗳气。肝气不舒，一则气郁而易化火，灼伤阴液；二则肝五行属木，木郁则土壅。脾属土，土壅则脾气亏虚，脾主运化，统血，居于中焦，亦有气机升降之司，脾失运化，痰湿内停，湿邪瘀结，输卵管不通，不通则不孕，积聚日久，化生内热，故见苔黄而干。水湿内停进一步阻滞气机，血运不畅则形成血瘀之证，瘀血阻于胞宫，经血不能按时满溢，故可见月经紊乱，有血块，舌暗。水湿内停阻于脉络而成有形之痰湿，不能摄精成孕。辨证属肝郁脾虚，湿热瘀结证，治以疏肝解郁，健脾除湿，清热化瘀。

首诊遣方用药，当以祛除邪实为首要，祛标再治本，则事半功倍。湿热瘀阻为当下主要病机。茵陈、冬瓜皮、瞿麦清热利湿，茵陈善走中焦，祛肝胆湿热，瞿麦善走下焦，清膀胱湿热，同时尚可入血分，清血海之热，还兼具活血化瘀之功。《本草纲目》云夏枯草"能解内热，缓肝火，其二：辛苦开泄，而可疏肝气，解肝郁"，同时有散结通脉之性，以解输卵管之阻塞，以郁金配伍以加强疏肝解郁之功。桑枝清热散结。川芎、三七粉活血化瘀，祛除血分之邪实。桔梗宣降气机，以助行气化瘀，又可通调水道，加速水液代谢。北沙参益气养阴，以补灼伤之阴液。杜仲走下，补益肝肾，为后期妊娠做准备。紫花地丁清热解毒，患者多次取卵失败，难免对卵巢造成一定的损伤，毒邪易积聚体内，用紫花地丁以免毒邪残存。

二诊：2015 年 11 月 28 日。

LMP：2015 年 10 月 28 日。经前基础体温不典型双相。舌暗红，苔薄白，脉弦滑。

方药：

瞿麦 6g	川芎 5g	川续断 15g	泽兰 10g
延胡索 10g	土茯苓 15g	丝瓜络 15g	茵陈 12g
广木香 3g	杜仲 10g	菟丝子 15g	桂枝 6g
薏苡仁 10g	月季花 6g	三七粉 3g	

40 剂，每日 1 剂，水煎服。

分析：二诊时，患者苔薄白，提示热邪已去，但舌暗红，脉弦滑，提示仍有气滞血瘀之象，方药中加入丝瓜络引药入络，通达胞脉。茵陈清湿热。泽兰一物两用，利水而化瘀。杜仲、川续断益肝肾而调血脉。广木香行气而温通，桂枝辛温，可助广木香温通经脉，助阳化气。气能行血，则可化瘀；又可运化，而能祛湿。薏苡仁入脾经，淡渗利湿；月季花入肝经，疏肝解郁，所谓"肝脾同调"是也。土茯苓，味甘、淡，性平，可通利关节、除湿解毒。输卵管积液，多为输卵管伞端粘连闭锁，伞端是输卵管与盆腔连通的通道，一旦由于盆腔炎性疾病等造成输卵管伞端闭锁或与周围组织粘连，则发生积液，甚至积脓。在此取土茯苓解毒除湿，则可疏松粘连；通利关节，则可通达输卵管管腔，使得积液排出，恢复输卵管正常形态。

三诊：2016 年 1 月 16 日。

　　LMP：2015 年 12 月 14 日。经前基础体温不典型单相。2015 年 12 月 28 日患者行宫腹腔镜检查，提示双侧输卵管通畅，未见积液。诊刮病理为子宫内膜增殖期改变。舌淡，苔薄白，脉细滑。

　　方药：

枸杞子 15g	通草 10g	茵陈 12g	薏苡仁 15g
川芎 5g	当归 10g	夏枯草 12g	白芍 15g
枳壳 10g	荷叶 10g	瞿麦 6g	荷梗 10g
桂枝 3g	菟丝子 15g		

　　40 剂，每日 1 剂，水煎服。

　　分析：三诊时患者已行宫腹腔镜检查，输卵管积液已消，舌质转淡，提示湿瘀之邪渐去。邪去则正气自复。但患者自月经来潮就出现月经量少、周期不规律等情况，结合患者激素检查提示患者卵巢储备功能低下。患者病程日久，邪实既去后，以益肝肾调精血为主。方中以枸杞子、菟丝子益肾填精。当归、川芎均为血分药，且其味均辛，有动血之性，养血而散瘀结。瞿麦走下焦而分利湿邪。荷梗、通草药性轻宣，通达络脉，既能够解暑热之气，又可宣畅气机，配合化瘀之品川芎以通利管窍。白芍与当归、川芎，取四物之意，白芍、当归益阴养血又可柔肝，收敛木郁之气，使脾气得健。

　　四诊：2016 年 2 月 27 日。

　　LMP：2016 年 2 月 7 日，量偏少，色暗，经前基础体温单相。PMP：2015 年 12 月 14 日。舌暗红，苔白腻，脉细弦滑。

　　方药：

阿胶珠 12g	丝瓜络 15g	泽兰 12g	茵陈 12g
茜草 12g	桂枝 3g	扁豆 10g	生甘草 6g
瞿麦 6g	夏枯草 12g	杜仲 10g	广木香 3g
当归 12g			

20 剂，每日 1 剂，水煎服。

分析：四诊时患者月经错后，经量少，色暗，且舌质暗红，脉细，提示患者阴血不足，血海不能按时满溢，而体内仍有湿邪瘀滞阻于胞脉。故四诊方中多以祛瘀化湿散结之品治其标，而以当归、阿胶珠、杜仲补益其本。因体内湿瘀仍在，故以阿胶珠代阿胶，既保留了阿胶养阴血之力，又减轻了阿胶滋腻碍胃的不良反应，使其更容易被机体吸收，还可以与诸药同煎，免除阿胶烊化的麻烦。方中配合广木香，使补而不滞。

五诊：2016 年 5 月 21 日。

LMP：2016 年 5 月 12 日，至今未净。PMP：2016 年 4 月 20 日，行经 14 天。PPMP：2016 年 3 月 8 日，淋沥不尽，2016 年 4 月 5 日服龙血竭、经血宁等药物，2016 年 4 月 8 日经血止。舌淡暗，苔白，脉细滑。

辅助检查：2016 年 4 月 5 日激素：FSH：9.66mIU/mL，E_2：43.38pg/mL，血 HCG：阴性。

方药：

枸杞子 15g	仙鹤草 15g	浙贝母 10g	侧柏炭 15g
太子参 12g	白术 10g	白芍 10g	椿皮 6g
大蓟 15g	小蓟 15g	益母草 10g	当归 10g
柴胡 3g			

20 剂，每日 1 剂，水煎服。

分析：五诊时患者出现异常子宫出血，淋沥不尽，治疗之时以"急则治其标，缓则治其本"为原则，以养血扶正、收涩止血为法。方中仙鹤草性平，味苦涩，归心、肝经，有收敛止血、截疟、止痢、解毒的功效，临床上用于各种出血症，此处取其收敛止血之用。配合大蓟、小蓟、侧柏炭、益母草，以凉血止血而不留瘀。椿皮少许以其苦涩收敛之性。柴胡虽可升阳举陷、疏肝解郁，但因苦燥劫伤肝阴，故用量宜轻，且配伍柔肝养血之白芍、当归，则疏肝升阳之性存，而苦燥伤阴之力减。阳气升举，则血自能收敛，不致因瘀血内阻于胞脉而使新生之血溢于脉外。

六诊：2016 年 7 月 30 日。

LMP：2016 年 6 月 10 日，经前 BBT 典型双相。2016 年 7 月 16 日移植 2 个冻胚。舌略暗，苔黄而干，脉弦滑。

辅助检查：2016 年 7 月 29 日激素：血 HCG：1031.97mIU/mL。

方药：

苎麻根 10g	荷叶 10g	莲须 6g	白术 10g
玉竹 10g	侧柏炭 15g	旱莲草 12g	椿皮 5g
地骨皮 10g	菟丝子 15g		

14 剂，每日 1 剂，水煎服。

分析：六诊患者经调理后冻胚移植妊娠，但患者有多次胚胎移植失败史，切不可放松治疗，以保胎为要。此时患者舌暗而苔黄干，考虑患者阴血下聚于胞宫以养护胎元，故阴亏于上，虚热内扰，应以养血安胎、清血海热、顾护胎元为法。苎麻根、侧柏炭、地骨皮均可清血海之热，血海清平则胎元安稳。菟丝子、旱莲草，前者甘温而益脾肾之阳，后者酸甘而滋肝肾之阴。肾为先天之本，内舍元阴元阳，主生殖，系胞脉。此二者一温肾阳，一滋肾阴，阴阳同补，胞脉充盛，则胎元稳固。白术为安胎圣药，配伍诸味共成益肾清热安胎之良剂。

【参考文献】

［1］沈铿，马丁.妇产科学［M］.3 版.北京：人民卫生出版社，2015.

［2］王春芳.输卵管性不孕的中西医临床研究进展［D］.成都：成都中医药大学，2005.

［3］张炜，夏和霞.输卵管性不孕的病因和流行病学［J］.实用妇产科杂志，2011，27（8）：561-563.

第九章

内膜因素导致的不孕症

9

一、概述

不孕症是妇产科常见病之一，也是世界性的健康问题，导致女性不孕的原因很多。在众多女性不孕症的原因中，我们以往更多地去关注卵巢和输卵管因素这些常见的病因。实际上，子宫尤其是宫腔内膜的情况是着床的关键，若内膜出现器质性或者功能性疾病，可影响精子输送、干扰胚胎着床而导致不孕。由宫腔内病变导致的不孕症占女性不孕症的 6.9%，常见的原因有子宫内膜增生症、子宫内膜息肉、子宫内膜炎、子宫内膜结核、宫腔粘连、薄型子宫内膜等。

（一）异常出血性内膜疾病导致不孕症

1.子宫内膜增生症

子宫内膜增生症（endometrial hyperplasia，EH）是一种非生理性、非侵袭性的内膜异常增殖，临床常见表现为异常子宫出血，是导致妇科不孕的常见病因。

子宫内膜增生主要原因是内膜受长期无孕激素拮抗的雌激素刺激。危险因素主要有：育龄期女性长期无排卵或稀发排卵，如 AUB-O、PCOS、HPRL 等；外源性雌激素的应用，如口服避孕药等；肥胖导致来源于外周的雌激素过多等。

常用的检查手段有 B 超及 MRI 等，但若明确诊断则需要进行诊断性刮宫或通过宫腔镜获取子宫内膜，进行病理学检查。

药物治疗为治疗子宫内膜增生症的一线治疗。原则上青春期和育龄期以止血、调整月经周期、促排卵为主，绝经期以止血、调整周期、防止子宫内膜病变为主。止血方法：有雌、孕激素联合用药，雌激素疗法，孕激素疗法，刮宫术等方法。调整周期的方法：有雌、孕激素序贯疗法，孕激素疗法，促排卵治疗，在宫内放置含孕激素的节育器，GnRHa激素疗法等。

子宫内膜不典型增生一定程度上会进展为子宫内膜癌，因此，对于无生育要求的患者以手术治疗为主，对于有生育要求的患者或不能耐受手术的患者选择药物治疗、保守治疗，孕激素疗法是其主要治疗方法。

手术治疗主要针对反复发生的子宫内膜增生症、子宫内膜增生症药物治疗无效、无条件随访或不愿长期药物治疗，以及病理有癌变患者。手术包括子宫切除术、子宫内膜切除术等。

2. 子宫内膜息肉

子宫内膜息肉（endometrial polyps，EP）是子宫内膜过度增生导致的息肉状赘生物。临床主要表现为阴道不规则出血与不孕，其引发不孕的发病机制尚不完全清楚，多数学者认为其可能作为异物影响子宫的收缩，并且由于息肉蒂部较窄，可引起息肉本身因血液循环不足导致局部内膜的变性、坏死、出血，影响受精卵着床；或因息肉生长位置阻碍精子或受精卵进入宫腔，从而影响妊娠。

子宫内膜息肉的病因不清，可能与雌激素过度暴露或慢性炎症有关。子宫内膜息肉的发病高危因素包括年龄、肥胖、多囊卵巢综合征、他莫昔芬的使用及促排卵治疗使用促性腺激素，其他高危因素如高血压、子宫肌瘤、宫颈息肉和子宫内膜异位症等。

其诊断方法有多种，包括阴道超声、子宫超声学造影、子宫输卵管造影和宫腔镜检查等。大多数学者主张不孕妇女应行EP切除，EP切除后，部分不孕妇女可以获得自然妊娠，尤其是对于一些除了EP外无其他明显不孕因素的患者。国内多篇临床回顾性文章报道，子宫内膜息肉摘除术后不孕患者的妊娠率可以提高到35%～63%，至于采用IVF-ET助孕的不孕患者，当EP直径<2cm时，切除与否对妊娠率可能无明显不良影响，但

为了减少早期妊娠丢失的风险，让患者知情同意后也可以选择行 EP 切除。

3. 子宫内膜炎

子宫内膜炎（chronic endometritis，CE）是一种持续存在的子宫内膜炎症。CE 的临床表现具有多样性和特异性，通常无症状或只表现为异常子宫出血、盆腔疼痛、性交困难、白带增多等轻微症状。12%～46% 的不孕症患者、30% 的 IVF-ET 后重复植入失败患者、28% 不明原因的不孕症患者中存在 CE。

子宫内膜炎可分为急性子宫内膜炎和慢性子宫内膜炎。急性子宫内膜炎未得到及时彻底治疗，将会导致炎症反复发作，久而久之便形成慢性子宫内膜炎。发生 CE 时子宫内膜对卵巢性激素反应的敏感性下降，子宫内膜增生及分泌紊乱，导致浅表的子宫内膜产生糜烂、溃疡及鳞状上皮化生，不利于胚胎的着床及发育；当子宫内膜的基底层存在炎症时，炎症介质渗出、子宫内膜充血、纤维结缔组织及毛细血管增生，使内膜间质纤维化及腺体萎缩，破坏子宫内膜结构，不利于胚胎着床及发育。

组织病理学诊断标准为子宫内膜间质浆细胞浸润。子宫内膜炎病程漫长，容易复发，临床治疗以药物抗生素为主，对于育龄期女性以恢复子宫功能，受孕为主。

（二）非异常出血性内膜疾病导致不孕症

1. 宫腔粘连

宫腔粘连（intrauterine adhesion，IUA）是因子宫内膜损伤导致宫腔部分或全部封闭，基底损伤，宫颈管和宫腔肌壁相互粘连，临床表现为育龄期女性月经量减少，甚至闭经，造成继发性不孕症、习惯性流产等。宫腔粘连造成宫腔形态异常，子宫内膜功能降低，干扰受精卵着床及植入。另外，若粘连堵塞输卵管口，则阻碍精卵结合。子宫内膜损伤导致的纤维瘢痕使子宫内膜的容受性降低，影响胚胎着床。因此，即使是轻度宫腔粘连也可导致原发性或继发性不孕症。

宫腔粘连形成的病因目前还不清楚，可能导致宫腔粘连的因素包括与宫内操作有关的医源性损伤、感染、年龄及遗传等。任何破坏子宫内膜功能层甚至基底层的损伤，均可导致宫腔粘连。

诊断宫腔粘连主要依靠病史及辅助检查，如 B 超、HSG 及宫腔镜等，宫腔镜是诊断宫腔粘连的金标准。宫腔粘连的治疗有三个方面：①手术治疗：包括治疗性刮宫术、宫腔镜手术、子宫切开术。②预防再次粘连发生：宫腔注入透明质酸钠预防粘连、宫腔放置宫内节育器、宫腔放置水囊等。③促子宫内膜再生治疗：雌、孕激素治疗，干细胞治疗。

2. 子宫内膜结核

子宫内膜结核（tuberculosis of endometrium）多发生于年轻妇女，多由输卵管结核直接蔓延而来，其临床表现并无特异性。研究表明，女性盆腔结核极易导致不孕，子宫内膜的结核病变会破坏内膜腺体，造成内膜纤维化，引起宫腔缩小、粘连，引起不孕。

治疗方面，首选全身抗结核治疗为主。严格遵循"早期、联合、适量、规律、全程"的原则，制订合理有效的化疗方案。对于有妊娠要求而输卵管内膜受损的女性，则建议 IVF-ET。

3. 薄型子宫内膜

薄型子宫内膜是指子宫内膜的厚度低于能够妊娠的最低厚度，薄型子宫内膜无特殊临床表现，通常表现为月经量少、月经错后、不孕等。研究显示，在辅助生殖技术中排卵日内膜厚度与临床妊娠率及活产率呈正相关。通常认为在卵泡周期中 HCG 日，或自然周期中 LH 峰日，或自然周期中最大卵泡直径 ≥ 1.8cm 时，子宫内膜厚 ≤ 0.7cm 可称为薄型子宫内膜。薄型子宫内膜容受性减低阻碍受精卵着床，从而导致不孕。

薄型子宫内膜的病因包括宫腔操作史、宫腔炎症及放疗、作用于下丘脑 – 垂体 – 卵巢轴的药物（如枸橼酸氯米芬、口服避孕药）等。

目前治疗原则还未统一，主要包括：原发病治疗、激素疗法（雌激素、生长激素）、改善内膜血流药物（阿司匹林、L– 精氨酸、西地那非）、粒细胞集落刺激因子（G-CSF）子宫内灌注和干细胞移植等。

二、柴嵩岩诊治内膜因素导致的不孕症经验总结

《素问·奇病论》曰："胞络者，系于肾。"子宫胞脉胞络与肾相关，妇女孕育后，肾气充盛，气血满盈，下聚胞宫、胞脉及冲任，胞宫营养充盛，胚胎有充盛的环境便可成功种植生长。《类经》言："女子之胞，子宫是也，亦以出纳精气而成胎孕者为奇。"《格致余论·受胎论》言："父精母血因感而会，精之施也。血能摄精成其子，此万物资始于乾元也；血成其胞，此万物资生于坤元也。"可见胞宫恰似土壤，乃繁衍之场所，土壤的肥沃与贫瘠，直接影响着胚胎的濡纳与长养。《女科经纶》记载："一曰择地，二曰养种……腴地也不发瘵种，而大粒亦不长硗地。"成功的胚胎着床必须具备两个条件，分别是发育良好的胚胎和良好的子宫内膜。柴嵩岩教授从中受到启发，提出"土地论"。

（一）子宫内膜增生症导致不孕症

子宫内膜增生症的主要临床表现是阴道不规则出血，故主要参照崩漏，崩漏指的是非月经期的出血，量大暴如注者为崩，量少点滴淋沥不尽者为漏。冲任二脉的重要性贯穿了女性的一生，《素问·上古天真论》言太冲脉旺盛，月经才能按时来潮，因而妇女才能妊娠产子。《诸病源候论》

曰："崩中之状，是伤冲任之脉，冲任之脉皆起于胞内，为经脉之海，劳伤过度，冲任气虚，不能制约经血，故忽然崩下，淋沥不断。"《景岳全书》中谓"凡阳搏必属阴虚，伤络必致血溢"，认为崩漏皆因阳盛阴虚，热扰冲任，迫血妄行，血海无法满溢，无以摄精成孕。元代医家李仲南云："妇人崩中者，六淫七情，伤损经脉，冲任气血俱虚，不能约制也。"因此柴嵩岩教授认为，崩漏的病因病机多端，致病因素复杂，但究其共性，主要是肾－天癸－冲任－胞宫生殖轴的严重失调，冲任损伤而不能制约经血，主要原因应该归结于虚、热、瘀三个方面。

1. 病因病机

（1）脾肾两虚为本

肾主生殖，肾为先天之本，肾属北方壬癸水，肾精亏虚，则不能濡养胞宫。因房劳伤肾，冲任胞宫受损，或年老肾气渐衰，而封藏失司，冲任不固，不能制约经血；或因肾虚阴损，虚火妄动损伤血络，而致崩漏。《扁鹊心书》论述："若因房事太过，或生育太多，或暴怒内损真气，致任脉崩损，故血大下，卒不可止，如山崩之骤也。"故肾虚是崩漏的根本原因。脾为后天之本，气血生化之源，女子月经的物质基础为血，故月经的产生必须依赖于脾的生理功能正常。因中气虚，不能收敛其血，或因饮食劳倦、忧思伤脾，后天失养，气血生化乏源，不能固摄气血，而肾气、天癸、冲任失其濡养，而发崩漏。肾气不足，无力温煦脾阳，而脾虚，水谷精微无法化生气血，不能濡养先天之脏，因此临床上往往见到肾脾两虚之象，而治疗也选择脾肾双补。

（2）血热为标

《景岳全书》指出："凡阳搏必属阴虚，络伤必致血溢……五脏皆有阴虚，五脏皆有阳搏；故病阴虚者，单以脏气受伤，血因之而失守也；病阳搏者，兼以火居阴分，血得热而妄行也。"素体阴虚或久病，耗伤阴液，内生虚火，扰动血海，冲任失约，胞宫藏泄失常，致暴崩或漏下不止。若素体阳盛，阳盛则热；或阴精不足，阴虚生热；或饮食调理失宜，如过食辛辣刺激之品，而热邪内生；或情志抑郁，肝郁化火，热扰冲任，热迫血妄行，发为崩漏，久病缠绵，阴伤血亏，无力受孕。

（3）瘀血为重要致病环节

唐容川在《血证论》中对瘀血致崩早有论述："女子胞中之血，每月一换，除旧生新，旧血即是瘀血，此血不去，便阻化机……且离经之血，虽清血、鲜血，亦是瘀血。《血证论》又云："失血何根？瘀血即其根也……故凡复发者，其中多伏瘀血。"外伤，或月经期间受凉，离经之血聚久成瘀，瘀于体内，阻滞于经脉和脏腑，使血行不畅，从而使血行脉外，即为出血。阳明实热可以灼伤精液，煎熬成块，成为瘀血阻于体内。瘀血也可以在体内瘀久化热，从而热迫血妄行。瘀血既是致病因素，又是病理产物。众多因素均可以产生瘀血，阻滞胞宫络脉导致不孕。

《丹溪心法附余》中有云："治法初用止血，以塞其流；中用清热，以澄其源；末用补血，以复其旧。"《黄帝内经》提出："急则治其标，缓则治其本。"柴嵩岩教授总结以往治疗崩漏验案时发现，常有淋沥不尽者，每每求医均以出血为主症，短期难以纠正，若统以"急则治其标，缓则治其本"之原则，于患者始终处于治"标"阶段而无暇顾及其本，病终难得治。因此，柴嵩岩教授在继承前人经验之基础上，经多年临证探索，提出"标本同治"的见解，即出血之症为标，致病之机为本，随病情演变阶段不同，治则有不同的侧重，然仍需标本兼顾，不能顾此失彼。

2. 辨证论治

（1）脾肾两虚

主要表现：婚久不孕，月经错后，出血淋沥不尽，色偏淡，乏力，气短，浮肿，腰膝酸软，小便清长，大便溏或不成形。舌嫩色淡，苔白，脉细滑或沉弱。

肾为先天之本，脾为后天之本，先后天相互资生。"五脏相移，必归脾肾"，妇人之病多与脾肾相关，中医学认为脾肾与崩漏的发生有直接且密切的联系。《景岳全书·妇人规》认为崩漏病机为"先损脾胃，次及冲任"，最终"穷必及肾"，《金匮要略注》亦曰"五脏六腑之血，全赖脾气统摄"。故治疗上强调健脾补肾，固摄冲任，调理气血。

治疗上多以益肾健脾止血为主，常用药物有太子参、菟丝子、山茱萸、覆盆子、白术、桔梗、生牡蛎、地骨皮、荷叶、仙鹤草等。血虚阴亏者加阿胶珠补血养血，肝气不舒者加柴胡疏肝解郁。

平时调经方以益肾健脾固冲为主，多在月经第5天服，或月经干净后服之。常用药物有太子参、菟丝子、覆盆子、熟地黄、白术、山药、桔梗、阿胶、荷叶、百合等。脾胃虚纳差者加鸡内金健脾消食，水肿者加茯苓健脾除湿，失眠者加首乌藤安神。

（2）血热妄行

主要表现：婚久不孕，月经量多如注，或月经淋沥不止，面红，口渴，烦热，烦躁易怒，小便黄，大便干。舌红，苔黄，脉滑数。

治疗上多以凉血止血为主，常用药物有生牡蛎、黄芩、金银花、生地黄、柴胡、白芍、荷叶、大蓟、小蓟、侧柏炭等。若大便干加瓜蒌润肠通便，若伴有气虚可以加生黄芪益气。

平时调经方多以清热固冲为主。常用药物有生牡蛎、黄芩、金银花、地骨皮、白芍、旱莲草、柴胡、牡丹皮、白茅根等。若有腰酸加女贞子、覆盆子补肾固肾。辅浙贝母、北沙参等清脏腑之热，尤其是肾和冲任的实热瘀热，从而清肺肾之热邪，调理冲任。

（3）阴虚内热

主要表现：婚久不孕，非月经期出血，月经量时多时少，颜色时深时浅，心烦，潮热出汗，失眠，气短乏力，小便可，大便排不净。舌嫩红，苔薄白或薄黄，脉沉细或细滑。

治疗上以滋阴清热止血为主，常用药物有北沙参、生地黄、地骨皮、旱莲草、生牡蛎、柴胡、藕节等。便秘者加全瓜蒌润肠通便，汗多者加浮小麦敛汗养阴。

平时调经方以滋阴清热固冲为主，常用药物有北沙参、地骨皮、青蒿、旱莲草、女贞子、生牡蛎、白芍、阿胶、荷叶、桔梗、莲须等。

（4）瘀血阻滞

主要表现：婚久不孕，非月经期淋沥出血，颜色深，暗红，有血块，小腹胀痛，或腰疼，头痛，咽干，大便不畅。舌绛暗，苔少，脉弦细。

治疗以祛瘀止血为主，常用药物有茜草炭、益母草、柴胡、三七粉、炒蒲黄、炒白芍、地骨皮、藕节、荷叶、莲须等。伴有肝气不舒头痛者予川芎、葛根。

平时调经方以养血祛瘀为主，常用药物有当归、益母草、茜草炭、香附、柴胡、青蒿、旱莲草、菟丝子等。

3. 分期论治

柴嵩岩教授在临床上对于崩漏患者的治疗，分出血期和非出血期用药，即止血方和平时调经方。在出血期以止血为原则，在非出血期以调经为主，顺应患者的周期而不能改变周期。月经完全紊乱患者，需要中药调理出自然周期，以最后月经量多的 5～6 天为月经日期，参考患者的基础体温变化，若基础体温在低温期，对于有出血的患者，多标本兼顾，补益与止血并重，对于无出血的患者，此时可谓攻邪的最佳时期，虚则补之，实则泻之；若基础体温已有升高，此时考虑患者有妊娠可能，应以固冲为主，防止伤胎；若基础体温已经下降，临近月经期，可适量加入养血活血通经之品，如益母草、茜草炭、三七粉等，顺应自然月经，同时可以避免血止后月经延迟，亦可防止再次出血。此外，应根据不同年龄阶段选择不同方法，调整月经周期，或兼促进排卵。青春期崩漏患者以调整月经周期、建立排卵功能为目标，但不强调有排卵。育龄期崩漏患者应以恢复肾－天癸－冲任－胞宫生殖轴功能为目的，促进排卵功能的正常。而围绝经期崩漏患者，要调整因崩漏而致的体虚状态，防止复发，预防恶变。

4. 以清为宜，用药有度

柴嵩岩教授认为崩漏患者多以血热为主，热证多于寒证，虚证多于实证，常用补肾清热、凉血止血之品治之。《傅青主女科》也提到"止崩之药不可独用，必须于补阴之中行止崩之法"，使补肾的药方不过于温燥，达到补而不腻。使用清热寒凉之品有效即止，以清为宜，避免寒凉凝滞导致经期紊乱。寒水石味咸，大寒，入肾走血，对脉大病进之崩漏，清热泻火止血有奇效，现代药理研究提示，其对安抚血海、快速止血有明显作用。但是，寒水石不可久用，血少即停，以免大寒留瘀。出血不止可加生藕节清热止血，兼可化瘀，止血不留瘀。在调经时柴嵩岩教授不喜用鹿角胶、黄芪等鼓动活跃之品，偏向用覆盆子、当归等平稳清补之品，防止扰动血海，引起再次出血。

5. 动静结合，通涩并用

在治法上，柴嵩岩教授强调要通涩并用，动静结合。在使用药物时做到敛而不涩，清而不寒，补而不腻，温而不燥。在滋阴凉血、固肾涩精药之中，加入 1 ～ 3 味化瘀的药物为"动""通"，如益母草、当归等，调理月经周期，防止留瘀。"动"的目的是促进肾－天癸－冲任－胞宫生殖轴的功能，以动促排。

6. 饮食调护

除了治疗之外，柴嵩岩教授尤为重视饮食方面，建议清淡饮食，不要随意服用补品。亦当慎用药食同源的一些食品，如玫瑰花茶，玫瑰花可以美容养颜，但长期服用会有一些副作用。玫瑰花行气活血，因其味芳香故常用来制作化妆品，可以祛除面部肌肤的瘀血，达到美肤作用，其破血的作用也可促进血液运行，使得冲任失调，经血外溢，导致月经淋沥，甚至不孕。

（二）子宫内膜炎导致不孕症

子宫内膜炎在中医中属妇人腹痛、带下病等范畴。最早见于《金匮要略·妇人杂病脉证并治》，曰："妇人中风，七八日续得寒热，发作有时，经水适断者，此为热入血室，其血必结，故使如疟状，发作有时。"柴嵩岩教授认为子宫内膜炎有内外因之分，外因是感染湿热、湿毒之外邪，内因是阴阳失调，正气不足。子宫内膜炎缠绵难愈，病程长，临床上证型多是虚实夹杂证。

1.病因病机

（1）湿热毒邪内侵

湿热、毒邪内侵，直入冲任和胞宫，与血搏结，邪正交争，导致发热；热、湿毒侵袭，下焦受累，带下异常，其与气血互结，蕴积胞络，气血郁滞，或肝气郁结，气滞血瘀，久蕴内结，不通则痛。若治疗不及时、不彻底，湿热邪气与冲任胞宫气血搏结而成瘀，阻碍气血，气血运行瘀滞，无力濡养内膜，无法提供着床的环境。

（2）正气不足

《素问》谓："正气存内，邪不可干。"《灵枢》谓邪气所在之处皆是正气不足之故。身体健硕，正气充盛，卫外密固，邪不侵犯，反之，邪气乘虚而入。妇女以血为本，月经周期的每个时相冲任气血都在不断消长变化，尤其在经行期，阴阳转化，气血衰减，机体免疫能力下降，易感受寒湿热邪。急性子宫内膜炎后期，正气未复，或病程日久，冲任受损，邪气留恋入络，"邪之所凑，其气必虚"，胞脉失养，发为不孕。

（3）瘀血阻滞

素体虚，冲任不固，而致血不归经；或因产后胞脉空虚，邪毒乘虚而入，加之血气不足，邪毒居上，终致气血瘀滞；或久病不愈，瘀血内结；或七情内伤，肝气郁结，气机不畅，气滞血瘀，瘀血阻滞胞宫，终致不孕。

2. 辨证论治

（1）湿热毒盛

主要表现：婚久不孕，高热，寒战或寒热往来，腹痛拒按，带下量多，色黄或有血色分泌物，月经量多或淋沥不尽。舌红，苔黄，脉滑数。

多见于急性子宫内膜炎者，治疗以清热解毒除湿为主，兼以化瘀。常用蒲公英、紫花地丁、败酱草、土茯苓、金银花等清热解毒，桑白皮、椿皮、生薏苡仁等清热除湿，桃仁、牡丹皮、白茅根等凉血解毒，三七粉化瘀止痛。

（2）气虚血瘀

主要表现：婚久不孕，下腹不适或隐痛，反复发作，月经期加重，带下量多，精神不振，疲乏无力，食少纳呆，月经量少或色淡。舌体胖大，色暗，有瘀点或瘀斑，苔白，脉细滑。

常见于慢性子宫内膜炎，病程长者，治疗以扶正为主。通过健脾补肾，调和阴阳，增强患者正气，可以祛邪外出，同时脾统血，脾气足可以行气活血祛瘀，肾气足则濡养胞宫冲任。以桑寄生、川续断、杜仲、白术等补肾健脾，鸡血藤、当归、丹参、赤芍等活血养血，三七粉、蒲黄炭等活血化瘀。

（3）湿瘀互结

主要表现：婚久不孕，偶有发热，少腹隐痛，痛连腰骶，劳累后加重，带下色黄，口干不欲饮。舌体胖大，色暗，脉弦滑。

慢性子宫内膜炎常以瘀血为病理产物，同时，子宫内膜炎性病灶有渗出、肿胀、增厚等病理改变，属于中医湿浊的范畴。治疗不能仅仅清热解毒，还需要对局部的组织进行调理，加化瘀除湿、直达病所之品。药物用红景天、蒲黄、川芎、金银花、夏枯草、茵陈等清热化瘀除湿，萆薢、车前子、冬瓜皮、茯苓、泽泻等利水祛湿。

3. 重视舌象

在治疗子宫内膜炎时，柴嵩岩教授尤其注重舌象。根据柴嵩岩教授的经验，红舌、红绛舌多见于子宫内膜炎急性期，或慢性子宫内膜炎急性发作期患者。若舌绛暗多见于病程长久的患者，多为热邪入营血，治疗加清热凉血止血之品，防止热迫血妄行导致出血。暗舌多见于炎症的后遗症期，患者病程长，治疗时以化瘀清热为主。淡舌多见于慢性子宫内膜炎患者，治疗不能用酸性收敛之品，慎用清热苦寒药，防止余邪残留胞宫。

4. 日常调护

柴嵩岩教授认为，除了药物治疗外，子宫内膜炎性疾病日常护理很重要，要劳逸结合，保证充足的睡眠和休息，适量运动，提高身体的免疫力。调畅情志，避免忧虑等不良情绪。饮食方面少吃辛发之物，如羊肉、海鲜等。少食辛辣刺激之品。育龄期妇女要注意个人卫生，经期、产后注意保健，节制房事。

（三）薄型子宫内膜导致不孕症

薄型子宫内膜在中医中属于无子、断续、月经过少、胎元不固等范畴。可从中医不孕症、月经过少入手探讨总结薄型子宫内膜的中医病因病机。《傅青主女科》云："精满则子宫易于摄精，血足则子宫易于容物。"肾气充足，生理功能正常，则所藏之精满溢，精血充足，胞宫得以濡养，易于纳物，胚胎可以顺利着床，肾虚则精血亏虚，冲任不固，血海亏虚，胞宫失养，"天癸竭，地道不通，故形坏而无子也"，因此柴嵩岩教授认为薄型子宫内膜的治疗主要从"肾"论治。

1. 病因病机

（1）肾虚为主

《素问·奇病论》曰"胞络者，系于肾"。《女科经纶》中有"女子肾脏系于胎，若肾气亏损，便不能固摄胎元"之记载。《难经》亦言："命门者……女子以系胞。"《黄帝内经》认识到"冲为血海，任主胞胎，二者相资，故能有子。"由此可见，胞宫的气血盈亏直接影响肾 – 天癸 – 冲任 – 胞宫生殖轴的生理功能，先天肾气亏虚，或后天肾精亏损，冲任虚损，胞宫胞络失养，子宫内膜难以生长至正常的厚度，一则致月经量少，二则不能为受精卵提供肥沃的"土壤"以着床受孕。此求子全赖气血充足。女子以血为本，妊娠需精血的润养得以延续。脾土为后天之本，气血生化之源。若脾气充足，运化输布正常，气血充裕，则供血丰富，可促进子宫内膜生长；而先天之精水也需依靠后天水谷精微的补充滋养。若脾气虚弱，则运化失司，无法转输水谷精微，精水也无从滋养，生化不足则血海亏虚，胞宫润养障碍则内膜生长受限，血海不能按时满溢而摄精成孕，因此，肾虚是其主要原因，兼见脾虚不足。

（2）多见肝气郁结

"男精壮，女经调"是人类孕育的先决条件，而"肝藏血，主疏泄"，肝气条达，疏泄有时，血海按时满溢则是"女经调"的重要影响因素。《济阴纲目》曰"女性多气多郁，气多则为火，郁多则血滞，故经脉不行，诸病交作，生育之道遂阻矣""凡妇人无子，多因七情所伤，致使血衰气盛，经水不调……七情内伤，情志不畅，或因久不受孕，继而肝气不舒，气机不畅"。肝气郁结，气滞血瘀，冲任受阻，血行不畅，月经量少；肝气郁结，冲任不能相资，则不能受孕。

（3）血瘀是重要环节

肾精充足，天癸至，任脉通，太冲脉盛是子宫内膜生长、月经产生、受精卵着床的前提。血为女性月经及孕育的物质基础。女子血脉贵为流通，唯有胞脉通畅，阴血下注胞中，胞宫得以濡养，子宫内膜才能正常生长脱落以维持月经及孕育功能。若肾精亏虚，血液瘀滞；或经期、产后余血未净，感染邪毒，与余血相搏结，瘀毒交阻；或素性抑郁，肝气不舒，气机郁结，气滞血瘀。瘀血阻滞，胞脉不畅，脉道不利，阴血不能下注胞宫，子宫内膜失于濡养，受精卵难以着床。因此血瘀是薄型子宫内膜的重要环节。

2. 辨证论治

（1）脾肾两虚

主要表现：婚久不孕，多次因子宫内膜菲薄而胚胎移植失败或取消移植，月经量少或逐渐减少，色淡，质稀，腰膝酸软，偶有纳差，乏力，浮肿，小便清长，大便溏或不成形。舌淡，苔白，脉细滑或沉迟。

《傅青主女科》提到"不特补血，而纯于填精，精满则子宫易于摄精，血足则子宫易于容物，皆有子之道也"。肾气充足则胞宫易于受孕。治疗以补肾为主，常用熟地黄、山萸肉、女贞子、菟丝子、枸杞子补肾填精，同时加太子参、茯苓、白术健脾益气，北沙参、百合补肺启肾。若腰膝酸软明显者，加川续断补肾强腰。若经来量少不畅者，加泽兰活血调经。若小腹冷痛者，稍加巴戟天、肉桂温肾散寒。

（2）肝气郁结

主要表现：婚久不孕，多次因子宫内膜菲薄而胚胎移植失败或取消移植，月经前后不定期，量少，色暗，经前乳房胀痛，或经行腹痛；精神抑郁，或烦躁易怒。舌淡红，苔薄白，脉弦。

患者长久不孕，容易肝气郁结，治疗以疏肝理气为主，常用绿萼梅、合欢皮、夏枯草、枳壳等疏肝理气、调畅气血，川芎、郁金、赤芍等理气活血，杜仲、续断等补肾固冲。若胸胁胀痛明显，加柴胡、玫瑰花理气行滞。

（3）瘀滞胞宫

主要表现：婚久不孕，多次因子宫内膜菲薄而胚胎移植失败或取消移植，月经后期，经行不畅，色紫黑，有血块，或经行腹痛，平素小腹或少腹疼痛，或肛门坠胀不适。舌质紫暗，边有瘀点，脉弦涩。

瘀血阻滞胞宫是其重要病理状态，治疗上以活血化瘀为主，常用丹参、益母草、泽兰、桃仁、当归等药，并以川芎为使药，改善局部血运状态。若兼癥瘕积聚，加夏枯草散结消癥。若兼经血淋沥不尽，加三七粉化瘀止血。

3. 从脉象判断血海充盈亏损

柴嵩岩教授认为，女子以血为主，而脉象可以判断血海的充盈及亏损，因此临床上针对薄型子宫内膜的治疗，尤其注重脉象。若脉沉滑有力，说明血海未枯，恢复较快；若脉细滑，说明血海已亏，治疗时不要鼓动血海；若脉细滑数，说明血海已伤，并有热象，现代女性多见，治疗应滋阴养血、填补血海时加清热凉血的药物；若脉沉细无力无滑象，说明血海重度受损，气血两伤，治疗较难，疗程长，当出现滑象时说明枯竭之血海有复苏的征兆，病情好转；若脉弦滑，说明情绪紧张，应调理情绪；若脉弦紧，说明体内有瘀滞，治疗应化瘀理气。

4. 因人制宜，分期治疗

张景岳在《景岳全书·妇人规·子嗣类》中提到："种子之方，本无定轨，因人而药，各有所宜。"因此，在对疾病进行治疗时，柴嵩岩教授讲究要因人制宜，因时制宜，适当分期治疗。如对于接受西医促排卵的患者，多个卵泡同时发育，短时间内消耗体内大量肾精，此时治疗上在补肾阳的同时兼顾滋养肾精，而在解冻移植过程中，要尤为重视补肾气，因为冻融胚胎在移植前始终处于低温保存中，可借其鼓动、温煦作用而利于寒凉之种植入于温暖之胞，取卵前后应以行气活血为主，胚胎移植后以补肾健脾固冲为主。

三、验案举隅

【病案一】

刘某，女，34岁。已婚。

初诊日期：2016年9月3日。

主诉：阴道不规则出血10个月，未避孕未孕2年。

现病史：患者月经初潮15岁，7天/23天，量中，无痛经。2014年开始计划妊娠，2014年6月生化妊娠后，出现月经错后，7天/（40～50）天。2015年10月因阴道不规则出血于当地医院诊刮，病理：内膜单纯性增生，伴局灶复杂性增生趋势。后月经不规律，时有阴道淋沥出血，量少，需自服止血药方止。2016年1～4月，曾用氯米芬促排，未见排卵。2016年4月19日正常月经来潮，行经8天。2016年6月15日开始不规则少量出血，2016年7月2日血量多似月经量。2016年7月11日服达英3片/天，2016年7月13日血止。2016年7月31日停达英。2016年8月5日撤退性出血，10天血止。刻下症见双下肢浮肿，纳可，眠差梦多，大便干，每日 1 次。舌淡暗，舌体胖，边有齿痕，脉细滑。

既往史：结婚 10 年，2006 年 8 月剖宫产一活婴，体健。2010 年 9 月行人工流产术，2014 年 6 月生化妊娠。

过敏史：否认过敏史。

辅助检查：2016 年 7 月 11 日性激素：LH：13.06mIU/mL，FSH：33.65 mIU/mL，E_2：20.28pg/mL，T：0.17ng/mL，PRL：17.26ng/mL，AMH：0.01ng/mL。2016 年 8 月 24 日 B 超：子宫 6.3cm×6.7cm×5.3cm，内膜厚 0.7cm，回声欠均，肌层回声不均，左卵巢未显示明显异常，右卵巢 2.7cm×1.6cm，子宫腺肌症不排除。

西医诊断：子宫内膜增生症，继发性不孕症。

中医诊断：崩漏，断续（脾肾两虚，瘀血阻滞证）。

立法：补肾健脾，化瘀止血。

方药：

菟丝子 15g	覆盆子 10g	白术 10g	太子参 12g
益母草 10g	阿胶珠 12g	白芍 10g	椿皮 5g
莲须 5g	生牡蛎 20g	茜草炭 10g	大蓟 15g
小蓟 15g	侧柏炭 12g	三七粉 3g	

20 剂，每日 1 剂，水煎服。

分析：患者既往剖宫产一次，人流一次，生化一次，多次妊娠史，损伤脾肾，肾为天癸之源，冲任之本，肾气不足，天癸枯竭，冲任不固，不能按月满溢，所以月经错后，不能按时；脾主统血，脾虚则不能固摄经血，血离脉外，故发生崩漏；肾主生殖，主藏精，精是由父母禀赋物质和水谷精微合成的，肾气受损，肾精不足，导致不孕；肾主水，肾虚则水不能运，故双下肢浮肿；患者有离经之血，聚而成瘀，则舌暗。舌淡暗，舌体胖，边有齿痕，脉细滑，都是脾肾两虚，略有瘀血之象，患者病性是虚实夹杂，病位在脾肾、冲任。

患者目前无阴道出血，平缓可治本，以调经方为主，补肾健脾固冲，化瘀止血。肾为冲任之本，肾气足则冲任充盈，月事可下，健脾补而不腻，既能治本，又能利于药物的吸收，还能防止补药滋腻太过。方中以菟丝子、覆盆子、生牡蛎为君药，补肾养阴。菟丝子味辛、甘，性平，归肝、肾、脾经，《本草汇言》提到"菟丝子，补肾养肝，温脾助胃之药也。但补而不峻，温而不燥，故入肾经。虚可以补，实可以利，寒可以温，热可以凉，湿可以燥，燥可以润"。覆盆子味甘、酸，性温，归肝、肾、膀胱经，益肾固精，尚可养肝。菟丝子偏温补，覆盆子偏补阴，因其味酸，有固肾的作用。两药同用补肾阴肾阳，另外覆盆子可以固肾护冲，温而不燥。生牡蛎软坚散结，收敛固涩，又归肾经，可清热固冲止血。白术、太子参健脾益气。白术健脾益气行水，现代药理研究显示其有利尿作用，故可以利水消肿。三七粉、益母草活血祛瘀，防止止血药太过收敛。三七对人体各种出血都有效果，止血不留瘀，祛瘀不伤正。在这里三七入肝经，活血止血，止血而不留瘀血。益母草活血祛瘀，《本草纲目》对其活血的解释为"行血养血，行血而不伤新血，养血而不滞瘀血，诚为血家之圣药也"。阿胶珠补血养阴，且补而不腻。白芍柔肝，防止肝木克脾土，从而达到健脾的作用。侧柏炭凉血止血，但不涩血，为敛而不涩之品。大蓟、小蓟凉血止血而不留瘀。茜草炭凉血止血，化瘀通经。女子以肝为先天，椿皮归肝经，故用椿皮清热止血。莲须固肾涩精。《本经逢原》讲到莲须有补肾养阴、定魂安魄之效，在此方中用清热止血，清心安神，清而不寒。

复诊：2016 年 10 月 22 日。

LMP：2016 年 9 月 11 日，行经 7 天，量色质可，现 BBT 上升 25 天。舌淡，脉弦滑。

辅助检查：2016 年 10 月 10 日激素：血 HCG：1180mIU/mL。2016 年 10 月 13 日激素：血 HCG：4639mIU/mL，P：25.35ng/mL。

方药：

覆盆子 15g	白术 20g	菟丝子 15g	侧柏炭 15g
茯苓 10g	荷叶 10g	芦根 12g	苎麻根 10g
陈皮 5g	青蒿 6g	莲须 6g	

14 剂，每日 1 剂，水煎服。

分析：患者 BBT 上升 25 天，高温相，血 HCG 提示妊娠，方以补肾固冲、清热安胎治疗。

随诊得知，2016 年 10 月 27 日患者 B 超可见胎芽、胎心。

【病案二】

黄某，女，42 岁，已婚。

初诊日期：2014 年 8 月 30 日。

主诉：未避孕未孕 16 年。

现病史：患者月经初潮 13 岁，周期不规律，3 天 /（19 ～ 40）天，量少，色暗。结婚 16 年，未避孕未孕，患者曾 3 次取卵，移植 6 次未成功，诊断为薄型子宫内膜，建议中医调理后移植。末次取卵在 2013 年，取囊 5 个，成胚冻存中。LMP：2014 年 8 月 13 日，PMP：2014 年 7 月 2 日。现纳可，眠弱，口苦，二便调。舌肥暗红，脉细滑。

西医诊断：原发性不孕症。

中医诊断：无子（脾肾亏虚，湿热内蕴证）。

立法：健脾补肾，清热化湿。

方药：

菟丝子 15g	当归 10g	白术 10g	太子参 12g
茯苓 10g	龙眼肉 10g	丝瓜络 15g	桂枝 3g
夏枯草 12g	瞿麦 6g	冬瓜皮 20g	砂仁 3g
柴胡 5g			

14剂，每日1剂，水煎服。

分析：患者结婚16年未避孕未孕，诊断为原发性不孕症，证属中医无子的范畴。患者月经自初潮后即错后，已经提示患者先天禀赋不足，肾气本虚，而现今患者42岁，已过"阳明脉衰，面始焦，发始堕"之阶段，肾气亦开始衰弱。冲任损伤，阴血亏虚，心神失养，则见眠弱；肾气虚弱，无力濡养先天，脾胃失司，内生湿邪，久而化生内热，湿热内蕴，则出现口苦，舌肥红；患者长久不孕，难免肝郁气滞，气滞日久则血瘀，胞脉瘀阻亦致不得受精成孕。患者舌暗红，脉细滑，辨证属脾肾两虚，湿热内蕴，治以健脾补肾，清热化湿。

方药以菟丝子补肾阳，益肾精，当归、龙眼肉补养冲任气血。龙眼肉亦名桂圆肉，桂圆具有良好的滋养补益作用。《神农本草经》记载其"主五脏邪气，安志、厌食，久服强魂魄，聪明"。《本草纲目》提到："食品以荔枝为贵，而资益则龙眼为良，盖荔枝性热，而龙眼性和平也。"《济生方》治思虑劳伤心脾有归脾汤，取甘味归脾，能益人智之义。本方中龙眼肉补脾养血，补肾，使气血充足，冲任有源。太子参、白术、茯苓、砂仁健脾益气除湿，以后天补先天。桂枝温肾助阳。柴胡疏肝解郁。冬瓜皮、丝瓜络利湿通络。患者舌红，提示有热象，瞿麦清热利湿，夏枯草清热散结，还可以防止药物补益太过，清热之效使方药补而不生热。全方共奏补肾健脾，清热化湿之功。患者月经量少，不能按时满溢，加之多次促排取卵，损伤肾精，脉细也见血海不足，故此时不急于活血破血，而以培补为主。

二诊： 2014年12月20日。

患者2014年10月移植冻胚2枚，2014年12月12日因胚胎停育（孕6周）行清宫术，现无阴道出血。舌淡暗，脉细滑。

方药：

太子参12g	砂仁3g	茯苓10g	益母草10g

| 阿胶珠 12g | 陈皮 6g | 桑寄生 15g | 佩兰 3g |
| 川芎 5g | 鱼腥草 10g | 菟丝子 20g | |

70 剂，每日 1 剂，水煎服。

分析：二诊时，患者移植失败，行清宫术，气血进一步耗伤，此时应以补为主，菟丝子、桑寄生为君，菟丝子平补阴阳，桑寄生补益肝肾。太子参、茯苓、阿胶珠为臣，太子参、茯苓健脾益气，阿胶珠补肾养血。佩兰芳香化湿，醒脾开胃，《雷公炮炙论》里提到佩兰可以生血，调气与荣，《本草纲目》记载"消痈肿，调月经"。有实验研究表明，口服佩兰能消除小鼠炎性水肿，提高小鼠身体的抗炎能力。患者清宫术后，湿热毒邪容易乘虚而入，侵袭胞宫，加鱼腥草清热解毒，《本草纲目》记载"散热毒痈肿，疮痔脱肛，断痁疾，解硇毒"。砂仁、陈皮、佩兰健脾利湿。益母草活血化瘀清热。川芎为佐，引药入胞宫。

三诊：2015 年 2 月 7 日。

2014 年 12 月 12 日因胚胎停育（孕 6 周）行清宫术后无月经来潮。舌淡肥，脉细滑。

辅助检查：2015 年 2 月 2 日 B 超：子宫 4.3cm×5.0cm×4.0cm，内膜0.7cm。双附件未见明显异常。

方药：

菟丝子 15g	巴戟天 3g	太子参 12g	枸杞子 15g
当归 10g	远志 5g	龙眼肉 12g	白术 10g
茯苓 10g	荷梗 12g	杜仲 10g	路路通 10g

70 剂，每日 1 剂，水煎服。

四诊：2015 年 4 月 11 日。

LMP：2015 年 4 月 7 日，量少，经前 BBT 单相。PMP：2015 年 2 月10 日，经前 BBT 单相。舌肥淡，脉细滑。

方药：

太子参 12g　　菟丝子 15g　　荷梗 10g　　茜草 12g

桂枝 3g　　　丝瓜络 10g　　当归 10g　　白术 10g

薏苡仁 15g　　杜仲 10g　　车前子 10g　　香附 10g

三七粉 3g

20 剂，每日 1 剂，水煎服（排除妊娠后服药）。

分析：三诊时，患者清宫术后月经一直未来潮，内膜为 0.7cm，患者内膜偏薄，仍不利于受孕。患者舌淡肥，说明脾肾两虚，冲任损伤，治以补肾健脾，调理冲任。方中菟丝子、枸杞子为君，补益肾气，太子参、当归、远志、龙眼肉、杜仲为臣，养血补肾，茯苓、白术健脾利水，路路通引药入肾经，荷梗理气清热，防止补益太过。

四诊时，患者清宫术后月经来潮，说明血海得到了部分恢复，舌肥淡，脉细滑，仍提示脾肾两虚，冲任受损。效不更方，同时加茜草凉血活血，三七粉活血化瘀，丝瓜络、桂枝疏通经络，香附疏肝调经，车前子清热除湿。《名医别录》记载车前子"养肺强阴益精"，《本草新编》描述五子衍宗丸里车前子的作用曰"夫五子衍宗丸用车前子者，因枸杞、覆盆过于动阳，菟丝、五味子过于涩精，故用车前以小利之。用通于闭之中，用泻于补之内，始能利水而不耗气。水窍开，而精窍闭，自然精神健旺，入房始可生子，非车前之自能种子也"。可见除了补肾的枸杞子、覆盆子、菟丝子等，加车前子引药，可同时疏通膀胱的气化功能，使药效入肾和冲脉，同时补而不腻，行水而不伤肾气。另外柴嵩岩教授嘱咐患者排除妊娠后服药，也体现了其在临床诊治过程中的严谨性。

五诊：2015 年 7 月 25 日。

2015 年 7 月 6 日取卵，卵子评估为 A 级，移植鲜胚 2 个，IVF-ET 后已孕。2015 年 7 月 20 日查 β-HCG：246.7mIU/mL。现服补佳乐 4mg，黄体酮 40mg，每日 2 次。舌淡红，脉细滑。

方药：

覆盆子 15g	白术 10g	女贞子 15g	莲须 5g
侧柏炭 10g	枸杞子 15g	金银花 12g	荷叶 12g
莲子心 5g	菟丝子 5g	茯苓 12g	

14 剂，每日 1 剂，水煎服。

分析：五诊时，患者取卵，卵子质量良好，并成功怀孕，HCG 稳定，舌淡红，脉细滑是脾肾亏虚，热扰冲任之象，治疗以补肾健脾，清热固冲为主。以覆盆子、菟丝子、女贞子、枸杞子为君，补肾固冲安胎，白术、茯苓、荷叶补肾健脾祛湿，金银花清血海伏热，加少许莲子心清热，侧柏炭入肾凉血止血，防止阴道出血。

后复诊，BBT 稳定。2015 年 8 月 3 日 B 超提示宫内活胎。

1 年后随访，患者顺产 1 男孩，体健。

【参考文献】

［1］谢增霞.子宫内膜增生症的治疗进展［J］.现代妇产科进展，2006（11）：870-872.

［2］吴佩蔚.子宫内膜息肉不孕患者宫腔镜下不同手术方式比较［J］.中国妇幼保健，2015，30（6）：905-907.

［3］Cicinelli E，Resta L，Nicoletti R，et al. Detection of chronic endometritis at fluid hysteroscopy［J］. J Minim Invasive Gynecol，2005，12（6）：514-518.

第十章

免疫因素导致的不孕症

10

一、概述

免疫因素导致的不孕症是指患者排卵及生殖道功能均正常，自身及配偶无其他致病因素，同居一年而未能受孕，经检查有抗生育免疫证据存在。世界卫生组织报告，免疫性不孕不育症占不孕不育症的 10% ～ 30%。其中又以抗精子抗体（AsAb）、抗心磷脂抗体（AcAb）、抗子宫内膜抗体（EmAb）、抗卵巢抗体（AoAb）研究为多。它们可通过多种机制影响正常生育的多个环节，从而导致不孕不育。

二、西医对免疫因素导致的不孕症治疗进展

1. 积极治疗原发病

如子宫内膜异位症、生殖道炎症等。

2. 隔绝疗法

禁欲或使用避孕套，隔绝精液抗原的刺激，减少女性免疫活性细胞与抗原接触，避免产生新的抗体，使原有抗体滴度逐渐下降直至消失。

3. 应用免疫抑制剂

最常使用的免疫抑制剂是肾上腺皮质激素，其可通过抑制细胞因子及淋巴生长因子的产生，使抗体、抗原抗体复合物减少，影响到人体的免疫系统。

4. 辅助生殖技术

根据患者存在的不同问题，相应选择不同方法的辅助生殖技术，如精

液处理后宫腔内人工授精（IUI）、体外授精－胚胎移植（IVF-ET）、卵泡浆内单精子注射技术（ICSI）等。

5. 维生素 C 及维生素 E

维生素 E 是一种抗氧化剂，可使抗原的产生减少，抗体的消除加快。维生素 C 可协同维生素 E 起到抗氧化作用，临床上常用维生素 E 与维生素 C 进行辅助治疗。

三、柴嵩岩治疗免疫因素导致的不孕症经验总结

（一）免疫因素导致的不孕症的病因病机

中医学无免疫因素导致的不孕症的记载，本病属于中医不孕症的范畴。《诸病源候论》记载："月水未绝，以合阴阳，精气入内，令月水不节，内生积聚，令绝子。"柴嵩岩教授认为，诸抗体阳性所致不孕者，多有肝肾功能失调，根本原因在于肾虚，使湿热邪毒侵袭胞宫，气血冲任功能失调，从而导致瘀血阻滞、湿热互结等病变，精难纳入，受孕困难。

（1）肾虚为主

"免疫"一词首见于明代《免疫类方》，而《素问·评热病论》又有"邪之所凑，其气必虚"的说法，由此可以看出，"正气"是人体抵御外邪的重要因素。素体强壮，正气充盛，则病邪无从而入，故不发生疾病；若人体正气相对虚弱，卫外不固，无力抵抗外邪，邪气内入，冲任胞宫失养，不能达到两精相搏，难以摄精成孕。因此，柴嵩岩教授认为免疫性不孕症多与机体正气虚弱相关。肾为先天之本，主藏精，精化髓，髓充骨，人体的免疫细胞均起源于骨髓，骨髓是免疫系统的中枢免疫器官，是免疫之本，所以免疫性不孕症首先责之于肾，且以肾虚为本。若肾气亏损，冲

任不固，胞脉失养，则不能摄精成孕；先天不足或肾阳亏耗，命门火衰，冲任胞宫失养，或房劳过度，甚则久病伤肾，肾阴不足，精血亏损，冲任失司则不孕。《景岳全书》云："产育由于血气，血气由于情怀，情怀不畅则冲任不充，冲任不充则胎孕不受。"肝藏血，女子以血为本，足厥阴肝经绕阴器抵小腹。肝肾同源，精血相互资生，肝肾与生殖密切相关。患者长久不孕，难免情志抑郁，或易暴怒伤肝，致肝失疏泄，气机升降失常，从而气血失调，冲任未能相资，故不易成孕。

（2）湿热邪毒

肾虚精亏，湿热邪毒乘虚而入，阻于胞宫胞络，湿性重浊黏腻，影响精子的活动力，使精子产生凝集；热邪耗伤阴液，使精稠易凝；久病则多瘀，瘀阻胞脉，又影响了局部气机的调畅和津液的布散，导致湿瘀互结胞脉的病理变化，同时可使精子凝集、活动力低下，也可使精液液化时间延长，而导致胞宫不能摄精成孕。

或经行、产后不慎或房事不洁，感染邪毒，邪毒内侵；或素体痰湿而湿热蕴结胞宫冲任；或经行、产后余血未净时同房，此时血室正开，易致经血内攻，瘀滞胞脉胞络，导致脏腑阴阳气血失和，冲任胞宫失调，男女两精不能相搏，难以成孕。

（3）瘀血阻滞

《傅青主女科》曰："癥瘕碍胞胎而外障，则胞胎必缩于癥瘕之内，往往精施而不能受。"女子以血为本，气血以周流调畅为顺，气血相互资生，相辅以行，气足血旺，冲任调和才能有子；产后、经期瘀血残留胞宫，阻碍胞宫气血运行，难以受孕。或七情内伤导致气机不畅，气为血之帅，气机阻滞导致血行不畅，血瘀胞宫，冲任不能相资，则难于摄精成孕。瘀血阻滞，精子不能顺利进入胞宫而凝集、活动力低下，胞宫不能摄精成孕。

由此可见，免疫性不孕症的病因之本为肾虚，病因之标是感染或损伤、湿热毒邪侵袭、冲任失调、瘀血阻滞，治疗的关键是补肾，调节免疫能力。

（二）免疫因素导致的不孕症的治疗

1. 衷中参西，辨证论治

柴嵩岩教授认为求医的学问之道，应该与时俱进，精益求精，学习西医学的诊疗手段。柴嵩岩教授赞同张锡纯提出的"不以医视医，而以经术视医"的思想。在治疗时参考西医学的检验指标，结合辨证论治，对症用药，以药胜病，而不是以药物种类多而治病。

（1）肝肾不足

主要表现：婚久不孕，月经量少，周期延长甚则经闭，色淡，偶有乳胀，腰酸，耳鸣如蝉，头晕，心烦，失眠，烘热汗出，口舌干燥，便秘。舌淡苔薄，脉细弦。

治疗上以补益肝肾为主。常用覆盆子、女贞子、菟丝子、杜仲等补益肝肾之精血，当归、丹参等补血活血。

（2）湿热蕴结

主要表现：婚久不孕，月经周期前后不定期，经质黏稠，面色不洁，易烦躁，纳差，眠差，大便黏。舌苔白腻或黄腻，脉滑数。

治疗上以清热利湿，益肾助孕为主。常用益母草、金银花、荷叶等清热解毒，薏苡仁、泽兰、佩兰等化湿健脾，陈皮、川芎等疏肝理气，调畅气机。

（3）热毒炽盛

主要表现：婚久不孕，若热毒在气分，多见身热，月经量色质无明显变化，口苦，口干，心烦或心中懊忱，小便短赤，大便干，舌红苔黄，脉弦数；若热毒入营，伤营阴，多见月经量少，质黏，色红，身热夜甚，心烦躁扰，口干，舌红绛而干，脉细数；若热入血室，耗伤阴血，多见月经量少，色暗红或咖啡色，身热，皮肤有瘀斑或瘀点，口渴喜冷饮，心烦，舌红绛，脉细数。

治疗上以清热为主，热入气分时以桑叶、枇杷叶、荷叶、薄荷等轻清之品，辛凉清热；热入营分时多用生地黄、黄连、金银花、生石膏、竹叶、莲子心、连翘等清热解毒，清心，同时稍养营阴；热入血分时用牡丹皮、知母、赤芍、地骨皮、青蒿等凉血清热，养阴；若后期阴液亏损，可加麦冬、百合、玉竹养阴透热。

（4）肾虚血瘀

主要表现：婚久不孕，下腹刺痛，痛有定处，经色暗，夹血块，痛经。舌质暗或有瘀点，脉细涩。

瘀血既是病理产物，又是致病因素，因此，治疗上在补肾同时使用活血化瘀的药物。正所谓"宿血积于胞中，新血不能成孕"。常用当归、丹参等活血养血，三七活血止痛化瘀，茜草、益母草、赤芍等祛瘀凉血，可加合欢皮、郁金疏肝理气。但是柴嵩岩教授强调，在活血化瘀时不可妄用破血逐瘀之品，以免伤其肾气。

2. 善用五行

《金匮要略》有"治未病""先安未受邪之地"的理论，即运用"五行生化制克"理论来治疗疾病，柴嵩岩教授从中深受启发，因此，在临证治疗时，善用五行，提出"补肺启肾"的理论，同时重视"水火既济""乙癸同源"。

"补肺启肾"即通过补益肺气来修复损伤的肾气，金水相生，补母脏承子脏，同时防止子病传母，先安未受邪之肺，预防传变和恶化。临床上在应用枸杞子、覆盆子、女贞子等补肾类药物的同时，加补肺气的药物，如太子参、党参、北沙参等，达到启发肾气的作用。

"乙癸同源"又称"肝肾同源"，肝属东方甲乙木，肾属北方壬癸水，肝藏血，肾藏精，精血同源于水谷精微，精与血在生理活动中相互转化。免疫性不孕症患者多见肝肾失调，因此，在补肾的同时加滋养肝血的药物，肝肾同调，如覆盆子、菟丝子、女贞子等。

"水火既济"是指心火下交于肾，资助肾阳温煦肾阴，使肾水不寒，维持肾阴肾阳平衡，肾水上济心阳，使心阳不亢，两者上下交通，水火互济，即肾水与心阳相互制约，才能阴阳平衡。若肾虚伴有热象时，柴嵩岩教授在清气营之热之余，常加少量如莲子心一类药物以制心阳上亢的火热，防止阳热燔灼肾水。

3. 临证不忘调理气血营卫

柴嵩岩教授认为，免疫因素导致的不孕症，多湿热邪毒乘虚而入，阻于胞宫胞络，而其传变也遵循气营血的规律，一般初起在气分，治以清气，用辛凉之品；热由气入营分，治以透热转气；热入血分，就要凉血散血；在热毒后期耗伤阴液，阴虚火旺时，治以养阴清热，扶正祛邪。

4. 分期论治

经后期主要以滋阴补肾助孕为主，促进卵泡的成熟和排出，创造良好的内环境；排卵期以养血补肾为主，并加用少量辛散及活血的药物，如红花、三棱、桂枝、细辛等，促进卵泡能够顺利排出；经前期经血渐旺，但阳气不足，应补肾固冲，维持患者的黄体功能，同时为受精卵的着床提供条件；月经期柴嵩岩教授一般主张不用药，或月经第5天再服药，一是为了不干扰其自然月经周期，二是排除妊娠可能，如此，可使气血调和，从而改善患者机体的免疫功能，同时提高其生殖机能，便于患者痊愈并受孕。

（三）免疫因素导致的不孕症的日常调护

除了药物治疗，日常调护对于免疫因素导致的不孕症的治疗也尤为关键。首先，要注意房事有节，在月经期、产后及术后避免同房，防止感染和产生抗体。自爱有洁，在月经期、产后和术后避风寒，注意卫生。其次，要注重精神情志调摄，《景岳全书》云："妇人之病不易治也……此其情之使然。"妇人容易为情所伤，导致疾病的发生，病情的反复。现代社会中妇女的压力不小，要多安慰及鼓励患者，使其精神放松，不要过于焦虑；柴嵩岩教授常嘱咐患者进行少量运动，散步最宜，以增强体质，提高免疫力，减少免疫排斥，有助于受孕。

四、验案举隅

【病案一】

刘某，女，43 岁，已婚。

初诊日期： 2007 年 6 月 8 日。

主诉： 未避孕未孕 2 年。

现病史： 月经初潮 13 岁，既往月经规律，5 天 /26 天，经量可。结婚 7 年，2002 年顺产 1 女，2006 年 4 月行 IVF，移植后自然流产，近 2 年未避孕未孕。LMP：2007 年 5 月 20 日。现未诉特殊不适。2007 年 6 月检查：抗精子抗体（＋）。舌淡红，苔黄腻，脉细滑。

西医诊断： 继发性不孕症。

中医诊断： 断续（毒热夹湿证）。

立法： 清热解毒利湿，兼以补肾活血。

方药：

当归 10g	远志 6g	茯苓 10g	川续断 20g

| 桑寄生 10g | 阿胶珠 12g | 龙眼肉 12g | 金银花 12g |
| 佩兰 5g | 菟丝子 20g | | |

7 剂，每日 1 剂，水煎服。

分析：患者已育有一儿，未避孕未孕 2 年，外院查抗精子抗体（＋），西医诊断为继发性不孕症（免疫性不孕症），属于中医断续的范畴。《傅青主女科》记载："胞胎既通于肾，而骨髓亦肾之所化也。骨髓热，由于肾之热，肾热而胞胎亦不能不热。且胞胎非骨髓之养，则婴儿无以生骨。骨髓过热，则骨中空虚，惟存火烈之气，又何能成胎？"说明骨髓过热，热煎骨髓则骨中空虚，只剩虚热之气，不能滋肾养胎。而抗精子抗体阳性日久，毒热侵袭，毒热日久，损伤冲任，冲任虚衰，胞脉失去濡养，无力摄精生子。本病辨证属毒热夹湿，治疗以清热解毒利湿为主，兼以补肾活血。首诊方中金银花为君，清热解毒；佩兰清热化湿；菟丝子、川续断、桑寄生为臣，补益肝肾，固摄冲任；阿胶珠、当归补养阴血；龙眼肉补益心脾，养血安神；茯苓益气健脾；远志安神益智。

二诊：2007 年 6 月 16 日。

LMP：2007 年 5 月 20 日，现 BBT 有上升趋势。舌暗红，脉细滑。

辅助检查：2007 年 6 月 12 日 B 超：内膜 0.9cm。

方药：

枸杞子 15g	牡丹皮 10g	女贞子 15g	熟地黄 10g
阿胶珠 12g	莲子心 3g	生甘草 5g	山萸肉 10g
当归 10g	覆盆子 15g	郁金 6g	蛇床子 3g
白茅根 12g			

20 剂，每日 1 剂，水煎服，月经第 5 天开始服。

分析：二诊时，患者处于黄体期，BBT 有上升趋势，嘱患者经期第 5 天服药，排除妊娠可能，体现了柴嵩岩教授用药的严谨性。舌暗红，提示体内有瘀热之象，治疗在补肾的同时，加清热化瘀之品。方中熟地黄滋阴清热为君，枸杞子、女贞子滋阴养血，覆盆子、山萸肉补益肝肾，阿胶珠、当归养血补血，助君药培本补虚。牡丹皮清热凉血，活血化瘀，研究表明，牡丹皮对体液及细胞免疫均有增强作用，白茅根、莲子心助牡丹皮，清热利湿，除血分伏热。蛇床子温补肾阳，维持黄体功能，同时其苦味可以除湿，做到补而不腻，温而不燥。《本草经疏》记载："蛇床子，味苦平，《别录》辛甘无毒。今详其气味，当必兼温燥，阳也……盖以苦能除湿，温能散寒，辛能润肾，甘能益脾，故能除妇人男子一切虚寒湿所生病。寒湿既除，则病去，性能益阳，故能已疾，而又有补益也。"郁金疏肝解郁。生甘草调和诸药。

三诊：2007 年 7 月 21 日。

LMP：2007 年 7 月 15 日，BBT 不典型双相。舌淡红，苔黄，脉细滑。

方药：

车前子 10g	地骨皮 10g	扁豆 10g	茵陈 10g
黄芩 10g	旱莲草 10g	丝瓜络 10g	杜仲 15g
青蒿 6g	白茅根 20g	莲子心 3g	冬瓜皮 15g

20 剂，每日 1 剂，水煎服。

分析：三诊时患者基础体温不典型双相，说明有排卵，舌淡红，苔黄，提示体内仍有热邪，热伤营阴，则脉细滑，治疗以清热利湿为主，清热以清营转气。方中车前子走下，加茵陈、青蒿清热除湿；地骨皮清虚火；扁豆健脾除湿；黄芩、莲子心清热安神；白茅根清营血之热；冬瓜皮清热利水；丝瓜络清热通络；全方以清热利湿为主，但不忘补肾之本，旱莲草滋补肾阴，杜仲质重，走下，补肾为佳。

四诊：2007 年 8 月 18 日。

LMP：2007 年 8 月 11 日，BBT 不典型双相。自诉近日心情不佳。舌淡，苔白，脉细滑。

方药：

阿胶珠 12g	女贞子 15g	金银花 12g	生甘草 5g
茵陈 10g	合欢皮 10g	鸡内金 6g	车前子 10g
萆薢 12g	郁金 6g	百合 10g	北沙参 30g

20 剂，每日 1 剂，水煎服。

五诊：2008 年 3 月 29 日。

LMP：2008 年 3 月 18 日，BBT 近典型双相。舌嫩暗，脉细滑。

方药：

车前子 10g	桂枝 2g	当归 10g	菟丝子 20g
香附 10g	木香 3g	茯苓 12g	川续断 15g
杜仲 12g	夏枯草 12g	远志 5g	三棱 10g

20 剂，每日 1 剂，水煎服。

分析：四诊时患者苔由黄转白，说明体内湿热缓解，治疗有效，患者长久治疗，难免心情不佳，肝气郁结，治疗以补肾疏肝为主。方中女贞子、阿胶珠为君，补肾养血；北沙参、百合共用，补肺启肾；合欢皮、郁金疏肝解郁；金银花清血海毒热；车前子、萆薢、茵陈清热除湿，同时防止余热未尽；鸡内金健脾开胃，疏肝理气。全方共奏补肾疏肝，清热利湿之功。

五诊时患者舌嫩暗，脉细滑，提示此时湿热之邪基本已解，虚瘀之本体现出来。此时治疗以补肾健脾、活血化瘀为主。方中菟丝子、川续断、杜仲补益肾气。当归活血养血。茯苓健脾益气，化生气血，香附疏肝理气，二药合用，使肝得条达，脾得健运，肝脾两和，气机调顺。车前子清热利湿，尚可益阴强精。夏枯草清热散结。木香行气，引药入经，《本草汇言》提到木香"气味俱厚，可升可降，阴中阳也。入手太阴、阳明，足太阴、厥阴经。诸经气分药"。远志交通心肾，安神益智。三棱破血行气。桂枝温补阳气，助卵排出。

六诊：2008 年 4 月 26 日。

LMP：2008 年 4 月 12 日，基础体温近典型双相。舌嫩红，脉细滑。

2008 年 4 月 26 日复查：抗精子抗体（－）。

方药：

冬瓜皮 15g	合欢皮 10g	桂枝 3g	细辛 3g
泽兰 10g	月季花 6g	茵陈 12g	扁豆 10g
乌药 6g	木香 3g	土茯苓 20g	桃仁 10g

20 剂，每日 1 剂，水煎服。

分析：六诊时患者复查抗精子抗体（－），说明治疗有效。患者月经第 13 天，属于排卵期，体内肾阳活跃，治疗以理气行血为主，考虑患者之前血海伏热，恐阳气浮动引动热邪，故加用清热利湿的药物，但用药时当注意不能苦寒以伤肾阳。方中土茯苓味甘、淡，性平，能入络，上能清热解毒，下能淡渗利湿，土茯苓入肝经，肝经环阴器，抵小腹，故其可清胞宫湿热之邪。茵陈清热除湿。合欢皮、月季花疏肝理气解郁。木香芳香行气。扁豆、冬瓜皮健脾除湿。桃仁、泽兰活血化瘀。桂枝温阳行水。细辛引药入经，辛散促排卵。

2009 年随访，患者自然妊娠，并剖宫产 1 儿，母子体健。

柴嵩岩教授指出，一般情况，不孕虽然以肾虚、肝郁、痰湿、血瘀为主要病机，治疗亦以温养肾气、填精益血、调理冲任气血为主，使经调病除，胎孕而成。但实际情况，不是每一个患者都是典型症状，会夹杂其他病机，或衍生其他疾病。此类病机不治，效果不佳，对待患者应该因人制宜，明辨证候，才能对症下药。

【病案二】

李某，女，31 岁，已婚。

初诊日期：2014 年 11 月 29 日。

主诉：未避孕未孕 1 年。

现病史：月经初潮 12 岁，月经（5～7）天 /30 天，量中，轻度痛经。结婚 4 年，2004 年、2010 年分别行药流＋清宫术，2012 年 2 月 9 日因胎停育行清宫术（孕 50 天），术后病理回报：部分性葡萄胎。2013 年 8 月 8 日因胎停育行清宫术（孕 8 周），未见病理回报。自 2013 年 11 月解除避孕后，至今 1 年未孕。LMP：2014 年 10 月 31 日，PMP：2014 年 9 月 29 日。现乳房胀痛，无腹痛，大便干，日一行。舌暗，脉细滑。

辅 助 检 查：2014 年 10 月 31 日 性 激 素：FSH：13.26mIU/mL，LH：5.4mIU/mL，E_2：0.122pg/mL，PRL：9.37ng/mL，T：0.394ng/mL。2014 年 9 月查抗子宫内膜抗体 IgM（＋）。

西医诊断：免疫性不孕症。

中医诊断：断续（肾虚血瘀，肝郁气滞证）。

立法：补肾疏肝，活血化瘀。

方药：

当归 10g	金银花 10g	桃仁 10g	茜草 10g
玫瑰花 6g	白术 10g	菟丝子 15g	泽泻 10g
白头翁 10g	佩兰 5g	砂仁 3g	川续断 15g
广木香 3g	合欢皮 10g		

20 剂，每日 1 剂，水煎服。

分析：患者结婚 4 年未育，既往 4 次清宫术史，结合患者子宫内膜抗体阳性，西医诊断为免疫性不孕症，中医辨证属断续范畴。《素问》有云："肾气盛，天癸至，精气溢泻，阴阳和，故能有子。"因此肾气充盛，气血阴阳调和是孕育生子的基础。患者既往 4 次清宫术史，气血耗伤，冲任不充，使得内膜即胚胎着床的内环境受损，肾气虚弱，营血亏虚，冲任不充，无力固摄，故见胚胎停育，胎盘绒毛滋养细胞对内膜的侵袭与损害较大。兼之女性清宫术后，易受外邪侵袭，邪气内侵，正邪交争，冲任失调，胞宫胞脉气血不畅，瘀血内阻，而本病患者多次妊娠失败，难免情志郁闷，日久肝郁气滞，故见乳房胀痛，亦成血瘀，瘀血阻滞胞宫，经水失调，冲任受阻，瘀血阻滞胞脉，影响两精相搏而致不孕。舌暗，脉细滑，辨证为肾虚血瘀，肝郁气滞，治疗以补肾疏肝，活血化瘀为原则。方中以菟丝子、川续断、当归为君，菟丝子、川续断滋补肝肾，补而不腻，当归为补血圣药，李时珍在《本草纲目》中称"古人娶妻要嗣续也，当归调血为女人要药"，其走血分，养血活血，还可润肠通便。桃仁、茜草为臣，活血化瘀，尚可调经。白术、砂仁健脾益气，以后天养先天。佩兰、砂仁芳香化湿。玫瑰花、合欢皮疏肝解郁理气，舒畅情志。患者子宫内膜抗体阳性，可被视为毒邪留恋，用金银花、白头翁清热解毒。泽泻走下，淡渗利湿，给邪以出路。

二诊：2015 年 4 月 11 日。

PMP：2015 年 3 月 6 日，LMP：2015 年 4 月 2 日，经前 BBT 双相（图 10-2-1）。舌淡暗，苔薄白，脉细滑稍数。

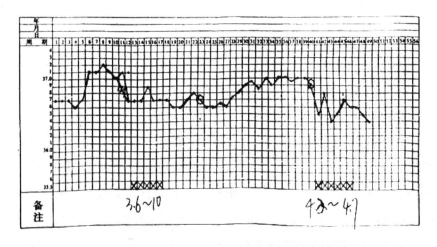

图 10-2-1　基础体温图 99

方药：

太子参 12g	金银花 10g	茯苓 10g	生甘草 5g
菟丝子 15g	月季花 6g	白术 10g	莲子心 3g
旱莲草 12g	杜仲 10g	郁金 6g	当归 10g

20 剂，每日 1 剂，水煎服。

分析：二诊时，患者脉细滑稍数，提示体内有热，治疗以清热为主。加金银花为君，清热解毒，清血海伏热，旱莲草、莲子心辅助君药行清热之功。续以菟丝子补益肝肾，去川续断等温肾之品。加以太子参补气养阴生津，而不生热，与当归合用，补益气血效佳。茯苓、白术益气健脾，化生气血。月季花、郁金疏肝解郁理气。生甘草调和诸药。

三诊：2015 年 6 月 20 日。

PMP：2015 年 5 月 9 日，LMP：2015 年 6 月 12 日，经前 BBT 不典型双相。舌暗，脉细滑。

方药：

太子参 12g	枸杞子 15g	川续断 15g	菟丝子 15g
桃仁 10g	茵陈 10g	当归 10g	瞿麦 6g
月季花 6g	丝瓜络 10g	生甘草 5g	猪苓 6g
金银花 10g	夏枯草 10g	浙贝母 10g	

20 剂，每日 1 剂，水煎服。

分析：三诊时，患者脉象由脉细滑稍数转为细滑，说明体内热邪减轻。舌暗，脉细滑，仍辨证属肾虚血瘀，治疗以补肾活血化瘀为主。枸杞子、菟丝子、川续断滋补肝肾，益养肾气。桃仁、丝瓜络活血化瘀通络。月季花疏肝理气调经。虽患者此次就诊未见湿热之象，但要考虑患者疾病发生的主要病因，患者抗子宫内膜抗体阳性，视为毒邪内侵，体内难免有积聚湿热，继续以金银花、夏枯草清热解毒，茵陈、猪苓清热利湿，清下焦之湿热。生甘草调和诸药。

2016年随访，顺产1子，母子健康。

柴嵩岩教授认为，对湿热或热毒证候免疫性不孕症患者，中期、后期容易伤阴、动血，需要加血分药，在清热时加旱莲草、茜草、白头翁等，在化瘀时加桃仁、赤芍等，在滋阴养血扶正时加当归、川续断等。通过症状、体征、病史和辅助检查，加上舌脉四诊合参，先辨阴阳，后辨气血，论治予药，不可慌乱。

【参考文献】

[1] Kverka M，Ulcova-Gallova Z，Bartova J，et al.Sperm cells induce distinct cy-tokine response in peripheral mononuclear cells from infertile women with serum anti-sperm antibodies [J].Plos One，2012，7（8）: 44172.

[2] Triggianese P，Perricone C，Perricone R，et al. Prolactin and natural killer cells: evaluating the neuroendocrine-immune axis in women with primary infertility and recurrent spontaneous abortion [J]. Am J Reprod Immunol，2015，73（1）: 56-65.

第十一章

不良孕史

11

一、概述

不良孕史是指除正常妊娠以外所有的病理妊娠及分娩期并发症，包括生化妊娠、自然流产及习惯性流产、胚胎停育、早产、过期产、出生缺陷、死胎／死产、多胎、低出生体重、早产低出生体重、生育畸形和智力低下儿、胎膜早破、妊娠期高血压疾病和新生儿窒息等，其发生率为5%～20%。这类不良妊娠结局在患者未查明和纠正病因时易反复发生，有过不良孕史的患者身心都受到一定的创伤，这类患者既有明确的妊娠需求却又恐惧不良孕史再次发生，因此，在临床如何减少不良孕史的发生，保证患者的身心及生殖健康，显得尤为重要。不良孕史的发生与双亲和胚胎均有密切关系。配体染色体因素、精卵质量、胚胎质量，以及胚胎代谢、母体子宫内膜的厚度和容受性、激素水平、免疫情况都会导致不良孕史的发生。染色体异常是导致不良孕史的重要因素之一。据报道，在早期妊娠自然流产中，约70%与胎儿染色体异常有关，其中核型异常的发生率高达50%～60%。配子形成和胚胎发育过程中亦可出现染色体异常。女方因素跟女性的年龄、卵巢功能、卵子质量等密切相关。生活习惯、疾病、职业等也会产生一定影响，是目前出现不良孕史的重要原因之一。另外，免疫因素的影响可能引起不良孕史的发生。沙眼衣原体和解脲支原体感染，引起炎症，激活免疫系统，影响胎盘的植入，破坏母体对胎儿的保护机制，从而可造成流产。多囊卵巢综合征、甲状腺疾病、卵巢储备功能低下、黄体功能不足、泌乳素升高等内分泌因素亦会造成胚胎发育不良，导致不良孕史。生殖系统解剖异常往往妊娠率较低，一旦怀孕流产率更高。子宫肌瘤、子宫内膜息肉、宫腔粘连等因素引起宫腔环境异常，使其不利于妊娠。研究表明宫颈功能不全也是复发性流产的危险因素之一。另外，环境对妊娠的影响也日益受到重视。

二、西医对不良孕史的治疗进展

目前西医治疗不良孕史，主要采取针对病因进行对症处理。①染色体因素：可自然受孕的患者，孕后定期产前诊断，或者孕前行遗传咨询及遗传学诊断，也可选用供精或供卵的方式来辅助生育。②内分泌因素：先进行孕前调理。③免疫因素：针对病因进行免疫治疗。④解剖因素：生殖道解剖异常一般行相应手术治疗。⑤感染因素：常规敏感抗生素治疗，待复查正常后再孕。⑥环境因素：孕前后避免接触有害环境的刺激，改变不良生活习惯，如戒烟、戒酒等，远离有毒化学制剂。

三、中医学对不良孕史的认识

不良孕史在中医典籍中已有描述，根据其症状、体征及病情发展过程，大致与中医的堕胎、小产、暗产、滑胎、胎死不下相对应。

胞脉系于肾，冲任二脉皆起于胞中。胎儿居于母体之内，全赖母体肾以系之，气以载之，血以养之，冲任以固之。若母体肾气充实、气血盛壮、冲任通盛，则胎固；若母体先天肾虚或后天脾肾不足，气血虚弱，或素有癥瘕旧伤，或孕后跌仆闪挫，伤及冲任则胎元不固。若父母先天精气亏虚，两精相搏虽然成形，但胚胎有损，或不能成形，或成形易损，致胎元不健，易屡孕屡堕。

古代医家对此病有深刻的认识。《金匮要略》一书载有半产之名，《脉经》记有堕胎。《经效产宝·妊娠伤寒热病防损胎方论》曰："非时之气，伤折妊妇，热毒之气，侵损胞胎。"《诸病源候论·妇人妊娠病诸候》曰："凡胎儿不固，无非气血损伤之病，若气虚则提摄不固，血虚则灌溉不周，所以多致小产……"由此可见，堕胎起因有二：一为母体冲任损伤，或素有旧疾，或新感外邪；二为胎元不健、胎结不实。但古代对于堕胎小产后阴道下血不止没有有效的急救措施，也造成了该病的死亡率较高。《诸病源候论》中指出："堕胎损经脉。"《校注妇人良方》中强调"小产重于大产，盖大产如瓜熟自脱，小产如生采，断其根蒂"，故堕胎损其经脉气血。

综合众医家之言，该病的发病机理主要是冲任损伤，胎元不固，胎结不实，而致胚胎、胎儿自然殒堕离宫而下。其后的治疗应固本培元，祛邪扶正，补其肾气，固其冲任，壮其气血，方可继续受孕娩子。

四、柴嵩岩治疗不良孕史经验总结

（一）柴嵩岩对不良孕史病因病机的认识

1."三论学说"
详见总论。

2."三因学说"
"三因学说"自古有之。早在汉代，张仲景在《金匮要略》一书中指出："千般疢难，不越三条，一者，经络受邪入脏腑，为内所因也；二者，四肢九窍，血脉相传，壅塞不通，为外皮肤所中也；三者，房室、金刃、虫兽所伤。以此详之，病由都尽。"宋代陈无择著《三因极一病证方论》，他在前人病因分类的基础上明确提出了"三因学说"的具体内容，并将其内涵明确指出，曰："六淫，天之常气，冒之则先自经络流入，内合于脏腑，为外所因；七情，人之常性，动之则先自脏腑郁发，外形于肢体，为内所因；其如饮食饥饱，叫呼伤气，金疮踒折，疰忤附着，畏压溺等，有悖常理，为不内外因。"据该学说所述，"外所因"为六淫邪气，"内所因"为情志所伤，"不内外因"则为饮食劳倦、跌仆金刃，以及虫兽所伤等。

不良孕史的发生也可以用"三因学说"来解释。

（1）外因

外因指的是病原体感染，如性传播疾病，衣原体、支原体、TORCH感染，以及环境等因素影响，与"三因学说"的"外所因"并无二致，中医学认为，此乃六淫邪气为病，故其治疗当以祛邪扶正为本。扶正与祛邪是相辅相成的两个方面。辨证施治时，应认真仔细分析正邪主次先后，以"扶正不致留邪，祛邪不致伤正"为度。正虚为主理应扶正为先，气虚补气、阴虚滋阴、血虚养血、阳虚温阳，使邪不盛实，正盛邪自去。邪盛正未虚衰的实证应以祛邪为主，临床上常用的汗法、吐法、下法、清热、利湿、消导、行气、活血等均可据情况选择用治，则邪去正自安。

（2）内因

内因指的是双亲染色体异常、配子形成和受精卵质量异常，以及生殖器官解剖异常、母体内分泌异常，与"三因学说"的"内所因"略有不同，其内涵不仅包括情志所伤，亦涵盖先天缺损、后天不足等。故内因所致的不良孕史当以调理五脏平衡、温养气血充盛为主，维护脏腑正常生理功能。

（3）不内外因

不内外因指的是无法归于内因及外因的因素，包括免疫因素，如抗生殖免疫抗体、封闭抗体、血型、免疫性疾病等，跌仆闪挫，房事劳伤及妊娠服药，等等。此类病因并不能完全归于外因或内因，但却与二者息息相关。故治疗上也不可一概而论，审因求证，审证求因，辨证也不需拘泥于气血津液辨证、脏腑辨证、六经辨证等，虽治法多样但万变不离其宗，辨证论治，以人为本，以平为期。

（二）柴嵩岩对不良孕史的治疗

柴嵩岩教授对不良孕史的治疗分为三个阶段。一是审因，治疗前应审前次不良孕史的原因、时间、结局等，运用西医学的检查手段，寻找病因，分清内因、外因、不内外因。结合中医辨证特点，审证求因，详查中医致病因素，患者是虚证还是实证，是气虚、血虚、阴虚还是阳虚，是外邪侵袭还是痰湿、瘀血，病位在肝、脾、肾还是冲任督带。审清病因方能准确辨证论治。二是治本以调经，此时以固护阴血，调理脏腑为重，提高种子质量、增加土壤营养，不能急于再次妊娠，在简陋的环境中种子养胎，固本培元方是正道。肝气条达而藏血，心神聚敛而主血脉，脾气升清统血而运化长养，肺气肃降行水而朝百脉，肾藏精主水纳气。五脏得养，气血充盛，冲任调达，男精壮，女经调，则月事如常，有子指日可待。三是保胎治疗提前。柴嵩岩教授认为，保胎也需要分阶段。胎元稳固并非一朝一夕之事，从患者排卵之后就可以开始渗透保胎的思想，从受精卵形成之时即开始呵护照顾小苗的生长，陪着它一起慢慢长大，精心照料。排卵后即需固护黄体，黄体颗粒细胞可分泌孕激素，是胚胎扎根内膜层的必需物质，受精卵植入后则使之产生胎盘，并减少妊娠子宫的兴奋性，抑制其活动，使胎儿安全生长。妊娠早期，因母体有病以致胎动不安者，应治疗母病，母安则胎自安；若胎气不固以致母病者，安胎则母自愈，培育母体的精血，去除致病因素。若患者既往有不良孕史，则更因固护胎元，力求稳妥。妊娠中后期患者，问羊水情况，羊水过多患者畸胎、无脑儿的发病率较高，故以清利带脉，利水渗湿为先。

　　在治疗中不忘辨证论治，柴嵩岩教授在辨证时强调对患者整体状态的了解，这不是要求我们能够慧眼识人，而是通过她展现给我们的状态推测她的情况，有诸症为诸病，根据其症状、体征，结合舌脉进行辨证，分清虚实，详查病因。只有准确地辨证施治才能达到事半功倍的效果。

　　辨证之中，首辨虚实。《素问·通评虚实论》曰："邪气盛则实，精气夺则虚。"邪正斗争是贯穿于疾病全过程的根本矛盾，阴阳盛衰及其形成的寒热证候，也存在着虚实的不同类型及其相互转化，辨虚实是治疗补泻的基本依据。虚实辨证准确，补泻方能无误，不犯"虚虚""实实"之误。

1. 虚证

虚证次辨病位，肾虚、脾虚、阴虚、阳虚、气虚、血虚均可导致不良孕史的发生。

（1）肾虚

①肾气亏虚

患者先天禀赋虚弱，肾气不足，或孕后不节房事，肾气耗伤，冲任亏虚，系胎乏力，胎元难固，从而导致堕胎、小产、滑胎。腰为肾之府，肾气虚弱故见腰膝酸软；腰主骨生髓，肾气虚，可见髓海不足，头晕耳鸣；肾与膀胱互为脏腑，膀胱失约，可见尿频尿多。故该证可兼见腰膝酸软、头晕耳鸣、夜尿频多等症。此类患者大多舌质淡，苔薄白，脉细滑或沉弱。

②肾精亏虚

患者大病久病累及于肾，肾精匮乏，精血不足，胎失濡养，胎结不实，故堕胎、小产，屡孕屡堕而致滑胎。肾精亏虚，不能濡养肾之府，见腰膝酸软；足少阴肾经走足跟，见足跟疼痛；精血亏少，脑髓不充，清窍失养，见头晕耳鸣；津液不足，肠道失润，见大便秘结。此类患者大多舌红，少苔，脉沉细或细数。

③肾阳亏虚

若是患者命门肾阳火衰，真阴真阳受损，不能温养冲任胞宫，胞宫虚寒胎元不固，其根本未得以治愈而再次受孕，屡孕屡堕而致该病。肾阳虚衰可见腰膝酸软，腰痛如折；阳虚无力温煦周身，阳气不能到达四末，则畏寒肢冷；阳虚不能荣养清窍，见头晕耳鸣；命门火衰不能温养脾土，故脾失健运，脾阳虚衰，大便溏薄或完谷不化；肾阳亏虚，膀胱气化无力，则小便清长，夜尿频多。此类患者大多舌淡，苔薄，脉沉弱。

肾虚的治疗应以补肾固冲为要。药物多用巴戟天、杜仲、续断、桑寄生、菟丝子、黄精、枸杞子、旱莲草、女贞子等。

（2）脾肾虚弱

父母先天脾肾虚弱或屡孕屡堕伤及脾肾。肾主先天，脾主后天，先后天不足，无以养胎，导致堕胎滑胎。脾虚中气不足，带脉失约，冲任不固，则小腹下坠，脾虚运化无力，则纳呆、大便溏稀，脾虚不能濡养头面，故见头晕耳鸣、面色暗黄、面部色斑。患者大多舌淡胖，脉沉细弱。

脾肾虚弱的治疗应补益脾胃、固护后天之本。药物多用白术、茯苓、山药、白扁豆、薏苡仁等。

（3）气血不足

母体平素生化乏源，气血不足，或饮食、忧思、劳倦伤及脾胃，脾胃虚弱无以摄纳水谷化生气血，导致冲任胞宫无所养，不能摄养胎元。气血两虚，则不能上荣头面濡养清窍，故见头晕目眩；不能润养肌肤，故见面色㿠白；不能濡养脏腑，故见神疲乏力、心悸气短。患者大多舌淡，苔薄白，脉细弱。

气血不足的治疗以益气养血、固冲安胎为主。药物多用太子参、当归、白芍、熟地黄、阿胶珠、龙眼肉等。

2. 实证

实证则辨病邪性质，因热致病、因湿致病、因痰致病、因瘀致病均可导致不良孕史的发生。

（1）热病伤胎

患者或感受热邪侵袭，或湿瘀等邪化热，或七情过激，气郁化热，或饮食不节，食积化热，或房劳损伤，阴虚阳亢，或素体阳盛血热，实热虚热均可扰动冲任，使气血失调，无以濡养胎元，故发为此病。阳热偏盛，则发热、恶热喜冷；热盛伤阴，津液耗伤，则小便短赤、大便干结；津伤必饮水自救，故口渴喜冷饮；火性上炎，可见面红耳赤；热邪扰乱心神，可见烦躁神昏；津液煎熬浓缩，可见痰、涕、眵黄；热迫血妄行，灼伤血络，则吐血衄血。患者病因不同，可见实热、虚热、肝火上炎、阴虚火旺等各类症状。患者大多舌红，苔少或黄，脉数。

热病伤胎的治疗分虚实，若是实证，则清热泻火，药物多用夏枯草、黄芩、茵陈、金银花、连翘等；若是虚证，则清虚热滋阴，药物多用青蒿、地骨皮、旱莲草等。

（2）血瘀碍胎

母体素有癥瘕旧疾，瘀滞于内，伤及冲任，气血失调，胎元失养；或跌仆损伤导致气血运行受损，气滞血瘀，碍胎发育。瘀血既是病理产物，又是病因。血瘀证以刺痛为主要表现，痛处不移，疼痛拒按，夜间加重；若伴随出血，则血色暗质稠，或夹血块；血瘀则气滞，不能濡养周身，气血运行不畅，则可见面色紫暗、黧黑，唇、舌、爪甲紫暗，或舌上有瘀点、瘀斑，舌下络脉粗胀青紫，或肌肤甲错。严重的血瘀证亦可见失眠、怔忡、健忘等神志症状。患者大多舌暗，脉细涩。

血瘀的治疗以活血化瘀为主，但不可破血伤及冲任，多用益母草、当归、川芎、泽兰、茜草、丹参、三七、蒲黄、桃仁等。

（3）痰湿阻胎

湿为阴邪，其性黏滞，病情缠绵。湿邪致病，有内外之分，外湿多与气候有关，阴雨连绵、久居湿地、经期产后冒雨涉水，内渗致病；内湿由于脾的运化和输布津液功能下降引起水湿痰浊蓄积停滞致病。痰湿阻滞冲任二脉，使血不得下行，月事不来；痰湿内生，躯脂满溢，遮蔽子宫，不能摄精成孕；或阻滞气机，气滞血瘀，痰湿瘀互结，不能启动氤氲乐孕之气，故患者不孕。而受孕之后，脾肾亏虚，无以运化温化水湿，凝聚成痰，则见腹大如鼓，胸胁满闷，水渍胞中，即西医"羊水过多"。《叶氏女科证治》云："妊娠五六月间，腹大异常，胸膈胀满，小水不通，遍身浮肿，名曰子满。此胞中蓄水也，若不早治，生子手足必然软短，形体残疾，或水下而死。"此时脾虚土衰，土不制水，致胎元缺陷。

治疗应化痰利水，祛痰化湿，多用浙贝母、瓜蒌、夏枯草、荷叶、薏苡仁、茯苓、佩兰、泽泻、冬瓜皮、车前子、茵陈等。

柴嵩岩教授认为羊水过多应归于脾肾阳气不足，气化失司；脾之阳气不足，失于健运，湿浊内聚，肾之阳气不足，胎元失养，湿浊浸渍胞胎，而发子满。据她总结，此类患者有特定的舌脉特点，大多数患者舌体肥厚有齿痕，舌质暗而水浸感，少苔或无苔；脉象多为细滑无力。治疗上，以调理气化功能为主，多选用走肺、脾、肾经的药物，并提出"茯苓皮"为治"胎水"的关键药。《中华本草》记载："茯苓皮，味甘、淡，性平，归肺、脾、肾经，能够利水消肿，用于水肿，小便不利。"《本草纲目》记载"淡以利窍，甘以助阳。甘平能益脾逐水，乃除湿之圣药也"，并提出"阴虚者不宜用"。《本草易读》说道："茯苓皮，消水肿，利水道。"《本草分经》言："茯苓皮专行水。"柴嵩岩教授喜用茯苓皮淡渗利湿，健脾行水，以调节羊水量。

临证之中，少见纯虚纯实证，患者往往病因多样，虚实夹杂，此时治疗应分清主次，柴嵩岩教授治疗时常常抽丝剥茧，并称其为"解外衣"，先解其表，后医其本。

五、验案举隅

【病案一】

邹某，女，36 岁，已婚。

初诊日期： 2016 年 1 月 10 日。

主诉： 月经错后 1 年余，未避孕未孕 1 年。

现病史： 患者月经初潮 13 岁，既往月经 7 天 /（32 ～ 34）天，量中，色可，痛经。2014 年 11 月孕 7 周胎停育行清宫术。此后月经不规律，2～3个月一行，经量同前，色暗，有血块，痛经较前略有加重，不影响日常生活。2015 年解除避孕后至今未孕。LMP：2015 年 11 月 2 日。刻下症：脱发，纳眠可，小便可，大便溏。BBT 不典型双相。舌绛暗，苔薄黄，脉细滑。

既往史：2013 年在妇产医院诊断为子宫肌瘤、盆腔炎。

婚育史：结婚 6 年，孕 2 产 0，2007 年人工流产 1 次，2014 年 11 月胎停育（孕 7 周）行清宫术。

辅助检查：2014 年 B 超：子宫 5.4cm×5.1cm×4.2cm，内膜 0.64cm，可见大小为 2.3cm×2.2cm 的肌瘤。

西医诊断：继发性不孕症，子宫肌瘤。

中医诊断：月经后期，断续，癥瘕（脾肾不足，湿热瘀结证）。

立法：补益脾肾，滋阴清热，活血利湿。

方药：

女贞子 15g	枸杞子 15g	川续断 15g	桑寄生 15g
山药 10g	益母草 10g	夏枯草 10g	桔梗 10g
当归 10g	荷叶 10g	月季花 6g	佩兰 3g

20 剂，每日 1 剂，水煎服。

分析：《素问·上古天真论》云："二七而天癸至，任脉通，太冲脉盛，月事以时下，故有子。"《景岳全书》云："经本阴血，何脏无之。"柴嵩岩教授认为，月经的产生有几个基本条件：冲脉充盛为月经之本，冲脉无所继则无所溢；肾气盛，地道通；五脏六腑功能正常、关系协调乃阴血充盛所需之大环境。肾藏精，为天癸之本，脾为气血生化之源，肝藏血，冲为血海，为月经之源；肝行气，主疏泄，脾主运化，统血，固摄胞脉，肾与命门之阳鼓动血海，月经因时而下。

该患者于 2014 年 11 月孕 7 周胎停育行清宫术后，月经错后。《校注妇人良方》中强调"小产重于大产，盖大产如瓜熟自脱，小产如生采，断其根蒂"，故堕胎损其经脉气血。本案患者堕胎后伤及脾肾，肾为先天之本，肾气亏乏故不能摄纳藏精，脾为后天之本，脾气虚弱故生化乏源，气血生化无以接续，故气虚血虚，五脏有余之血灌注血海不足，血海不能按时满溢，故见月经错后。气虚无力推动血行，故见血瘀，血瘀日久化热，则瘀热互结。发为血之余，血虚肾气不固，故见脱发；脾气虚则运化不足，水湿停聚，故见大便溏薄。水湿内停，日久亦可化热，苔黄提示体内有湿热之象；舌绛暗，苔薄黄，脉细滑，亦为脾肾不足、湿热瘀结之象。故治疗以补益脾肾为主，兼以清热利湿、活血化瘀。

患者现停经2个多月，嘱患者月经第5天服药，一是为了排除妊娠可能，以免药物对胚胎造成影响，二是避免药物对正常月经的影响。柴嵩岩教授用药精巧。方以女贞子、枸杞子为君。《本草备要》言女贞子："益肝肾，安五脏，强腰膝，明耳目，乌须发，补风虚，除百病。"《本草经疏》载："女贞子，气味俱阴，正入肾除热补精之要品，肾得补，则五脏自安，精神自足，百病去而身肥健矣。"枸杞子甘平质润，平补肝肾，有滋补强壮的作用，凡肝肾阴虚诸证均可应用。《本草经集注》言枸杞子："补益精气，强盛阴道。"二药质润，善补肝肾之阴，兼清虚热，补而不腻，可入血海、达血分，血海充实，方可满溢，经水来潮。以川续断、桑寄生为臣，二药甘温助阳，归肝、肾经，助君药补续血脉，能补益肝肾，强筋健骨。山药补脾固肾；当归填充血海，补血行血；益母草活血祛瘀清热；夏枯草、月季花疏肝行气；荷叶、佩兰清热利湿；桔梗宣肺。全方补益之余兼化瘀清热利湿，补而不滞，行而不伤。该方补益之余更注重调养脏腑关系。

二诊：2016年3月7日。

PMP：2016年1月13日，LMP：2016年2月18日，经前BBT近典型双相。现便溏。舌暗红，苔薄黄，脉细滑。

辅助检查：2016年2月25日性激素：FSH：5.90mIU/mL，LH：4.96

mIU/mL，E_2：39.78pg/mL，PRL：10.01ng/mL，T：0.71ng/mL。

方药：

女贞子 15g	菟丝子 15g	川续断 15g	北沙参 15g
玉竹 10g	茯苓 10g	白术 10g	泽泻 10g
益母草 6g	月季花 6g	郁金 6g	柴胡 5g

川楝子 3g

20 剂，每日 1 剂，水煎服。

分析：初诊后患者月经来潮，脏腑气血已有所恢复。经前基础体温近典型双相，性激素基本正常，提示患者排卵功能恢复。患者拟调养后再次妊娠，当"预培其损"，使气血平和，肾气充实，冲任通盛，母体盛壮方可固胎元。患者诉便溏，是脾虚无力运化水湿，水湿内停，积久化热，湿热聚结于内，凝结不散，与冲任胞宫气血搏结，积聚下焦，日积月累，久而成瘕化癥。另外患者有子宫肌瘤、盆腔炎病史，属中医癥瘕范畴，癥瘕阻于胞脉胞络，阻气血运行，碍冲任通盛，难以固护胎元，当先祛其湿热瘀结，渐消其癥瘕。方药应继以温补脾肾、利湿清热、化瘀行气为法。

方以女贞子、菟丝子、北沙参为君。柴嵩岩教授善用女贞子治疗肾阴不足兼有内热之证。菟丝子，性平，入肝、脾、肾经，助阳、益精髓，《本草经疏》谓其"为补脾肾肝三经要药，三经俱实，则绝伤续而不足补矣"。北沙参，清肺热，养肺阴，乃补肺启肾之要药。茯苓、白术健脾益气，助脾气运化水湿；泽泻归肾、膀胱经，利水渗湿泄热，湿从下而走。患者求子心切，不免思虑较多伤肝气，加强疏肝行气之力助湿热之邪消散，用月季花、郁金、柴胡，共奏疏肝行气之功而又各有侧重。月季花入血分，独入肝经，专于活血调经；郁金芳香辛散，入心、肝、胆经，长于行气活血；柴胡疏肝解郁，升阳气。益母草辛散苦泄，微寒清热，兼有活血祛瘀之功。诸药合用，温补脾肾、利湿清热、疏肝行气，调和脏腑气血冲任。

三诊： 2016 年 4 月 25 日。

LMP：2016 年 3 月 20 日。现 BBT 有上升、稳定。舌红淡暗，苔薄黄，脉沉滑。

辅助检查：2016 年 4 月 4 日激素：HCG：598.5mIU/mL，P：52.30ng/mL。

方药：

菟丝子 15g	北沙参 15g	芦根 15g	旱莲草 10g
白术 10g	茯苓 10g	金银花 10g	侧柏炭 10g
苎麻根 6g	黄芩 6g	竹茹 6g	莲须 5g

14 剂，每日 1 剂，水煎服。

分析：患者 HCG：598.5mIU/mL，提示妊娠，BBT 有上升且走势稳定，但患者既往有胎停育病史，万不可掉以轻心。考虑患者素有癥瘕旧疾，孕后应及早安胎，使胎元健固。患者未诉特殊不适，舌红淡暗，苔薄黄，脉沉滑，当以补肾清热安胎为要。此时用药应谨慎小心，既不可活血动胎，亦不能隔靴搔痒，用药选药以不碍胎元为首要条件。

方中以菟丝子、北沙参为君。菟丝子补脾、肾、肝三经，使三经俱实；北沙参，清肺热，养肺阴，补肺启肾助菟丝子滋肾水。白术、茯苓为常用健脾药，利水湿而不伤正。芦根甘寒，入肺、胃、肾经，可清热除烦、和胃止呕，不燥不腻，清热不伤胃，生津不敛邪。旱莲草入肝、肾经，酸寒之性可凉血止血，甘寒之性可滋肾阴，一药多用。莲须，《本经逢原》曰："莲须，清心通肾，以其味涩，故为秘涩精气之要药。"金银花清热解毒，清血海伏热；苎麻根、黄芩清热解毒，止血安胎；侧柏炭凉血止血，四药合用以防热助血行，有伤胎之弊。竹茹清热化痰，除烦止呕，以防胎阻任脉，孕吐伤胎。

本案患者从胎停育后停经至月经恢复，再至怀孕，共治疗 3 个多月，是典型的不良孕史治愈的成功案例。柴嵩岩教授认为，堕胎之后，气血亏乏，应固本培元，祛邪扶正，补肾固冲，壮其气血，尽快查找胎堕原因。

此类患者往往虚实夹杂，难有纯虚纯实证，治疗时避免一味滋补和一味伐正两个极端，注意补泻方法，调理脏腑关系，促进患者正常生理功能的恢复。备孕期间，当"预培其损"，维护气血平和。若再次受孕，应及早安胎，使胎元健固，避免屡孕屡堕。治疗时，只有明辨病因病机，方可收效良好。

【病案二】

薛某，女，31 岁，已婚。

初诊日期：2011 年 12 月 31 日。

主诉：不良孕史 2 次。

现病史：既往月经 5 天 /（30 ～ 36）天，量少，色淡，质稀，痛经不著。结婚 3 年，孕 2 产 0，2010 年 9 月生化妊娠 1 次，2011 年 7 月孕 60 天胎停育 1 次。PMP：2011 年 11 月 13 日，LMP：2011 年 12 月 25 日。刻下症：头晕，乏力，易疲倦，纳差眠可，二便可。舌嫩暗，脉细。

辅助检查：2011 年 12 月 27 日性激素：FSH：7.1mIU/mL，LH：4.1mIU/mL，E_2：8.583pg/mL，T：0.49ng/mL，PRL：61.3ng/mL。2011 年 12 月 20 日 B 超：子宫 4.3cm×3.7cm×2.5cm，内膜 0.6cm（经前）。男女双方染色体未见异常。

西医诊断：继发性不孕症。

中医诊断：月经后期，断续（气血虚弱，肝肾不足证）。

立法：益养气血，滋补肝肾。

方药：

太子参 10g	当归 10g	菟丝子 15g	枸杞子 15g
桑寄生 15g	续断 15g	茯苓 10g	白术 10g
夏枯草 12g	冬瓜皮 10g	菊花 10g	钩藤 10g
桔梗 10g	远志 5g	川芎 5g	

70 剂，每日 1 剂，水煎服。

分析：该患者既往月经后期，月经后期有虚实之分，虚者多因肾虚、血虚、虚寒导致精血不足，冲任不充，实者多因血寒、气滞、痰阻导致血行不畅，冲任受阻，血海不能按时满溢，致使月经错后。

该患者既往有 2 次不良孕史，损耗气血，气血不足，营血亏虚，冲任不充，血海虽满但所溢不多，故月经量少；血虚精微不足，故月经色淡质稀；血虚不能上荣头面，故头晕、乏力；血虚不能荣养胞宫，故见痛经不甚，隐痛绵绵。胎元需赖母体气血荣养，母体气血不足无以摄胎养胎，故见滑胎、胎死宫内，堕胎损其经脉气血，使得气血更虚。肾为先天之本，元气之根，肾藏精，为天癸之本；肝主藏血，冲为血海，为月经之源；肾气虚弱，无力濡养，肝肾同源，肾虚及肝，肝血不足，且肝主疏泄，调畅情志，患者日久不孕，难免肝气郁结，阻滞胞宫，月事无以时下，月经量少，长久胞宫空虚，愈加无法受孕成胎。舌嫩暗，脉细亦为气血两虚，肝肾不足之象，治疗应益养气血，滋补肝肾。

方以太子参、当归为君。太子参入脾、肺经，能"大补元气"，又不似党参、黄芪温燥，反有濡润之性，为补而不燥之首选；当归补血活血，调经止痛。二药相合，益气养血之效更佳。以菟丝子、枸杞子为臣，二药合用，甘平质润，滋补肝肾。续断、桑寄生辅助臣药，温肾助阳，补益肝肾，强筋健骨。白术、茯苓、冬瓜皮为佐，益气健脾利湿。夏枯草、菊花、钩藤清肝泻火，清热平肝。远志专攻心肾，能宁心解郁，壮阳益精。桔梗上行，上浮保肺。川芎为使，引药入肝，行气止痛。该方在补益气血、滋补肝肾的同时，更注重调补五脏，张景岳言"经本阴血，何脏无之。惟脏腑之血，皆归冲脉，而冲为五脏六腑之血海，故经言太冲脉盛，则月事以时下"。月经为五脏有余之血流注胞宫，脏腑功能正常，五脏协调，气血充沛，女性生理功能才能正常运行，月信如常，摄精成孕则指日可待。

二诊：2012 年 3 月 24 日。

PMP：2012 年 2 月 2 日，LMP：2012 年 3 月 4 日，经 前 BBT 不 典型双相，经量少，色淡，时感乳痛，二便调。乏力、头晕等有所好转。舌淡，脉细。

方药：

太子参 15g	当归 10g	阿胶珠 12g	枸杞子 15g
菟丝子 15g	白术 10g	钩藤 15g	浙贝母 10g
荔枝核 10g	制首乌 10g	乌药 6g	月季花 6g
葛根 6g	川芎 3g	生甘草 5g	

20 剂，每日 1 剂，水煎服。

分析：患者头晕、乏力好转，且舌由嫩暗转淡，提示患者气血得到一定的恢复，治疗有效，但是脉见细象，说明血海仍是空虚的状态，继续以补为主。菟丝子、枸杞子补益肝肾，益精填髓，阿胶珠、太子参、当归滋阴养血活血，加制首乌、乌药温补阳气，白术益气健脾。但治疗时要紧守病机治则，不忘"女子以肝为先天"，且患者时感乳痛，提示患者肝气郁结，肝主疏泄，气血得养，需依凭疏泄功能流窜周身，故柴嵩岩教授时刻不忘调肝，药入肝经，疏肝气、清肝热，月季花入肝经，能活血调经，疏肝解郁；钩藤清热平肝；荔枝核入肝、肾经，行气散结，祛寒止痛；川芎上行，引药入经。生甘草调和诸药。

三诊：2012 年 4 月 14 日。

PMP：2012 年 3 月 4 日，LMP：2012 年 4 月 11 日，经 前 BBT 典型双相，经量少，纳可，眠差，二便调。舌暗，有齿痕，苔黄，脉沉细。

方药：

菊花 10g	钩藤 10g	葛根 3g	月季花 6g
女贞子 15g	牡丹皮 10g	连翘 10g	夏枯草 10g
桔梗 10g	生甘草 5g	金银花 10g	百部 10g

绿萼梅 6g

20 剂，每日 1 剂，水煎服。

分析：患者舌暗，脉沉细提示气虚血瘀，患者苔见黄，提示体内有热，三诊治疗侧重温肾活血，化瘀清热。女贞子补肾养阴血，补而不燥，加菊花、连翘清热解毒，牡丹皮清热凉血，活血化瘀，金银花清血海伏热，钩藤清热平肝，桔梗、百部开提肺气，加强润肺之功，月季花、夏枯草入肝经，活血调经，绿萼梅疏肝解郁，生甘草为使，清热之余，尚可调和诸药。全方共奏温肾活血，化瘀清热之效。

四诊：2012 年 6 月 23 日。

PMP：2012 年 5 月 12 日，LMP：2012 年 6 月 14 日，经前 BBT 不典型双相，乏力，腰痛。舌淡暗，脉细。

辅助检查：2012 年 4 月 15 日性激素：FSH：5.24mIU/mL，LH：3.5mIU/mL，E_2：76.84pg/mL，PRL：20.77ng/mL。

方药：

阿胶珠 10g	太子参 15g	当归 10g	山药 15g
白术 10g	夏枯草 12g	川续断 15g	菟丝子 15g
茵陈 15g	川芎 5g		

70 剂，每日 1 剂，水煎服。

分析：四诊时患者月经如期而至，BBT 见不典型双相，提示患者血海渐复，舌淡暗，脉细提示热已去，但仍有气血不足，以补为主。四诊方中去金银花、连翘、钩藤等清热之品，以菟丝子温肾助阳，太子参、山药、白术健脾益气，川续断补益肝肾，益养阴血，阿胶珠、当归助养阴血，茵陈利湿，夏枯草、川芎活血调经。

五诊：2012 年 9 月 22 日。

PMP：2012 年 8 月 11 日，LMP：2012 年 9 月 10 日，BBT 不典型双相。舌淡，脉细。

辅助检查：2012 年 9 月 12 日性激素：LH：3.8mIU/mL，FSH：8.85mIU/mL，E$_2$：38.69pg/mL，PRL：29.44ng/mL。

方药：

枸杞子 12g	金银花 10g	白术 10g	月季花 6g
桔梗 10g	川续断 15g	当归 10g	茯苓 10g
益母草 10g	绿萼梅 10g	玉竹 15g	生甘草 5g
百合 10g	连翘 10g		

20 剂，每日 1 剂，水煎服。

分析：五诊效不更方，该患者气血两虚、肝肾不足，治疗时紧守病机治则，但不忘"女子以肝为先天"，月季花入肝经，能活血调经，疏肝解郁；绿萼梅平肝和胃，调畅气机，《本草纲目拾遗》曰："开胃散郁，煮粥食，助清阳之气上升，蒸露点茶，生津止渴，解暑涤烦。"另外，此次性激素检查提示泌乳素偏高，建议患者复查。

六诊：2013 年 3 月 2 日。

PMP：2013 年 1 月 9 日，LMP：2013 年 2 月 11 日，经量略增多，色淡好转，经前 BBT 不典型双相，二便调。现服溴隐亭，1 天 1 片，两天减半片。舌暗，脉细滑。

方药：

当归 10g	炒白芍 10g	金银花 12g	阿胶珠 12g
地骨皮 10g	茵陈 12g	旱莲草 15g	枸杞子 15g
女贞子 15g	白术 10g	月季花 6g	钩藤 10g
泽泻 10g	川芎 5g		

70 剂，每日 1 剂，水煎服。

分析：六诊时患者脉始见滑象，说明气血已有恢复迹象。患者 5 个多月没来就诊，自诉泌乳素一直处于升高状态（未见结果），故服用溴隐亭。本病患者以不孕为主诉，脾肾不足，气血两虚，此时泌乳素高，说明体内仍有热毒之邪，当先祛之，以防热邪阻滞，影响治疗进程。方中金银花清热解毒，钩藤清热平肝，旱莲草清肝热，地骨皮清虚热，佐以炒白芍敛阴，以防疏散太过，女贞子、枸杞子为君补益肝肾，阿胶珠、白术化生气血，茵陈清热利湿，川芎引药上行。

七诊：2013 年 5 月 11 日。

PMP：2013 年 3 月 14 日，LMP：2013 年 4 月 13 日，BBT 不典型双相，经量较前增多。舌淡暗，脉沉滑。

辅助检查：2013 年 4 月 15 日性激素：LH：5.3mIU/mL，FSH：6.99mIU/mL，E_2：32.97pg/mL，PRL：4.9ng/mL。

方药：

冬瓜皮 20g	泽兰 10g	阿胶珠 12g	桃仁 10g
月季花 6g	菟丝子 12g	牡丹皮 10g	金银花 12g
浙贝母 10g	杏仁 6g	生白术 10g	川续断 15g
菊花 10g	合欢皮 10g	女贞子 15g	杜仲 10g
当归 10g	生甘草 5g		

20 剂，每日 1 剂，水煎服。

八诊：2013 年 7 月 27 日。

LMP：2013 年 7 月 19 日，BBT 不典型双相。舌嫩暗，脉细滑稍弦。

辅助检查：2013 年 6 月 29 日性激素：LH：5.6mIU/mL，FSH：6.56mIU/mL，E_2：58.32pg/mL，PRL：4.9ng/mL。

方药：

菊花 10g	钩藤 10g	泽兰 10g	月季花 6g
红花 5g	生甘草 6g	大腹皮 10g	川续断 10g
菟丝子 20g	金银花 12g	合欢皮 10g	女贞子 15g
郁金 6g	白术 10g	杜仲 10g	车前子 10g

70 剂，每日 1 剂，水煎服。

分析：五诊时患者泌乳素升高，虽以不孕为主诉，但此时治疗重点应以降低泌乳素水平为主。经过一诊至四诊的治疗，患者气血较前充足，肝阴肾精较前充足，此时治疗不再以补益气血为主，而转为清热调肝，兼以滋补肝肾。金银花疏散风热、清热解毒，《药义明辨》言"凡肝家血虚有热以为病者，或脏腑、经络，或肉里，皆可用以撤其壅热，散其聚毒"。菊花疏散风热、清热解毒，柴嵩岩教授应用菊花散血中之热。钩藤平肝泄热，取其温性，不伤阴，不耗阳。生甘草有清热解毒之效，与一众清热解毒药合用可缓和其寒，以防伤脾胃阳气，同时又起调和全方的作用，使诸药相和，协同起效。

七诊时患者泌乳素恢复正常。八诊时患者脉见弦象，提示有肝郁，加月季花、郁金疏肝解郁。

柴嵩岩教授用治高泌乳素血症的主要用药还有莲子心、青蒿等，这些药物大都为植物的花叶枝部分，具有质轻上行之性，清透内热却不寒凉伤脾，入血分又无留瘀之患。

九诊：2013 年 10 月 26 日。

PMP：2013 年 9 月 18 日，LMP：2013 年 10 月 19 日，经前 BBT 不典型双相。现服溴隐亭，1/2 片，qd。面色萎黄，焦虑。舌肥，齿痕重，脉沉滑。

辅助检查：2013 年 8 月 HSG：双侧输卵管通畅。

方药：

阿胶珠 12g	白术 10g	川芎 5g	茯苓皮 10g
砂仁 3g	高良姜 3g	蛇床子 3g	桃仁 10g
郁金 6g	生甘草 6g	月季花 10g	川续断 15g
当归 10g	杜仲 10g		

70 剂，每日 1 剂，水煎服。

分析：患者舌肥，齿痕重，提示脾虚明显。脾虚运化不利，气血乏源，不能上荣头面，故见面色萎黄。白术益气健脾，茯苓皮淡渗利水健脾，川续断、杜仲、蛇床子、高良姜温肾助阳，以先天养后天，桃仁活血调经，月季花、郁金疏肝解郁。

患者输卵管通畅，BBT 不典型双相，提示一直有排卵，具备怀孕条件，妊娠可期。

十诊：2014 年 3 月 1 日。

LMP：2014 年 2 月 13 日，BBT 近日未测。舌肥暗，齿痕重，脉沉细滑。

方药：

太子参 12g	当归 10g	川续断 15g	川芎 5g
夏枯草 12g	月季花 6g	茵陈 12g	菟丝子 12g
砂仁 3g	大腹皮 10g	蛇床子 3g	瞿麦 6g
桂枝 2g			

70 剂，每日 1 剂，水煎服。

十一诊：2014 年 5 月 5 日。

LMP：2014 年 2 月 13 日，现 BBT 高温稳定。舌嫩暗，有齿痕，脉沉滑数。

辅助检查：2014 年 3 月 13 日激素：血 HCG：114.78mIU/mL，P：38.5 nmol/L，PRL：31.07ng/mL。

方药：

覆盆子 15g	莲子心 3g	金银花 10g	百合 10g
苎麻根 10g	荷叶 10g	菟丝子 15g	地骨皮 6g
竹茹 6g	椿皮 6g	侧柏炭 12g	山药 15g
白术 10g	茯苓 10g		

14 剂，每日 1 剂，水煎服。

分析：十一诊时患者成功受孕。方中覆盆子、苎麻根固肾安胎，菟丝子、白术、山药、茯苓补肾健脾安胎，侧柏炭防止出血，金银花清血海伏热，荷叶、椿皮、莲子心清热固冲安胎，百合清心润肺。

【病案三】

吴某，女，27岁，已婚。

初诊日期： 2015年5月23日。

主诉： 月经错后13年。

现病史： 患者月经初潮14岁，平素月经（4～7）天/（40～50）天，量中，伴轻度痛经。LMP：2015年5月17日（来曲唑），PMP：2015年4月（黄体酮）。因未避孕未孕2年曾于2014年1月口服氯米芬、2月口服来曲唑、6月口服药物促排（促排药不详）。刻下症：纳眠可，带下不多。舌红，苔薄白干，脉细滑。

婚育史： 结婚3年，孕1产0，2014年7月生化妊娠（未清宫）。自诉男方精液正常，HSG未查。

辅助检查： 2014年12月4日性激素：LH：5.32mIU/mL，FSH：2.9mIU/mL，E_2：60.61pg/mL，T：37.32ng/mL，PRL：17.32ng/mL。2014年1月16日B超：子宫4.1cm×3.9cm×3.0cm，内膜0.8cm。

西医诊断： 月经失调。

中医诊断： 月经错后（肾虚血瘀，兼有内热证）。

立法： 补肾活血，祛瘀清热。

方药：

柴胡5g	丹参15g	阿胶珠10g	川芎5g
荷叶15g	茵陈12g	川续断15g	丝瓜络15g
生甘草6g	百合10g	当归10g	女贞子15g
远志6g			

30剂，每日1剂，水煎服。

分析：本患者年纪尚轻，但月经不调，追问病史未问及外界影响因素，考虑患者肾气未盛，血海充盈满溢时间延长，故平素月经错后，40～50天一行；患者先天不足，冲任气血调和能力较弱，对于月经引起的气血急骤变化不能疏通调达，日久则生瘀，且患者2014年7月生化妊娠后未清宫，恶血有所残留，加重患者体内瘀血情况，故患者行经时伴有轻度痛经。血瘀日久则生热，故患者舌红，苔薄白干。肾气亏虚，阴血转化为阳形的过程受阻，导致排卵情况不佳，患者多年未避孕未孕，即使间断接受促排卵治疗，卵泡质量仍不足以生养，故2014年6月促排后虽有孕，但仍旧出现生化妊娠，无法顺利妊娠。结合男方精液无异常的情况，探究其生化妊娠的原因，初步推测为女方卵泡质量不佳。患者辨证为肾虚血瘀，兼有内热证。治疗上应以补肾活血，祛瘀清热为法。

患者上个月经周期促排，就诊时正处于卵泡期，虽患者先天不足，但考虑其年纪尚轻，卵泡储备较为充足，特选用柴胡，取其兴阳之功，促进卵泡发育成熟。丹参、当归祛瘀通经，丝瓜络活血通络，又可作为引经药，二药合用，使药物作用于胞宫络脉，促进卵泡排出，同时又可祛除经后未净之瘀血。阿胶珠、川续断、女贞子补肾养血，川芎引药入血海，四药共用，改善胞宫血海环境，使其适宜受孕。荷叶、茵陈引热下行，除胞宫内热。生甘草在调和诸药的同时，健后天之本，避免气血化生无力。妇人治病，不可不顾及情绪因素，"二阳致病发心脾"，故加百合清心除烦，远志行气散郁。

二诊：2015年7月11日。

孕7周。

LMP：2015年5月17日。BBT高温相波动（图11-3-1）。舌苔黄，脉细滑。

辅助检查：2015年6月25日激素：P：14.8ng/mL，HCG：1399.0mIU/mL。2015年6月30日激素：P：14.74ng/mL，HCG：7995.0mIU/mL。2015

年 7 月 10 日 B 超：宫内早孕，活胎，胎囊 2.0cm×2.4cm×1.6cm，可见胎心。

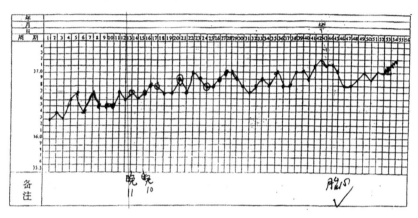

图 11-3-1　基础体温图 100

方药：

菟丝子 10g	黄芩炭 10g	侧柏炭 10g	苎麻根 6g
荷叶 10g	佩兰 3g	茯苓 10g	旱莲草 12g
女贞子 15g	山药 10g	白术 10g	地骨皮 10g
覆盆子 15g			

14 剂，每日 1 剂，水煎服。

分析：经过首诊益肾养血、促排助孕治疗，本次就诊患者已处于早期妊娠，虽 B 超已可见胎囊、胎心，但患者 BBT 不稳定，波动明显，此为胎元不固之征。患者舌苔黄，推测其因怀孕的因素，内热加重。考虑患者脉滑象明显，证明胞宫血海条件尚可，治疗时应以固护胎元为主，清内热为辅。

用药上，结合患者首诊情况，选用菟丝子补益肝肾，安胎固元，黄芩炭、侧柏炭、苎麻根、地骨皮清热凉血，预防胎热出血。旱莲草、女贞子合用，取二至丸补益肝肾，滋阴止血之功效，加强安胎之功。患者尚处于早孕中期，要替患者考虑长远，当"治未病"，予荷叶、佩兰化湿和中，防止早孕期间患者恶心呕吐过甚，影响胎元稳固。茯苓、山药、白术配伍使用，固护后天之本，使脾胃健运，气血生化充足，胎儿生长所用水谷精微源源不绝。因患者既往有生化妊娠病史，恐其再次发生流产，方药中加入覆盆子，取其收敛之意，益肾固胎，防止滑胎。

三诊：2015 年 7 月 25 日。

孕 9 周。

患者 BBT 稳定，无腹痛及阴道出血，现口服地屈孕酮 10mg，tid。舌苔白，脉沉弦滑。

辅助检查：2015 年 7 月 13 日激素：β-HCG：42156.80mIU/mL，P：13.70ng/mL。

方药：

覆盆子 15g	侧柏炭 15g	山药 15g	白术 10g
苎麻根 10g	金银花 12g	地骨皮 15g	旱莲草 15g
百合 12g	菟丝子 15g		

14 剂，每日 1 剂，水煎服。

四诊：2015 年 8 月 8 日。

孕 11 周。

LMP：2015 年 5 月 17 日，BBT 稳定（图 11-3-2）。舌苔黄薄，脉细滑。

辅助检查：2015 年 7 月 26 日激素：P：14 ng/mL，HCG：93350mIU/mL。

方药：

菟丝子 15g	白术 10g	苎麻根 10g	枸杞子 15g
茯苓 10g	侧柏炭 15g	莲子心 3g	女贞子 15g
北沙参 15g	荷叶 15g	椿皮 5g	

14 剂，每日 1 剂，水煎服。

五诊：2015 年 8 月 22 日。

孕 13 周。

患者 BBT 稳定。舌苔黄薄，脉细。

方药：

菟丝子 15g	茯苓 6g	苎麻根 10g	白术 10g
山药 15g	莲须 5g	百合 12g	侧柏炭 10g
椿皮 5g	玉竹 12g	竹茹 6g	

14 剂，每日 1 剂，水煎服。

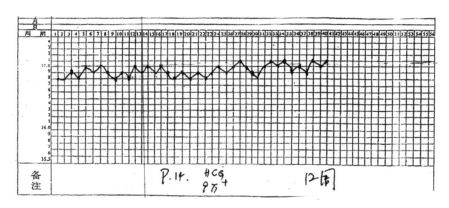

图 11-3-2　基础体温图 101

分析：三诊至五诊，患者基础体温保持在高温相，并呈稳定状态，联系脉象，可知胎元渐稳，当前治疗效果明显。但结合舌象，仍有内热迹象。故治疗方面，继续二诊诊治思路，以固护胎元为主，清内热为辅。五诊治疗后，患者转入产科就诊，胎儿及母体各项指标良好，后期随访，患者顺利生产。

本患者的治疗过程中，柴嵩岩教授先抓准了患者就诊前发生生化妊娠的原因是卵泡质量不佳，然后对症用药，促进卵泡发育、成熟和排出，同时稳定子宫内环境，使血海充盈，适宜受孕。受孕成功后，将保胎治疗提前，以"治未病"的思想指导治疗，将一切有可能影响胎元稳固的因素都用药物避免，这种全方位替患者考虑，且在治疗中把目光放长远的做法，值得我辈学习致敬。

第十二章

反复试管移植失败

12

一、辅助生育技术发展现状

1978 年 7 月 25 日，世界上第一例试管婴儿 Louise Brown 在英国诞生，标志着辅助生育技术在临床应用的成功；1988 年，北京大学第三医院诞生了我国第一例试管婴儿，从此翻开了我国辅助生育技术领域的发展篇章。

辅助生育技术（assisted reproductive technology，ART）是近几十年来发展起来的具有较大发展前景的一门新的技术，是治疗不孕不育症最为行之有效的方法。辅助生育技术的种类繁多，包括人工授精（artificial insemination，AI）、体外受精 – 胚胎移植（in vitro fertilization–embryo transfer，IVF-ET），以及在此基础上衍生的各种新技术。

在辅助生育技术可以提供的服务中，最有代表性的是体外受精 – 胚胎移植，即所谓的"试管婴儿"。试管婴儿问世为人类生殖自我调控树立了新的里程碑。20 世纪 80 年代试管婴儿技术主要以解决女性不育症为主，Edwards 和 Steptoe 首创的常规体外受精 – 胚胎移植（IVF-ET），从技术发展的角度，为第一代试管婴儿技术。1992 年，Palermo 首先使用单精子卵胞浆注射（ICSI）治疗男性不育症，技术难度比前者高，因而被称为第二代试管婴儿技术。近年来随着分子生物学技术的进步，使单细胞水平进行人类基因诊断成为可能。在辅助生育的显微操作基础上结合现代分子生物学，发展为人类胚胎植入前遗传学诊断的优生辅助生育技术，这种技术难度更高，是所谓的第三代试管婴儿技术。

至少，在现阶段人们通过改进超排卵方案、提高卵子质量、发展实验室培养系统开拓分子生物学技术等方面，来达到提高妊娠率，降低多胎率，减少并发症，出生健康婴儿的辅助生育技术最终目的。

二、体外受精－胚胎移植的适应证和影响因素

输卵管性不孕症者；子宫内膜异位症，经药物及手术治疗无效者；男方因素，如少、弱、畸形精子或复合因素的男性原因的不育症，经精子洗涤富集后的宫腔内人工授精或结合使用促超排卵技术后仍未能获得妊娠者；原因不明性不孕症者；顽固性多囊卵巢综合征者，可行 IVF-ET 治疗。

然而 IVF-ET 的成功率依然偏低，胚胎移植成功率、妊娠率上升较慢，因此辅助生殖专家投入了大量时间、精力研究影响 IVF-ET 的因素。

（1）年龄

随着年龄的增长，IVF 的种植率及临床妊娠率逐渐下降，其原因可能与卵子质量及子宫内膜容受性随着年龄增长而逐渐下降有关。

（2）血清 E_2 浓度及获卵数、孕酮浓度

HCG 注射当日的血清 E_2 浓度可提示行 IVF-ET 的患者对控制性超促排卵（COH）的反应之高低。

（3）生殖系统疾病

输卵管积液、子宫内膜异位症、PCOS 等疾病若未经治疗，或者病情未得到较好的控制而进入 IVF 周期，有可能对 IVF-ET 过程及结局产生影响。如输卵管积液流至宫腔，通过物理、化学、生物等因素影响子宫内膜容受性，且输卵管积液还有可能对胚胎有毒性作用，会导致临床妊娠率下降。

（4）IVF-ET 周期第次

对于反复 IVF-ET 失败的患者而言，其后续行 IVF-ET 的成功率将逐渐下降，主要体现在种植率与临床妊娠率逐渐降低。国外研究表明，随着行 IVF-ET 次数的增多，卵母细胞的受精率、囊胚形成率、胚胎质量、囊胚种植率及临床妊娠率将逐渐下降，可能与卵子质量差、遗传缺陷等原因相关。

三、中医学对反复试管移植失败的认识

根据反复 IVF-ET 失败的症状表现，可以将其归于不孕症、月经不调、滑胎等范畴，但对其病因病机的阐述始终围绕"肾主生殖"展开，以肾虚为反复 IVF-ET 失败的根本病因。

肾精亏、肾气虚，气血不能浇灌卵子生长，则卵子质量差；肾阳不足，阳气不能温动促使卵子排出，亦影响 IVF。肾为封藏之本，胎元进入胞宫之后，肾即行其封藏功能，若肾气不足，累及冲任，导致肾失封藏，冲任不固，胞宫失养，则植入胚胎无以维系，最终因无法着床而导致 IVF-ET 失败。反复 IVF-ET 失败患者大多情志抑郁，肝气郁结。肝主一身之气机，肝失疏泄，气血不畅，留而成瘀，影响冲任血海的溢泻，对卵子生长、胚胎种植与后续的发育均有不良影响。

中医治疗重在心、肝、肾，通过滋肾调肝、调和阴阳、清心安神，助卵泡长养。取卵前后可加用温动肾阳之品，补充肾阳以促进募集的卵泡从卵巢中排出，同时健脾益气、交通心肾，促进子宫内膜同步生长，便于后续胚胎植入。胚胎植入后宜补肾活血，以充精血调冲任，改善子宫局部血液循环，配合西药黄体支持。临床确认妊娠后，则以中医保胎之法予以调理，健脾补肾，安养胎元，兼泻心火而以防动胎。

对于 IVF-ET 可能产生的不良反应，如卵巢过度刺激综合征（ovarian hyperstimulation syndrome，OHSS），中医学也对此进行了阐释。由于卵巢对促排卵药物过度反应，OHSS 患者体内雌二醇和血管内皮生长因子水平升高，肾素 - 血管紧张素 - 醛固酮系统被激活，大量炎症物质释放，从而导致血管的通透性增加，血浆外渗血液浓缩，电解质紊乱，肝肾功能受损，凝血功能障碍，甚至血栓形成。临床表现为腹痛、腹胀、恶心、纳差、少尿、大便稀、胸水、腹水、卵巢增大等症状和体征。中医疾病中没

有 OHSS 对应的病名，然有学者认为，该病的临床表现与"子满""胞阻"相似，但病机更复杂，既有血溢脉外、阴血不足（毛细血管通透性增加，大量血浆外渗以致血容量减少），血运不畅，停而成瘀（血液浓缩，甚至形成血栓），又有水饮内停（胸水、腹水）、痰凝瘀滞（卵巢增大），还有肾精不足（COH 方案促使多个卵泡同时发育，大量消耗肾精储备）。

总之，当代中医对 IVF-ET 的认识仍在不断深入，中医药在 IVF-ET 过程中起到的促进作用正逐渐为西医学界所认可，吾辈当继续努力，探索中医药与现代辅助生育技术融会贯通的途径，为广大不孕症患者带来福音。

四、柴嵩岩治疗反复 IVF-ET 失败经验总结

随着社会压力的增大，女性生育年龄普遍延后，越来越多的女性因为年龄或其他各种原因借助辅助生育技术来完成生育大事。研究表明，IVF-ET 获得胚胎率达 90%，妊娠率仅为 30% ～ 40%，较低的胚胎种植率、较高的流产率及较高的异位妊娠率是生殖技术领域的大难题。

柴嵩岩教授在临床辛勤工作 60 余年，积累了大量妇科疾病诊疗经验，其中对于不孕症更是有独到的见解。柴嵩岩教授在《纪录中医》中曾言"现在引起不孕症有三大疾病：一个卵巢早衰，一个多囊卵巢综合征，一个子宫内膜异位症。好多外地孩子来北京，人流量变大……我当时就跟学生讲，我说 10 年以后，这个病种要变，果然现在变了，变成输卵管不通、子宫内膜异位症、卵巢排卵障碍。这就是强迫地刨这块地，最后漏底了，生不了孩子。"《中国卫生和计划生育统计年鉴》数据显示，2015 年中国人工流产数已达到 985 万，呈现人群低龄化、高比例的重复人流的特征。多次或不当人工流产对子宫内膜的伤害十分巨大，久而久之将直接影响受孕与妊娠。此外，现代社会压力增加，女性在社会中承担的角色愈加丰富，

其生活压力亦与日俱增，这些心理上的负担对女性的正常生理而言也是一种伤害。

（一）反复 IVF-ET 失败病因病机

柴嵩岩教授认为，导致反复 IVF-ET 失败的原因主要有二：种子质量欠佳和土地欠丰腴。种子即卵子，卵子的质量决定了妇人胎孕健康与否，若卵子质量欠佳，则受精后形成的胚胎质量亦不佳，将影响其后续发育，甚至被自然淘汰，导致流产。土地即子宫内膜，内膜容受性差，胚胎无法着床或着床后血供不足均会影响妊娠。此外，在胚胎成功移植入子宫后，若母体亏虚、阴血不足、冲任失调、带脉失固等，都会影响胚胎在胞宫内的后续发育，导致妊娠失败。现分述如下：

1. 卵不良

（1）卵不良的直接原因就是卵巢储备功能下降。卵巢储备功能差，则卵巢刺激周期发育的卵泡少，血清雌激素峰值降低，Gn 用量多，周期取消率高，获卵少和临床妊娠率低。

（2）卵泡募集不良。卵泡的发育需要经过募集、选择、优化三个过程，卵巢内的始基卵泡在激素及卵泡局部微环境的刺激下发育成成熟卵泡，并释放排出。中医学认为卵泡的发育成熟有赖冲任血海的气化、肾精的荣养、气血的浇灌，卵巢中的优质卵子会被募集并被择优培育，待到血海充盛，胞脉通调，胞宫气血足以容受接纳胚胎、滋养胚胎时，卵巢将排出所募集选择的优质卵子，并与精子结合形成胚胎，这是卵子正常募集发育的过程。

在 IVF-ET 中，为了短时间内获得大量成熟卵子，会使用外源激素对卵巢进行刺激，强化其募集优化卵子的能力，使得若干卵子同一时间段内成熟，这个强化募集的过程将消耗大量气血、肾精。若反复促排，违背正常生理促使卵巢短时间内大量募集卵泡，久而久之阴血亏耗，肾气不足，没有足够的物质基础滋养卵子，则本来应该为择优精选的卵子倾巢而出，卵子质量不一致，甚至堪忧，直接影响 IVF-ET 的结局。同时，反复刺激卵巢，消耗肾精肾气、冲任气血会使卵巢储备及募集功能急剧下降，最终伤及女子生殖之根本，导致不孕。

此外，除了刺激洪盛的募集过程之外，有时因为外源性激素使用不当，服药时间或用药剂量未达到控制性超促排卵（COH）要求，则对卵巢的刺激赢弱，此时卵子的择优募集过程变成了随意挑选，即使以血海、冲任的气血浇灌，也未必能够募集到优质的卵子，进而影响胚胎的质量。

因此治疗反复 IVF-ET 失败的首要目标即养卵，养卵须从养卵巢开始，柴嵩岩教授提出通过"护肾"达到调整卵巢功能的治疗思路，临床上多用补肾填精养阴血的方法来调理冲任血海，以浇灌卵子使其正常发育。

2. 地不胜

据研究报道，IVF-ET 失败的原因有 2/3 与子宫内膜容受性降低有关。子宫内膜容受性是指母体子宫内膜对胚泡的接受状态，在此时子宫内膜允许囊胚定位、黏附、侵入并使子宫内膜腺体间质发生一系列变化，最终导致胚胎着床。内膜容受性差，可能会导致发育良好的胚胎植入子宫后被吸收、子宫内膜发育与胚胎发育不同步、胚胎不能着床等问题。

（1）年龄

当前选择行 IVF-ET 者多在 30 岁以上，此时女子多为"五七，阳明脉衰"之年，肾气经过若干年消耗已开始耗竭，肾虚气化失常，胞宫内膜失荣养，生长不良，子宫内膜容受性较差，或过于菲薄无法纳胎受孕，或血供不足受胎之后无法供养，最终均导致滑胎，此为肾虚不能助养子宫内膜。

肾主封藏，胎元进入胞宫之后，肾脏发挥其封藏固摄的作用，固护胎元，这与子宫内膜容受性的内涵不谋而合。若肾气虚馁，封藏失职，则胎元不固，易致滑胎。

（2）阴阳气血

柴嵩岩教授认为，子宫内膜与阴阳气血密切相关，阴精充裕则内膜可生，阳气畅通则血脉通畅，气机调和则氤氲可行，血海充养则易于容物，反之则可生他变。

如阴血不足则膜薄，气血瘀滞则胞脉闭，阴寒内盛则膜不长，阳盛内热则膜不安不受胎。只有阴平阳秘，气血通调，子宫内膜方才匀而润养。

（3）病理因素

内膜存在病理因素，如结核、肿瘤、息肉等有形实邪，或内膜属于薄型子宫内膜等非正常状态。柴嵩岩教授的妇科三论（水库论、土地论、种子论）就提到了子宫内膜的调理法则，即三论之土地论。若内膜过于菲薄，则无法提供充足的气血供养胞胎；若内膜有肿瘤、息肉等"瘀""郁"的有形实邪，一则影响胚胎着床，二则气血郁滞，胞脉失畅，间接影响冲任、气血的正常下输，因此亦不利于胚胎的生长。

3.移植后未注重调养

（1）水不足

妇人素体阴血亏虚，即使土地肥沃，或经调理后可堪播种，且精卵质量恰如人意，然播种之后若不时时灌溉，则胚胎也无以生长发育。因此对于阴血匮乏、血海空虚、肾气不足之人，即使侥幸胚胎移植成功，即优质种子种入优质土壤，但无充足的养分与水分及时补充浇灌，最终亦会导致胎儿过早枯萎。

（2）先天不足

若男女双方或任意一方先天不足，导致胚胎先天亦有不足，胎元不稳亦容易滑胎。然而这种情况导致的 IVF-ET 失败可以通过现代的检测技术降低发生的概率，当然在行 IVF 之前男女双方进行全面的检查及体质的调理也十分重要。

（3）养胎不慎

妊娠后，若母体误服滑胎伤胎之药物、食物，或染病、妄加劳作、跌仆损伤、情志波动、不节房事，均能通过脏腑之间的相互影响与作用，或直接或间接打破胞宫、血海的安宁，惊动胚胎，甚至动摇胚胎，产生滑胎的风险。

（二）反复 IVF-ET 失败的辨证论治

根据反复 IVF-ET 失败的病因病机，柴嵩岩教授提出了"育种论"学说。《女科经纶·种子篇》提到："一曰择地，二曰养种……腆地也不发瘠种，而大粒亦不长硗地。"柴嵩岩教授根据反复 IVF-ET 失败卵不良、地不腆的主要病因病机，总结了"养种育种调整卵子质量""养血择地改善内膜状态"的治疗法则。通过养卵培膜使卵子形有所成，内膜匀而润养，改善女子的生殖条件，同时配合妊娠后的滋阴养血、健脾补肾法进行综合调理，最终提高 IVF-ET 成功率。

1. 养种育种

养种育种环节包括三方面：①针对卵巢功能较差患者进行整体体质调理，通过补肾、健脾、养气血等方法改善卵巢功能，为培养优质卵泡奠定基础。②卵巢功能相对良好者，则治疗重点在于促进卵巢募集卵泡及改善卵泡发育条件，减轻甚至抵消使用外源性激素超促排卵带来的副作用，如OHSS。③募集到卵子之后，通过健脾益气、滋阴养血、祛湿化浊等方法促进所募集到的卵子健康发育，以提高后续取卵后胚胎配成率。

2.辨证论治卵巢功能异常

针对卵巢低反应（POR）或DOR肾虚为主的病因病机，柴嵩岩教授认为最根本应该"润养卵巢需补肾、安五脏"。柴嵩岩教授认为，五脏六腑功能正常、关系协调，乃阴血充盛所需之大环境，这好比"杯中之水"，女性经、带、胎、产的正常生理需要大量肾精肾气、阴阳气血的充养与浇灌，相当于"杯中之水"，当杯中之水满溢时，才有月经按时而下，才能受孕怀胎。杯中之水的源头乃肝、心、脾、肺、肾诸脏及其他各腑之储，五脏六腑安和，则阴血之源有保证，杯中之水方能时时满溢。因此治疗POR/DOR应着眼全身机能的调节，以补肾养卵巢为主，调和五脏六腑为辅，使五脏安，肾精足，冲任调，血海充，则卵佳、膜腴、胎可成。

柴嵩岩教授认为POR主要证型可分为肝肾阴虚证和脾肾阳虚证。

肝肾阴虚证在临床上最为常见，多表现为月经量少或闭经，潮热汗出，腰膝酸软，头晕目眩，脱发，失眠，五心烦热，阴道干涩；舌暗红，少苔，脉细。治宜滋补肝肾，清热养血，常用北沙参、石斛、天冬、熟地黄、女贞子、桑椹、枸杞子、山萸肉、丹参、川芎等。若潮热汗出，加浮小麦、莲子心以养心清心；若大便干，加瓜蒌、当归以润肠通便。

脾肾阳虚证者多有减肥、饮食劳倦、忧思抑郁史，临床多伴月经量少或闭经，畏寒，腰膝酸软，倦怠乏力，面色不泽，四肢不温，精神不振，大便溏薄；舌胖淡嫩，脉沉。治宜健脾补肾，养血填冲，常用菟丝子、杜仲、续断、太子参、茯苓、白术、益智仁、女贞子、当归、川芎、月季花、百合等。对于温肾药的选择，柴嵩岩教授认为菟丝子和杜仲较仙茅、淫羊藿更好，菟丝子与杜仲为"平补"之品，药性温和，POR患者阴血已亏，若用仙茅、淫羊藿这类辛热性猛，药性峻烈之品反而更伤阴血，得不偿失，此应谨记。

除了肝肾阴虚证与脾肾阳虚证，POR在临床上病机并不单纯，常合并多种因"逆"导致的兼证，这些兼证亦会损伤或降低卵巢功能，常见的兼证有肝郁证、湿浊证、血热证。

肝郁证患者多因反复试管移植失败，承受巨大的心理压力、经济压力及家庭压力，肝气郁结，气血不畅，久之也会影响冲任血海的气血正常运行，临床可见烦躁易怒、情志抑郁、紧张焦虑、胸胁胀痛、口苦、脉弦等表现。柴嵩岩教授喜用柴胡、月季花、郁金、夏枯草、玫瑰花、绿萼梅等疏肝解郁，用白芍养血柔肝。值得注意的是，柴胡虽为疏肝解郁之品，然其性偏燥，且具散性，古有"柴胡劫肝阴"之说，久用过用恐伤及本已匮乏的阴血，故使用时应少量，柴嵩岩教授习惯用3g。

湿浊证多见于POR脾肾阳虚证者，此类患者多体形肥胖，或喜食甜食油腻，故内生痰湿，湿阻胞宫，冲任不通，影响妊娠，临床多表现为周身困重，大便不爽，舌苔白腻。柴嵩岩教授认为治疗兼夹湿浊之邪的妇科疾病，应该先"解湿邪之外衣"，将体内的痰湿之邪利出体外，才能着手解决根本病因，否则在治疗上会处处掣肘，且收效甚微。常用利湿化浊药有车前子、茵陈、扁豆、佩兰等。

兼有血热证者可见烦热、舌绛红、脉细数等表现，柴嵩岩教授常用旱莲草滋阴凉血，并在养阴血的基础上加用金银花、地骨皮等清解血分之热。

3. 募卵三法

柴嵩岩教授经多年临床实践，摸索出了募集卵泡三要法：促法、疏法、化法。

（1）促法，即运用温肾助阳之品，在滋阴补血养卵（巢）的基础上，适当温动肾阳，促进卵子成熟与排出。使用该法应结合基础体温、舌脉、激素水平检测及超声监卵结果，在最恰当的时候使用该法将对整个卵泡募集阶段起到核心作用。用药多选用平补之品，柴嵩岩教授常用巴戟天、蛇床子等，要慎用过于燥热之品，如淫羊藿、附子、仙茅等。

（2）疏法，即加用理气疏肝之品，从调理全身气机及患者情绪方面着手，使补养之阴血随气行而调畅有生机，常用药有柴胡、郁金、月季花、香附、玫瑰花、绿萼梅等，主要为花类药。

（3）化法，即运用活血化瘀之品治疗胞络郁滞，调和冲任二脉与血海胞宫气血，尤其适用于月经量少甚或闭经者，这类患者冲任瘀血阻滞不同，经血运行受阻，应当活血化瘀以刺激卵巢，使其恢复功能。柴嵩岩教授喜用川芎、丹参、益母草、泽兰等，不提倡轻易、长期使用三棱、莪术等破血之品，恐其药力过猛，破血逐瘀力强而重伤阴血。

实际上在临证中各个病证之间经常存在转化或兼杂，从一而终的单一治法治则并不能完全解决临床问题，柴嵩岩教授在治疗反复 IVF-ET 失败时常常根据病情变化调整治疗原则，运用多种治法组合，交替施治，收效不菲。

4. 促进卵泡发育

卵泡的发育与天癸的盈缺密切相关，故柴嵩岩教授以滋阴养血作为促卵泡发育阶段的首要治则，通过滋阴养血以填充冲脉血海，常用女贞子、旱莲草、枸杞子、白芍、石斛、玉竹、熟地黄、当归、阿胶珠等滋阴养血之品填充血海，使卵子发育有气血浇灌之源。

同时，脾胃为后天之本，气血生化之源，健脾益气是柴嵩岩教授辨证调整卵泡状况的又一法则，气血充足则可以滋养卵子生长，常用白术、茯苓、山药、黄芪等健脾益气药，取"有形之血不能自生，生于无形之气"一说。值得注意的是，健脾益气法常与祛湿化浊法并用，脾虚者多生内湿，日久湿滞成浊；或虽未见湿浊之证，但长期应用滋补药也可导致湿滞内盛，可适时加用化浊祛湿之品或搭配滋阴药同用，如砂仁、陈皮、大腹皮、枳壳等，还可根据兼杂症状的不同选择不同的利湿药，如以脾虚为主者用茯苓、薏苡仁，以湿热为主者用车前子、泽泻等。

5. 养血择地

胚胎的成功着床不仅与胚胎质量密切相关，还取决于宫腔内环境和子宫内膜的容受性，子宫内膜容受性差是导致女性不孕的重要原因，因此调理内膜，柴嵩岩教授以"调和阴阳、畅通气血"为根本原则，通过辨证明确气血阴阳盛衰情况，有针对性地对症下药，主要以滋阴为主，配合补气、和血、温阳，四法合用，疏补并进。柴嵩岩教授滋阴常用熟地黄、玉竹，补气善用黄芪、白术，补血偏好当归、川芎，补阳喜用杜仲，取其"补中益精气"之功，并与菟丝子相须为用，补益肝肾。

若内膜处于病理状态或有息肉、肿瘤等，则应结合具体症状与证型予以活血化瘀、消癥散结、祛痰化浊。

6. 育婴安胎

超促排卵垂体降调节是全面抑制促性腺激素释放的过程，通过抑制内源性促性腺激素的释放来确保外源性促性腺激素应用时严格按照用法用量及用药时间所带来的预期中的效果，降低内源性激素对超促排阶段的影响。然从中医角度来看，垂体降调节即抑制肾－天癸－冲任－胞宫生殖轴的过程，抑制肾主生殖机能的正常发挥；同时外源性激素多为温热动阳之品，因其有促进卵泡募集、温养卵泡及促排卵的作用，故可知其多入肾经，有鼓动肾气、消耗肾精的特点，长时间使用将耗竭肾精肾气，导致肾虚。因此柴嵩岩教授极重视胚胎移植成功后的孕期调理，她认为"肾虚"为 IVF-ET 人群妊娠期的病因病机，同时脾胃为气血生化之源，充血海胞宫荣养胞胎，因此在调理上以"补肾健脾、固冲安胎"为治疗思路，健脾补肾，固系胎元，并配合西药的黄体支持。常用药有菟丝子、覆盆子、巴戟天、白术、山药、苎麻根等。此外，中医学认为"产前一盆火"，移植之初，媾精之种未稳固于宫膜当中，如母体平素不足，容物略有欠缺，劳作或清利动血之药便可使胎气妄下，故此时宜静。柴嵩岩教授喜用莲子心、黄芩、黄芩炭、苎麻根、侧柏炭、椿皮等清热凉血、清心除烦之品荣婴安胎，使血海宁静，胎元稳固。由此可见，静、养乃是移植后调养稳胎之法。

（三）"顺应周期""养护阴血"思想在 IVF-ET 中的应用

对于计划行 IVF-ET 者，"顺应周期"运用中药更能达到事半功倍之效，如准确把握进入 COH 阶段的时机、取卵的时机，可减少自身肾精肾气的消耗，同时获得质量较好的卵子；对多次行 IVF-ET 者，权衡制定两个相邻的试管周期之间的休养时长，既有助于阴血肾精的恢复，以填补上一试管周期所亏损的生命物质，同时也给予患者一定情绪缓冲期，平复上一周期试管失败的情绪压力，以更好迎接下一周期的到来。

周期的界定以阴血的盛衰为标准。而"养护阴血"是柴嵩岩教授临床辨证论治妇科疾病的学术思想基础之一，贯穿于妇科临床实践的始终，并基于对现代女性生活方式的观察，补充提出"阴血暗耗"的病因学说。对于拟行 IVF-ET 者，应在其体内肾精、阴血均充沛的时候进入 COH 阶段为宜，既可提供较足量的气血肾精供卵泡募集与发育，又在取卵配成胚胎后，还有富余的生殖之精及阴血荣养移植后的胚胎，使其生长发育，既保证卵子质量，也提高了 IVF-ET 全周期的成功率。对于阴血大亏者，建议不要急于取卵或移植，多次行 IVF-ET 后阴血更亏，很难获得优质卵子，或濡养胚胎。

（四）舌、脉象及基础体温在中医药配合 IVF-ET 中的应用

一般来说，拟行 IVF-ET 者，若见脉滑，不沉不细，脉搏均匀有力，舌色淡红无瘀点，舌苔薄白而润者，可开始进入试管周期。在垂体降调节

阶段若脉象由滑转细或转沉，则提示阴血已伤，中药调理时应加入补肾养阴生血之品，此时配合降调，应注意不宜过分鼓动血海。

反复行 IVF-ET 的患者多阴血大伤、肾精亏虚，皆因反复垂体降调节、反复募集卵泡、反复取卵消耗了大量的气血肾精。这类患者多脉沉细无力，提示血海空虚，气血不足，法应填补肾精、峻补气血至血海充盈，足以再次浇灌卵子成熟发育，足以荣养胞宫胚胎，如此方可进行下一步的降调、促排卵方案。至于该时间点的确定，柴嵩岩教授喜借助脉诊来确定。若由原先的沉细无力脉，至逐渐出现滑象，则说明血海渐充、阴血得复，可适当调整治疗方向，如加用温肾促排卵药等，但仍需结合患者年龄、已行 IVF-ET 次数等具体情况来决定是否继续巩固疗效，以免阴血才复又遭重伤。若脉象由无力变有力，说明气血开始恢复，补法初见成效。若患者脉象沉细，兼有弦象，则在补阴血的同时，需加入疏肝解郁之品，且疏肝之品应药性平和，不可过于辛燥，否则有更伤阴血之虞。

对于反复行 IVF-ET 的患者来说，将脉诊与基础体温监测相结合可以更好地把握治疗时机。如基础体温基线偏高者，伴脉沉细无力，说明阴血不足，且阴虚生内热，故治疗时不仅要滋阴补血，还要佐以养阴清热之品，如百合、芦根、天冬、石斛、生地黄等，待基础体温基线恢复到正常，脉象转滑，方可促卵排出。若基础体温持续单相，甚至单相偏低，伴脉沉细，说明血海空虚，阴血不充，同时肾气不足，不能鼓动血海，故治宜补肾生血，适当加入温补肾阳之品，如杜仲、续断、益智仁等。若月经后基础体温上升过早，即卵泡期过短，说明卵子发育不良，卵巢功能下降，中医学认为这是肾气不足，冲任不固的表现，故治宜补肾养血固冲，可用白芍、山茱萸、熟地黄等，这对于后续进入 IVF-ET 周期的 COH 阶段大有裨益。对于 IVF-ET 确认临床妊娠者，除了定期检测激素、B 超之外，尚可借助基础体温曲线来监测妊娠情况，如体温稳定维持在高温相，说明黄体功能正常，胎儿比较稳固；若体温波动较大，提示黄体功能不足，须借助药物或其他治疗手段维持体内激素水平，以保证胚胎正常发育。

总之，柴嵩岩教授在临床工作中十分重视中医诊疗手段的结合，对于选择辅助生育技术帮助怀孕的患者而言更是如此。ART 是日新月异的现代技术，中医若想在不孕不育领域有所建树，就不可故步自封，要取其精华，与西医学的最新成果相结合，将舌、脉象与基础体温监测相结合应用于辅助生育技术中，实现中西医结合治疗不孕不育症的目标。

（五）柴嵩岩治疗 IVF-ET 并发症经验撷菁

IVF-ET 为非常规妊娠手段，在整个人工辅助生殖的过程中，可因用药剂量、用药种类、操作手法等多方面因素导致 IVF-ET 特有的病理状态，如卵巢过度刺激综合征（OHSS）等。柴嵩岩教授认为，对于 IVF-ET 并发症除了应用常规的西医治疗方法，还可从中医病因病机角度解释这类并发症，辨证论治，发挥中医药的作用。

如超促排卵或者取卵后，患者出现腹痛，或超声提示盆腔积液，或为预防腹水，柴嵩岩教授喜用茯苓皮、冬瓜皮、薏苡仁、车前子等利水之品，未病先防或已病防变。鲜胚移植的患者，以保胎为主，在保胎基础上加用茯苓皮、冬瓜皮等利水药物，另外根据患者的情况，可加白术、山药等健脾除湿。而对于反复探针取卵，当月又没有移植的患者来说，反复取卵，卵巢局部血运障碍，形成局部瘀滞，柴嵩岩教授喜用三七粉活血化瘀，一般用三七粉 3g 冲服。若卵巢瘀滞合并腹水，还可选用益母草、茜草炭等有利水、活血化瘀双重功效的药物。另外要注意的是，若患者处于妊娠状态，则不用薏苡仁、车前子等走下力强的药物，常用茯苓皮、冬瓜皮、荷叶等渗湿利水的药物。

五、反复 IVF-ET 失败用药心得

1. 养种育种药

柴嵩岩教授治疗反复 IVF-ET 失败最重视第一阶段，即养种育种。常用治法及用药分述如下：

（1）温动肾阳，促进卵子排出

应用促法时，选药多为性温乃至性热的入肾经药，这类药物可温动肾阳，给卵子以动力，促使其从卵巢中排出。柴嵩岩教授应用此法较为慎重，用药范围较小，主要有蛇床子、巴戟天、乌药，尤以蛇床子多用，巴戟天次之，该类药物用量一般为 3～5g。一般不用淫羊藿、附子、仙茅等药，因该类药物性热燥烈，恐其动血伤阴。

蛇床子：味辛、苦，性温，归肾经。临床多用蛇床子燥湿祛风、杀虫止痒的功效，为皮科常用药，殊不知该药尚有温肾壮阳之功。《本草经疏》曰："蛇床子……今详其气味，当必兼温燥，阳也……《别录》温中下气，令妇人子脏热，男子强阴，久服轻身，令人有子……性能益阳，故能已疾……"可用于治疗寒湿带下、肾虚阳痿、宫寒不孕等生殖系统疾病。《备急千金要方》中列有肾虚阳痿经冷的验方，其中半数以上含有蛇床子，临床亦可配伍当归、枸杞子、淫羊藿等治疗阳痿无子。现代药理研究发现，蛇床子浸膏皮下注射可延长小鼠交尾期，增加子宫及卵巢重量；其提取物有雄激素样作用，可增加小鼠前列腺、精囊重量。柴嵩岩教授常用蛇床子启动肾阳，温化下焦凝滞之寒湿，对于行 IVF-ET 者，当监测优势卵泡形成时可用。需注意，《中华人民共和国药典》记载蛇床子"有小毒"，故不宜久服。

巴戟天：味甘、辛，性温，归肝、肾经。本品甘润不燥，补肾助阳，常用于治疗肾阳不足、阳痿遗精、宫冷不孕、月经不调等辨证属肾阳不足

者。《得宜本草》称其"功专温补元阳"。现代药理研究发现，巴戟天水煎剂对大鼠垂体前叶、卵巢及子宫有增重作用，能提高卵巢人绒毛促性腺素／黄体生成素受体活性，是治疗生殖机能疾病的常用补肾阳之品，常用3g，并多佐以地骨皮等有清虚热功效的药，两相配伍，以"养下焦之阴，达温肾而不伤阴、不生热之效"。

一般来说，柴嵩岩教授应用温动肾阳促排卵药，多从上述常用药中选其一，且常为了慎重起见，配合白芍、地骨皮、覆盆子等收敛滋阴之品，以制衡温肾药之药性，防止血海妄沸。亦可选择药性更温和的补肾温阳药对，如菟丝子与杜仲、续断与杜仲等，这些药对补而不峻，无伤阴之弊，不过在用量上较上述药多，一般为10～15g。

（2）疏肝理气，调理全身气机

反复IVF-ET失败的患者多身心受创，情绪低落，精神抑郁，因此再次促排卵时，疏解心情必不可少。疏法即在募集卵子的阶段，在调理方剂中加入理气疏肝之品，从调理全身气机及患者情绪方面着手，使补养之阴血随气行而调畅有生机，常用药有柴胡、郁金、月季花、香附、玫瑰花、绿萼梅、合欢皮等，主要为花类药。较常用的药物及药对如下：

月季花＋茜草：以花解郁，柴嵩岩教授最善月季。月季花味甘，性温，归肝经，有活血调经、疏肝解郁之功。《本经逢原》云："月季花，……，以其月之开放，不失经行常度，虽云取义，亦活血之力也。"临床常用6g为宜，多搭配茜草10～12g，共入血分，通行气血，解郁活血，情志血运同调。

绿萼梅：又名白梅花，味微酸，性平，归肝、胃、肺经，有疏肝和中、化痰散结的作用。绿萼梅清香疏散，芳香行气，肝胃同调，更适用于情绪抑郁伴食欲减退的患者。《药性纂要》言其有"助胃中生发之气，清肝经郁结之热"的作用。气机调畅，血行和顺，则冲任二脉、胞宫血海气血通调；胃气和畅，升降得宜，则水谷运化有源，有助于移植后期胚胎发育生长。因此柴嵩岩教授临床上常对纳呆伴情绪低落者使用绿萼梅，用量多为6g。

值得一提的是，疏肝的花类药中，柴嵩岩教授最喜用的月季花、绿萼梅、玫瑰花均为蔷薇科植物，三者均有疏肝解郁的功效，然各有侧重。玫瑰花、绿萼梅偏走气分，柴嵩岩教授认为玫瑰花药性"横着走"，适合治疗胁肋、乳房不适，柴嵩岩教授常在高泌乳素血症中用玫瑰花6g治疗溢乳、乳房胀痛等；绿萼梅药性"沉着走"，下走胞宫血海，通降胃气，柴嵩岩教授在调理PCOS时喜用此药；月季花偏走血分，除了有疏肝的作用还可通血脉，临床宜辨证使用上述三药。

柴胡＋北沙参、柴胡＋玉竹：柴胡味辛、苦，性微寒，归肝、胆、肺经，其性善调肝气，为治疗肝失疏泄、气机郁滞之要药。然古人云"柴胡劫肝阴"，柴嵩岩教授在临床中对此药的应用十分谨慎，对于阴血亏耗者一般慎用或不用柴胡，对于阴血尚充且肝郁较甚者，则用柴胡＋北沙参、柴胡＋玉竹的配伍，疏肝同时不忘滋补阴液，以纠正柴胡劫肝阴之弊端，柴胡一般用3g。

柴胡＋郁金：柴嵩岩教授常用此二味药治疗肝气郁结所致的气滞血瘀证，属于较重之证。柴胡疏肝气、解郁结，尚可启动相火；郁金疏肝解郁，又可入血分而行血中之滞，两药相须，尤其适用于因卵巢储备功能不足或卵巢早衰而需行IVF-ET者。但因两者均有燥性，阴虚者须慎用。

（3）活血化瘀，改善局部微环境

反复行IVF-ET者大多有多次穿刺取卵史，卵巢局部环境血行不畅，瘀血阻滞。对于要进行下一轮IVF-ET的患者而言，不利于新卵泡募集。因此需使用活血化瘀通络之品，解除胞脉胞络瘀滞，调和冲任二脉与血海胞宫气血，恢复卵巢正常血供，保证胞宫内膜血供。不宜轻易、长期使用三棱、莪术等破血之品，恐其药力过猛，破血逐瘀力强而重伤阴血。柴嵩岩教授常用药物及药对如下：

川芎＋瞿麦＋桂枝：化法用药以川芎为先。川芎味辛，性温，归肝、胆、心包经，其辛香行散，温通血脉，《神农本草经》称其"主妇人血闭无子"，《本草汇言》评价川芎可"下调经水，中开郁结"，为"血中气药"。柴嵩岩教授常取川芎养血活血之功，以促进卵泡募集，并与瞿麦、桂枝等疏通脉络之品相配。此外，柴嵩岩教授常以川芎为使药，利用其下行的药性引诸药下血海，以改善卵巢血供及局部营养状态，一般用量为3～6g。

瞿麦体轻中空，宣通降利，疏利血脉，《神农本草经》言瞿麦可"破胎堕子，下闭血"。多取其走下利水之功。

桂枝味辛、甘，性温，入心、肺、膀胱经，其可行里达表，有温通一身之阳气、流畅血脉之效，用桂枝一是取其温通、走而不守之性，二是取其改善卵巢局部气血运行、温阳利湿通胞络，一般2～3g为宜。

丹参：味苦，性微寒，归心、肝经，主入血分，功善活血化瘀、调经止痛、祛瘀生新，为治疗瘀血阻滞、血行不畅的经产病要药。《本草求真》云："丹参破瘀一语，已尽丹参功效矣，然有论其可以生新胎，调经……等症，总皆有其瘀去矣。"妇科瘀证在治疗上多遵循"祛瘀方可生新"，若想募集到质量优良的卵泡，则需要调理卵巢局部环境及血供。丹参性微寒，与川芎恰相反，其适用于血热炼血成瘀，阻滞胞宫者，川芎更多用于寒凝血滞胞宫者。

益母草＋泽兰：此二药为柴嵩岩教授常用药对，既有活血化瘀之功，又有利湿化浊之效，两者用量均为10g。益母草、泽兰均味辛、苦，归肝经，然益母草性微寒，尚归心包、膀胱经，泽兰性微温，尚归脾经，两者均可治疗血瘀月经不调、经闭痛经、恶露不净、产后腹痛等。对于多囊卵巢综合征患者，柴嵩岩教授常用这两味药活血利湿，通调卵巢血络，改善卵巢血供，促进卵泡募集，她认为此药对药性平和，行而不峻，久服无伤正之虞。

（4）滋阴养血，为卵子发育提供物质基础

女贞子＋旱莲草：女贞子味甘、苦，性凉，归肝、肾经，为柴嵩岩教授滋肾养阴常用药，《本草述钩元》称女贞子"气薄味浓，阴中之阴"，为入肾除热补精之要品，凡肾阴虚而有热者，此为对待之剂。本品补中有清，补而不腻不燥，气平不寒不热，尤其适用于阴血亏耗、不可乱动气血的反复 IVF-ET 失败患者，一般用 15g。旱莲草味甘、酸，性寒，归肝、肾经。甘者补益，故其能补肝益肾；其药性偏寒，甘寒生津，则能滋阴凉血；酸者收敛，故旱莲草有收敛止血的作用。柴嵩岩教授常用 12 ～ 15g。

阿胶珠＋当归：阿胶味甘，性平，归肺、肝、肾经，为血肉有情之品，甘温质润，为补血要药，因其药性滋润质黏，故对于阴血严重亏耗，或因出血导致的血虚尤为适合。《本草思辨录》言："阿胶为补血圣药，不论何经，悉其所任。味浓为阴，阿胶之味最浓，用必以补，不宜补者勿用。"因此柴嵩岩教授常用其治疗因肾水不足、阴血亏耗而导致的卵子发育不良。

然女子冲任二脉、胞宫气血重在"动静相宜"，每月如潮汐涨落方有经水如期而至，因此过静则血海凝滞，经少或经闭，过动则血海沸腾，经洪或崩漏，均不利于胎元的种植与发育。若阿胶用之不当，则其黏腻之性易使血海滞塞，反而影响经水运行，故临床上柴嵩岩教授喜用阿胶珠代替阿胶。

阿胶珠实为蛤粉炒阿胶而成珠者，经炒制后其黏腻之性减弱，更添灵动，养血补血而不碍血行；同时炒制的阿胶质地酥脆，便于粉碎，入汤剂后有效成分更易析出。此外，经蛤粉炒制的阿胶其入肺经的功效加强，柴嵩岩教授认为肺朝百脉而输布精微，如雾露之溉，肺主宣降的作用与血之生化密切相关，阿胶珠入肺、肾两经力量加强，五行之中金生水，故阿胶珠不仅可以直接滋肾养阴补血，尚能通过母子相生的关系，补肺而达到滋肾的目的，临床常用阿胶珠12g。

《汤液本草》认为当归"气味俱轻，阳也"，归肝、心、脾经。关于当归的作用，《神农本草经》言其"主……妇人漏下绝子诸恶疮"，《本草正》则曰"当归佐之以补则补，故能养营养血，补气生精，安五脏，强形体，益神志，凡有形虚损之病，无所不宜，佐之以攻则通，故能祛痛通便，利筋骨，治拘挛、瘫痪、燥、涩等证"，《药性论》云当归"补女子诸不足"，由此可见，当归实为妇科补血活血、调经止痛之要药，又因其性温，故血虚、血瘀有寒者用之更佳。柴嵩岩教授认为，反复IVF-ET失败患者无论体胖或瘦弱，多有脏腑之气真亏，均可用当归。体胖者，用之可通腑祛瘀，瘦弱者，用之可补血益气，一般用量为10～15g。因当归质润，大便溏薄或湿盛中满者忌用。

太子参、白术、茯苓：此类药对为健脾益气法的代表，养后天之脾胃，益气血之生化。柴嵩岩教授喜用太子参、白术、茯苓、山药等药性平和、补脾力度中上的药，可根据患者实际情况配伍，偏于健脾益气者，可太子参、白术共用，偏于健脾利湿者，可茯苓、白术相伍。

太子参味甘、微苦，性平，归脾、肺经。《饮片新参》载："太子参补脾肺元气，止汗生津，定虚悸。"太子参为气阴双补之品，属于补脾健脾药中的清补之品，药力温和，久用无伤正之虞，亦无助热之乱，若需长期服药调理，太子参较人参、党参更适用，常用10-15g。

白术味甘、苦，性温，归脾、胃经，前人将其称为"脾脏补气健脾第一要药"，《日华子本草》载"白术治五劳七伤，冷气腹胀，补腰膝，消痰"，故用白术培补后天之本最适宜不过。对于脾气不足伴水湿内停者用之更是一举两得，标本兼治。临床常用10～15g。脾虚者可用炒白术，大便秘结者可用生白术。

茯苓味甘、淡，性平，归心、肺、脾、肾经。《名医别录》载"茯苓开胸腑，调脏气，伐肾邪，长阴，益气力，保神守中"。班秀文认为茯苓味甘性平，补脾和胃，多用重用均无伤中之弊。柴嵩岩教授喜用10g。

黄精：味甘，性平，归脾、肺、肾经，有补气养阴、健脾润肺益肾之效。黄精性质黏腻，用之不当则滋腻碍胃，不仅无益气养阴之功，反更添湿浊内停之弊，故一般医家不常用之。然柴嵩岩教授称其为"很好的养卵药"，常用黄精10g养卵育种，脾、肺、肾三脏通补，且黄精益阴润燥之功更显，对于阴血亏耗者用之效更佳。

2. 养血择地药

柴嵩岩教授认为，子宫内膜容受性差的主要病因为肾虚，进而导致冲任血海亏虚。对于反复IVF-ET失败的患者而言，再次取卵配成胚胎后，应该保证子宫内膜条件足够成熟方可移植胚胎，否则有前功尽弃之虞。因此柴嵩岩教授极注重补肾养血调宫膜，以"调和阴阳、畅通气血"为根本原则，以益肾滋阴为主，辅以助阳、补气、生血，改善子宫内膜容受性，助力胚胎植入并受孕。常用药/药对如下：

熟地黄＋女贞子：熟地黄味甘，性微温，归肝、肾经。《珍珠囊》称其"大补血虚不足"，有补血滋阴、益精填髓之效，乃治疗血虚要药，李中梓认为："熟地黄甘温，功用尤弘，劳伤胎产家，推为上剂……脉虚软者，宜于熟地黄。"柴嵩岩教授喜用熟地黄10g配伍女贞子10～15g补肾养血，调理子宫内膜。同时为了防止熟地黄过于滋腻，通常会配伍鸡内金、砂仁、陈皮、木香等芳香行气开胃之品，以防滋腻碍胃影响吸收，甚至更添新病。

熟地黄、当归、阿胶珠、何首乌：此类药为经典补血药，其两两组合，或三三组合具有补血生血之效。熟地黄、当归、白芍相配尚有四物汤之义，去川芎之辛香走散，留另外三物充溢血海，以养胞宫及宫膜。

制首乌功善补肝肾、益精血，兼能收敛，不寒、不燥、不腻，为滋补养血之佳品，一般用10g。现代药理研究证明何首乌有肝肾毒性，炮制之后毒性减低，然仍不可久服，恐变生他病。

玉竹、石斛、北沙参：这类药均为滋阴生液之品，或兼有清热之功，或具备益气之效，临床上根据患者具体表现选药即可。

玉竹味甘，性微寒，归肺、胃经，有养阴润燥、生津止渴之效。其性平和，作用缓慢，善治肺胃阴虚燥热之证，临床多见舌心部少苔的表现，《广西中药志》曰"玉竹养阴清肺润燥"，柴嵩岩教授喜用10g。

北沙参味甘、微苦，性微寒，归肺、胃经，体轻质润，有养阴益胃生津之效，一般用量10～15g，该药可配合熟地黄、菟丝子、枸杞子、川续断等补肾之品，以巩固诸药的益肾之功，体现了柴嵩岩教授治疗妇科疾病"补肺启肾"的思想。

石斛味甘，性微寒，入胃、肾经，其滋阴效力甚强，柴嵩岩教授常用其治疗血海亏虚严重，阴津大量耗损之妇科疾病，一般用10g。

此外，百合也常与北沙参、玉竹、石斛相配伍，以补肺金，启肾水，养阴增液。且百合入心经，尚能用于调神清心，缓解急迫，对于舒缓反复IVF-ET失败患者的情绪有较好作用，可酌情用之。

茜草、丹参、川芎：用补肾养血法调理子宫内膜的同时，要勿忘稍加活血和血之品，使得血行不滞，改善子宫内膜血流。血热者选丹参，寒气凝滞血脉者可用川芎，瘀久生热者可选茜草。

茜草味苦，性寒，归肝经。《医林纂要》言："茜草，色赤入血分，泻肝则血藏不瘀，补心则血用而能行，收散则用而不费，故能剂血气之平，止妄行之血而祛瘀通经。"柴嵩岩教授喜用茜草12g配伍月季花6g，活血行血，调畅血脉，改善内膜血流。

3. 育婴安胎药

胚胎移植入子宫后，在黄体支持的基础上给予中药治疗，有助于胎元稳固，使胚胎正常发育生长，此为柴嵩岩教授治疗反复试管移植失败的最后一步——育婴安胎。

柴嵩岩教授认为，反复 IVF-ET 失败患者在胚胎成功移植入宫内，并确认妊娠后应该坚持以中医药安胎保胎至妊娠 3 个月，同时配合西医的黄体支持治疗。对于反复 IVF-ET 失败再次妊娠的患者，柴嵩岩教授极重补肾健脾，顾护胎元，疏肝解郁兼清心火，力求扶正气、养五脏、养胎元，配合生活作息习惯的调整，饮食结构的改变，综合多面地为反复 IVF-ET 失败患者妊娠期保驾护航。

柴嵩岩教授对于复发性流产或滑胎、先兆流产等妊娠病，或者平人的妊娠初期调理有一经验方——固冲安胎方，具体用药如下：

| 菟丝子 15g | 旱莲草 12g | 苎麻根 9g | 白术 10g |
| 椿皮 6g | 枸杞子 10g | 荷叶 10g | 黄芩 10g |

此方重用菟丝子为君，温补肾气却无燥热伤阴之虞，臣以旱莲草养肾阴，白术、枸杞子健脾养血，培补先后天之本，以助养胎元。以黄芩、荷叶、苎麻根、椿皮为佐使，意在清热固冲、止血安胎、利湿化浊。全方标本兼治，扶正固本的同时不忘古人"产前一盆火"的经验，稍加清热之品，以防内热扰动血海，使胞宫安宁，胎儿得以稳固。

若妊娠期间有阴道不规则出血，则可加侧柏炭，改黄芩为黄芩炭，使其从单纯清热安胎变为清热止血安胎。侧柏炭为侧柏叶炒炭后的炮制品，其味苦、涩，性寒，归肺、肝、大肠经，具有凉血止血之功，主治崩漏下血、吐血、衄血、咯血等各种出血证。侧柏炭与侧柏叶相比，其寒凉之性经火烧后已趋平和，更添收涩止血之功，被视为凉血止血要药。现代药理研究表明，侧柏叶含有丰富的黄酮类物质，经炒炭炮制后黄酮类成分的含量发生转化，合成具有止血作用的物质。柴嵩岩教授常在保胎方中加入侧柏炭 10～15g，与苎麻根 6～10g 组成药对，治疗妊娠早期之胎漏，以止血安胎。即使患者无妊娠下血症状，柴嵩岩教授也会在方中加入这两味药，既体现了中医妇科强调的"胎前宜清"观念，也体现了中医的"治未病"思想。

若出现腰酸、小腹疼痛等症状，即中医之"胎动不安"，应加强补肾固摄之力，可用覆盆子、莲须等。覆盆子味甘、酸，微温，归肝、肾经，温肾而不燥，固精而不凝。《神农本草经》云："覆盆子主安五脏，益精气，长阴令坚，强志倍力，有子。"柴嵩岩教授认为覆盆子有补肾润养的功效，适用于试管移植之后，其收敛固涩之性有助于固摄胎元，防止滑胎，与固冲安胎方之君药菟丝子共用，则静养兼得，相辅相成，共奏容物安胎之能，一般用 15～20g。此外，覆盆子与菟丝子之用量比例亦有讲究，若孕妇腹痛、小腹下坠感明显，则加大覆盆子用量以增强固摄之力，若病情平稳则覆盆子与菟丝子两药用量持平。莲须味甘、涩，性平，归心、肾经，《本经逢原》言："莲须，清心通肾，以其味涩，故为秘涩精气之要药。"其味涩，有收敛之性，故柴嵩岩教授常于保胎药方中加莲须 5g 以固摄胎元；其味甘入肾经，甘者补益，故莲须尚有补益肾精之效。

若伴有妊娠呕恶可加砂仁、竹茹这一药对。砂仁味辛，性温，归脾、胃经，有化湿行气、温中安胎之效；竹茹味甘，性微寒，《本草纲目》称其"可治伤寒劳复，妇人胎动"。妇人妊娠，一身气血聚于冲任荣养胞胎，故冲脉气盛；又因冲脉隶属于阳明，冲气上逆，胃失和降则恶心呕吐。轻中度的妊娠呕吐是正常的生理现象，若呕吐剧烈频繁，则可能影响妊娠，尤其对于反复 IVF-ET 失败后再次妊娠的孕妇，更应尽量避免孕妇频繁呕吐，一是防止电解质紊乱、营养不良，影响胎儿发育；二是呕吐动作会增加腹压，本身胎儿不稳，若多次刺激，恐胎堕难留。

此外，妊娠用药需谨慎，反复 IVF-ET 患者再次妊娠后用药更需斟酌，以防前功尽弃。柴嵩岩教授在几十年的临床工作中总结出妊娠妇女的用药禁忌，举例如下：杜仲虽为补肝益肾之要药，然柴嵩岩教授认为杜仲走下之性较强，若胎元不稳用之有滑胎之虞，故妊娠应忌用。当归为补血圣药，然其走而不守，活血且有动性，加之其质润滑利，妊娠用之恐滑胎，故慎用乃至禁用。阿胶与当归类似，为养血良药，然柴嵩岩教授认为阿胶亦有滑利之性，在保胎时不宜使用。藕节可收敛止血固冲，但因其兼能化瘀，故不能用于妊娠妇人，恐其动血伤胎。合欢皮安神解郁，"令人欢乐无忧"，柴嵩岩教授常用其治疗妇人抑郁烦躁，然现代药理研究发现合欢皮内含有刺激子宫收缩的成分，故孕妇忌用。

六、验案举隅

【病案一】

肖某，女，37 岁，已婚。

初诊日期： 2018 年 1 月 15 日。

主诉： 未避孕未孕 5 年。

现病史： 患者结婚 8 年，近 5 年未避孕未孕。2011 年 6 月行宫腹腔镜联合子宫纵隔切除术。术后月经尚规律，月经 5 天 /24 天，量多，色红，无痛经，经前时有下腹坠痛，少许腰酸。2017 年 1 月患者于上海行 IVF-ET，取卵 3 个，配成 2 个，移植后未着床；2017 年 10 月取卵 1 个，配成 1 个胚胎，冷冻保存；2017 年 11 月 14 日取卵 1 个，养囊失败。LMP：2017 年 11 月 27 日，带经 4 天，量一般，色红。刻下症：自诉近日感冒，鼻塞，咽痛，偶觉腰酸，乏力，纳一般，眠尚可，二便可，未诉其他不适。

现剩余冻胚 1 枚，计划移植。舌肥暗，有齿痕，脉沉细数。

既往史：2011 年 6 月行宫腹腔镜联合子宫纵隔切除术；2012 年因甲状腺结节行甲状腺结节切除术，术后出现甲状腺功能减低，现每日服优甲乐 1 片。

婚育史：孕 2 产 0，2006 年、2010 年行无痛人流术。爱人精液正常，现未避孕，计划妊娠。

辅助检查：2013 年 4 月 9 日 HSG：双侧输卵管中远端迂曲盘绕。2018 年 1 月 15 日 B 超：子宫 4.1cm×4.5cm×3.2cm，内膜 0.36cm，宫内不均低回声结节，大小为 1.8cm×1.6cm。ROV 2.0cm×1.0cm，右附件无回声，大小为 0.6cm×0.5cm，LOV 2.2cm×0.7cm。

西医诊断：继发性不孕症。

中医诊断：断续（脾肾不足，湿热内停证）。

立法：补肾健脾，化瘀除湿。

方药：

当归 10g	白术 15g	芦根 15g	川续断 15g
益智仁 10g	黄精 10g	枸杞子 15g	薏苡仁 20g
女贞子 15g	蒲黄炭 10g	浙贝母 10g	菟丝子 15g
合欢皮 10g	薄荷 5g	豆豉 9g	丹参 12g

7 剂，每日 1 剂，水煎服。

分析：患者因双侧输卵管中远端迂曲盘绕，于外院行 IVF，多次取卵，反复试管移植失败，身心俱受创。肾主生殖，主胞胎，患者先天子宫畸形，肾本亏虚，加之后天流产、手术及试管移植对肾气及精血的耗伤，冲任不固，血海不足，故屡孕屡堕；肾气不足，故见乏力，腰酸；肾水不足，水不涵木，而既往行宫腹腔镜手术，胞宫创伤难免，无力受孕成胎；患者舌肥暗，提示素体禀赋不足，脾虚运化不利，痰湿内停，故舌有齿痕；痰湿日久，积聚化热，故脉见数象。从舌象上看，肥为有湿，暗为瘀血，患者舌肥暗，有齿痕，脉细滑数，中医辨证属脾肾不足，湿瘀内阻，治疗以补肾健脾，化瘀除湿为主。首诊中菟丝子、女贞子、枸杞子、黄精、川续断、益智仁等多味补益肾气；白术、薏苡仁健脾利湿；体内有瘀血存在，故见输卵管迂曲盘绕，以当归、蒲黄炭、丹参活血化瘀；患者求子不得，心情抑郁，难免肝郁气滞，加合欢皮疏肝理气；浙贝母化痰除湿，调畅气机。患者自诉近日感冒，以芦根清热润肺，薄荷上行头目，清热利咽，豆豉解表宣郁。

二诊：2018 年 1 月 22 日。

剩余冻胚 1 枚，计划 IVF-ET。无带下，晨起口苦，二便调。BBT 单相偏低。舌暗，有齿痕，左脉细滑，右脉沉细。

方药：

白术 20g	太子参 15g	菟丝子 15g	女贞子 15g
熟地黄 15g	郁金 6g	枸杞子 15g	丹参 15g
黄精 10g	月季花 6g	茜草 12g	茯苓 12g
当归 10g	白芍 10g	泽泻 10g	香附 6g

14 剂，每日 1 剂，水煎服。

分析：二诊时，患者脉象仍很弱，左脉细滑，右脉沉细。中医学认为，左手浮取候心，中取候肝，沉取候肾；右手浮取候肺，中取候脾，沉取候肾（命门），提示患者处于一种正气不足的状态，治疗以扶正为主。重用白术扶脾，加太子参、茯苓健脾益气，同时加熟地黄甘温质润，补阴益精养血。白芍补血柔肝；泽泻利湿化浊；郁金、月季花疏肝解郁。患者多次取卵，月经失调，月经 2 个月尚未来潮，以香附活血调经。此时气血仍不充盛，并非移植最佳时期。

三诊：2018 年 2 月 5 日。

现剩余冻胚 1 枚，计划移植。PMP：2017 年 11 月 27 日，LMP：2018 年 2 月 4 日。纳眠可，二便调。舌淡暗，脉沉细滑。

辅助检查：2018 年 2 月 5 日性激素：FSH：26.5mIU/mL，LH：11.9mIU/mL，PRL：14.1ng/mL。

方药：

当归 10g	白术 12g	三七粉 3g	女贞子 15g
熟地黄 15g	丹参 12g	太子参 15g	菟丝子 15g
黄精 10g	月季花 6g	茜草炭 10g	桑寄生 15g
浙贝母 10g	槐花 5g	郁金 6g	夏枯草 10g

14 剂，每日 1 剂，水煎服。

分析：三诊时，患者月经来潮，性激素检查提示患者卵巢储备功能下降，这也是月经失调的原因之一，当治病求本，以健脾益肾，培补冲任气血为主，兼以活血祛湿，改善胞宫状态，择期移植。

四诊：2018 年 2 月 22 日。

PMP：2017 年 11 月 27 日，LMP：2018 年 2 月 4 日。晨起口苦，纳眠可，二便调。自诉爱人不在家。舌淡暗，苔白，脉细滑。

辅助检查：2018 年 2 月 22 日 B 超：子宫 5.5cm×5.1cm×4.6cm，内膜 0.9cm，右卵巢无回声（2.5cm×2.1cm，1.1cm×0.4cm）。

方药：

当归 15g	川芎 6g	茯苓 15g	冬瓜皮 15g
丝瓜络 10g	白术 20g	桑枝 10g	蒲黄炭 10g
桔梗 10g	太子参 15g	川续断 15g	菟丝子 15g
熟地黄 15g	泽兰 10g	生麦芽 12g	香附 10g
浙贝母 10g			

7 剂，每日 1 剂，水煎服。

分析：四诊时患者 B 超提示右卵巢卵泡，说明患者阴血渐复。患者舌淡暗，苔白，脉细滑，说明患者体质未有大的变化，治法不变。方中太子参、茯苓、白术益气健脾；冬瓜皮、丝瓜络利湿化浊通络；当归既可养血，又可行血；蒲黄炭化瘀血而不破血；泽兰、桑枝既可化瘀，又可利湿；川芎为使，养血活血的同时引诸药入血海。

五诊：2018 年 3 月 1 日。

LMP：2018 年 2 月 4 日，时有腰酸。舌淡暗，脉细滑。

方药：

当归 10g	首乌藤 10g	泽兰 10g	茜草 10g
丹参 10g	桂枝 2g	丝瓜络 10g	杜仲 12g
菟丝子 15g	川续断 15g	红花 5g	苏木 10g
白芍 15g	白术 15g	茯苓 12g	浙贝母 10g

7 剂，每日 1 剂，水煎服。

六诊：2018 年 3 月 22 日。

停经 46 天。无腹痛及阴道出血，偶有咽痛，纳食尚可，二便调。基础体温高温相。舌暗红，脉细滑。

辅助检查：2018 年 3 月 18 日激素：血 HCG：14511mIU/mL，E_2：1076 pmol/L，P：49.9nmol/L。2018 年 3 月 22 日激素：血 HCG：42093mIU/mL，E_2：645.6pmol/L，P：25.59nmol/L。

方药：

覆盆子 15g	菟丝子 20g	女贞子 15g	旱莲草 12g
黄芩 10g	芦根 15g	金银花 12g	菊花 6g
荷叶 10g	苎麻根 10g	竹茹 6g	薄荷 3g
侧柏炭 12g	甘草 5g		

7 剂，每日 1 剂，水煎服。

分析：六诊时患者停经 46 天，血 HCG 提示妊娠，但患者既往有试管移植失败的病史，所以要尤其注意。覆盆子、菟丝子补肾安胎；黄芩清热安胎；苎麻根、荷叶、侧柏炭清热固冲止血，同时不忘补益肾气；菟丝子、女贞子、旱莲草治疗与安胎并举；金银花、菊花清血海伏热；芦根、竹茹清热止呕；薄荷清热利咽。

七诊： 2018 年 3 月 29 日。

早孕。BBT 稳定，约在 36.8℃。舌暗，脉沉细滑。

辅助检查： 2018 年 3 月 29 日 B 超：宫内早孕（胎囊 2.3cm×3.3cm×1.0cm，胎芽 0.8cm，胎心 122 次／分），左卵巢无回声（2.2cm×1.7cm）。

方药：

覆盆子 15g	菟丝子 20g	竹茹 6g	陈皮 5g
太子参 15g	白术 15g	茯苓 10g	山药 10g
侧柏炭 10g	黄芩 10g	芦根 12g	女贞子 15g
旱莲草 12g	椿皮 5g	苎麻根 10g	

7 剂，每日 1 剂，水煎服。

分析：七诊时患者 B 超可见胎心、胎芽，胚胎发育与孕周相符，但仍不可掉以轻心，继续以补肾固冲安胎为治疗原则。

【病案二】

柳某，女，39 岁，已婚。

初诊日期： 2016 年 6 月 18 日。

主诉： 经期延长 3 年，计划妊娠。

现病史： 患者平素月经 7 天 /29 天，量中，色可，有少许血块，无痛经，近 3 年无明显诱因出现经期延长，（10～11）天 /（28～29）天，第 3～4 天量大，有血块，无痛经，有下腹下坠感。2016 年 5 月 B 超提示多发性子宫肌瘤（浆膜下，肌壁间，黏膜下），具体不详。LMP：2016 年 6 月 15 日。纳眠可，二便调。舌淡，脉细滑。

婚育史：已婚半年，计划妊娠，孕 0 产 0。

辅助检查：2016 年 3 月 25 日性激素：FSH：5.99mIU/mL，LH：4.55 mIU/mL，E_2：18.99pg/mL，T：0.283ng/mL，PRL：7.97ng/mL。2016 年 3 月 7 日甲状腺功能：TSH：3.45mIU/L。2016 年 5 月 4 日 B 超：子宫多发性肌瘤（浆膜下，肌壁间，黏膜下）；子宫 6.4cm×6.6cm×5.4cm，内膜 0.8cm，受压变形；右卵巢 3.1cm×1.5cm；左卵巢 2.4cm×1.1cm。

西医诊断：多发性子宫肌瘤。

中医诊断：癥瘕（气虚血瘀证）。

立法：益气养血，化瘀散结。

方药：

生牡蛎 15g	桔梗 10g	瞿麦 6g	生甘草 5g
当归 10g	太子参 12g	夏枯草 10g	炒白芍 10g
百合 10g	白术 10g	黄精 10g	浙贝母 10g

20 剂，每日 1 剂，水煎服。

分析：该患者的主要问题要考虑两方面，一是经期延长，二是子宫肌瘤，根据初诊收集病史可推测其经期延长与子宫多发性肌瘤有关。超声可见黏膜下肌瘤，增加了子宫内膜的表面积；同时肌壁间、浆膜下肌瘤的存在使得子宫形态异常，经后期子宫收缩不良，导致月经期延长，且经量增大。中医学认为，子宫肌瘤属于"癥瘕"范畴，主要病机为气机不畅，气为血之帅，气滞日久则血瘀，壅滞于胞宫，形成有形包块，发为癥瘕。瘀血阻于胞宫血海，影响血海正常的满溢，导致出血增多，经期延长。经量过多则伤阴血，同时血为气之母，失血过多正气亦会耗伤。舌淡提示气血亏虚，脉细是阴伤之征，但滑象提示损伤不甚，月经仍可继续来潮。因此治疗重点在于标本兼治，活血化瘀配合补气生血，兼软坚散结除癥瘕。生牡蛎、浙贝母、夏枯草软坚散结，瞿麦通利脉道促进血行；当归质润，补血生血，炒白芍补阴血，柔肝缓急，间接调畅气机；太子参、白术、生甘草有四君之义，有形之血不能速生，无形之气所当急固，故用这三味健脾益气；黄精质润厚重，为补气健脾之佳品，柴嵩岩教授还称此药养卵效好；百合缓急生津养阴，配合炒白芍、当归补益阴血。

二诊：2016 年 8 月 13 日。

LMP：2016 年 8 月 10 日，经前基础体温不典型双相。PMP：2016 年 7 月 11 日。舌淡，脉细滑。

方药：

太子参 12g	当归 10g	生牡蛎 15g	金银花 12g
莲子心 3g	瞿麦 6g	桔梗 10g	茵陈 10g
柴胡 10g	白茅根 15g	三七粉 3g	地骨皮 10g

20 剂，每日 1 剂，水煎服。

分析：患者服药期间月经正常来潮，周期尚准，经前基础体温呈不典型双相，提示有排卵，由此可知患者肾气尚充，阴血未大伤，主要矛盾仍是气滞血瘀成癥瘕，气血不足见舌淡。继续用生牡蛎、桔梗、瞿麦、三七粉化痰散结，活血化瘀通络；太子参、当归相合正是气血双补之意；同时加用柴胡以调畅气机，疏肝解郁，一方面配合活血药软坚散结，另一方面患者婚后半年未怀孕，且年岁已高，难免心情焦虑，柴嵩岩教授治疗妇科疾病十分注重疏解肝郁，调畅妇女情志，如此调理经带胎产疾病能事半功倍，此处用柴胡亦有调畅情志之意。

此外，瘀血日久容易生热，血热亦可迫使血溢脉外，故二诊用药柴嵩岩教授添加金银花、莲子心、茵陈、白茅根、地骨皮清热凉血，宁心滋阴。

三诊： 2016 年 12 月 3 日。

2016 年 10 月 29 日行宫腔镜子宫肌瘤电切术，术前予 GnRHa 两针，术后月经未至。乳腺结节准备手术治疗。舌暗淡，脉细滑。

方药：

阿胶珠 12g	茯苓 10g	郁金 6g	白术 10g
川续断 15g	山药 15g	旱莲草 15g	生牡蛎 15g
浙贝母 10g	桔梗 10g	黄精 10g	

百合 12g

7 剂，每日 1 剂，水煎服。

分析：患者日前行宫腔镜下肌瘤电切术，肌瘤剥离难免伤及血运，形成瘀血，故舌象较前发暗。三诊继续予生牡蛎、浙贝母、桔梗、郁金化痰散结，活血化瘀。

1983 年国外学者首次报道 GnRHa（促性腺激素释放激素激动剂）能使子宫肌瘤明显缩小，因此对于想通过手术剥除子宫肌瘤且保留子宫者，术前一般会注射长效 GnRHa。GnRHa 是将 GnRH 的第 6、10 位氨基酸置换成其他氨基酸，以增加其对受体的结合力并使半衰期延长，实际上是 GnRH 的替代物，但无 GnRH 的生物效应。GnRHa 在进入体内后迅速形成一过性的 FSH、LH 分泌峰，随着 GnRHa 不断与 GnRH 受体结合，垂体表现为降调节，且 GnRH 受体不断被无生物效应的 GnRHa 所占领，导致真正的 GnRH 无法结合受体，进而导致促性腺激素的分泌减少，性激素的生成降到"去势"水平。因此可利用 GnRHa 的"去势"作用造成假绝经状态，从而抑制肌瘤生长并使其缩小，利于手术实施，达到治疗的目的。然注射 GnRHa 形成认为"假绝经"状态实际上影响了肾 – 天癸 – 冲任 – 胞宫生殖轴的功能，极大折伤肾精肾气，故该患者术后月经有一段时间未来潮，本次方药应着重补肾养血填精。以血肉有情之品阿胶珠为君，阿胶炒制后滋腻之性降低；旱莲草补肾养阴，川续断补肾气兼行血脉；黄精、茯苓、山药、白术健脾益气兼养卵巢；百合养阴血，缓急迫。

四诊：2017 年 2 月 18 日。

LMP：2017 年 1 月 29 日，PMP：2017 年 1 月 2 日。2016 年 12 月 8 日行右乳腺结节切除术。平素时有头痛。舌肥，脉细滑。

方药：

阿胶珠 12g	莲子心 3g	地骨皮 10g	荷叶 10g
旱莲草 10g	太子参 15g	川续断 15g	黄芩 10g
青蒿 6g	葛根 3g	菟丝子 15g	金银花 12g

当归 10g

20 剂，每日 1 剂，水煎服，月经第 5 天始服。

分析：患者 2016 年 10 月行行子宫肌瘤电切术后月经较长时间未来潮，用药调理后本月共来潮两次，说明肾 - 天癸 - 冲任 - 胞宫生殖轴功能初步恢复，然两次月经间隔时间不足 1 个月，提示肾之固摄功能有待恢复。本次方药重用菟丝子 15g 填精益肾，配合川续断、旱莲草补益肝肾，养阴活血；继续用阿胶珠大补气血，配合太子参、当归气血双补。当月月经两次来潮，考虑血海蕴热，热迫血行，故用莲子心、黄芩、青蒿、金银花、地骨皮清血热，凉血热。葛根引药上颠顶，缓解头痛。

五诊：2017 年 5 月 20 日。

PMP：2017 年 3 月 27 日至 4 月 1 日，LMP：2017 年 4 月 24 日至 30 日，经前基础体温双相，现基础体温已上升 14 天，现在月经第 27 天。未诉明显不适，纳眠可，二便调。舌肥，脉细滑。

辅助检查：2017 年 3 月 28 日性激素：FSH：7.1mIU/mL，LH：3.486 mIU/mL，E_2：29.1pg/mL，T：0.241ng/mL，PRL：9.17ng/mL。2017 年 4 月 28 日甲状腺功能：TSH：3.13μIU/mL。2017 年 3 月 7 日 B 超：子宫

5.5cm×4.7cm×4.0cm，内膜 0.6cm，欠均；子宫肌瘤 2.4cm×2.2cm，2.3cm×1.7cm，1.1cm×1.0cm；右卵巢 2.8cm×1.9cm，左卵巢 2.7cm×1.6cm。

方药：

太子参 12g	莲子心 3g	连翘 6g	月季花 6g
黄芩 10g	白芍 10g	菟丝子 10g	杜仲 10g
牡丹皮 10g	桑叶 10g	菊花 10g	浙贝母 10g
益母草 10g			

40 剂，每日 1 剂，水煎服。

分析：服用上方后患者月经渐趋规律，基本每月一潮，经前基础体温双相，说明肾气已大致恢复。本次就诊患者为月经第 27 天，下次月经即将来潮，此时不宜干扰胞宫血海经血的正常溢泻，因此嘱月经后第 5 天始服本方，以祛瘀生新，补肾养卵。

菟丝子、杜仲相配伍补肾养卵，为柴嵩岩教授喜用药对；太子参健脾益气，且其为参类药中的清补之品，无温热伤阴之虞；服药时月经适才结束，宜用活血化瘀药祛瘀生新，柴嵩岩教授喜用益母草、牡丹皮、月季花活血化瘀，月季花尚能行气调滞；患者末次月经与末前次月经间隔时间仍不足 1 个月，考虑血海尚有余热，继续清热凉血，故用莲子心、连翘、黄芩、桑叶、菊花。

六诊：2017 年 10 月 21 日。

患者于 2017 年 8 月 10 日行 IVF-ET：取卵 3 个，成胚 1 个，鲜胚移植失败。LMP：2017 年 8 月 29 日。至今月经未潮，现已自然受孕。舌淡，脉弦滑。

辅助检查：2017 年 10 月 18 日激素：HCG：119142mIU/mL。2017 年 10 月 18 日 B 超：宫内早孕，胎芽 0.86cm，可见胎心。

方药：

覆盆子 15g	荷叶 10g	侧柏炭 12g	莲须 6g
苎麻根 10g	山药 10g	白术 10g	莲子心 3g
椿皮 6g	女贞子 15g	菟丝子 15g	地骨皮 6g
芦根 10g			

14 剂，每日 1 剂，水煎服。

分析：患者行 IVF-ET 失败，如今自然妊娠，因此保胎需慎重。柴嵩岩教授根据其经验，重用菟丝子、覆盆子、女贞子补肾固冲，增强冲任二脉及肾气的固摄力量，使胎儿稳健；古人云"产前一盆火"，以苎麻根、侧柏炭、芦根清热凉血安胎，且炭类药收敛作用更强，有助于保胎；莲子心、地骨皮宁心清热，心主血，若心火炽盛则血海不宁，阴血翻腾，胎元不稳亦易致堕胎；椿皮、莲须为柴嵩岩教授常用收敛固冲之品，这两味药均有涩性，可固摄胎元，预防胎堕；脾为后天之本，气血生化之源，胎儿的生长发育不仅依赖于先天之精的浇灌，也需要后天化生之气血，因此方中加入白术、山药、荷叶健运脾胃，巩固中州。

该患者初诊以经期延长就诊，B 超见多发性子宫肌瘤，且有生育要求。根据柴嵩岩教授之"土地论"，属于土地杂草丛生，沙砾遍布，不宜耕种的情况，因此应先耪地除草，清理砂砾，故本案前两次就诊治疗均以活血化瘀消癥为主，配合补气养血。

三诊、四诊时患者多次行手术治疗子宫肌瘤、乳腺结节等，手术均易导致血瘀，同时大伤气血，故这两诊的治疗重点在于活血化瘀，补益气血。且该患者在行子宫肌瘤电切术前，注射了 GnRHa，形成假绝经状态，对肾精肾气是极大的损耗，影响了患者术后月经来潮。因此本阶段治疗重点还在于恢复肾–天癸–冲任–胞宫生殖轴的生理功能，大力补益肾气，填精养血。

五诊时患者术后恢复良好，治疗重点在于进一步调理月经周期，为备孕做准备。患者行 IVF-ET 失败，心情难免焦虑抑郁，因此六诊保胎时应时刻注意宁心安胎，心神安定则血海安宁，胎儿稳固。

【参考文献】

［1］Shapiro B S，Richter K S，Harris D C，et al. Dramatic declines in implantation and pregnancy rates in patients who undergo repeated cycles of in vitro fertilization with blastocyst transfer after one or more failed attempts［J］. Fertility and Sterility，2001，76（3）：538-542.